W0262412

Die Wassermannsche Reaktion

in ihrer serologischen Technik und klinischen Bedeutung

auf Grund von Untersuchungen und Erfahrungen
in der Chirurgie

Habilitationsschrift

zur

Erlangung der Venia legendi

der

**Hohen Medizinischen Fakultät der Universität
zu Leipzig**

vorgelegt von

Dr. med. Erich Sonntag

Assistent an der chirurgischen Klinik der Universität Leipzig

ISBN-13:978-3-642-89416-9   e-ISBN-13:978-3-642-91272-6

DOI: 10.1007/978-3-642-91272-6

Verlagsbuchhandlung von Julius Springer in Berlin

Softcover reprint of the hardcover 1st edition 1917

Geleitwort.

Gern ergreife ich die Feder, um dem Werke meines langjährigen Assistenten Herrn Privatdozenten Dr. Sonntag über die Wassermannsche Reaktion ein kurzes Geleitwort zu schreiben!

Es bietet mir die erwünschte Gelegenheit, Herrn Dr. Sonntag, der sich mit großem Eifer seit Jahren an der meiner Leitung unterstellten Klinik mit der Ausführung der W. R. verdienstvoll beschäftigt, an einem sehr großen Material eine ungewöhnlich reiche Erfahrung erworben hat, so daß sich uns seine Untersuchungsbefunde als sehr verläßlich erwiesen haben, für die solcherart in vorbildlichem Fleiße der Klinik geleisteten Dienste herzlich zu danken.

Ich knüpfe an die Erläuterung des Titels „Auf Grund von Untersuchungen und Erfahrungen in der Chirurgie" an.

Die Bedeutung der W. R. für die praktische Chirurgie ist eine sehr große. Sie liegt m. E. nicht nur darin, daß sie uns gestattet, mit großer Sicherheit, wenn auch nicht absolut spezifisch, luetische Prozesse zu erkennen und auszuschließen, wichtige, weil bei uns Chirurgen folgenschwere differentialdiagnostische Schlüsse zu ziehen, sondern auch darin, daß sie unsere Aufmerksamkeit viel häufiger als ehedem auf die Möglichkeit einer luetischen Erkrankung lenkt. Diagnostische Methoden, die sich gut in die Praxis eingeführt haben, werden gern und reichlich angewendet. So ist die W. R. für uns Chirurgen ein äußerst wertvoller Behelf geworden; ich halte es für einen großen Vorzug, wenn sie „im eigenen Hause" gemacht werden kann, wenn man von Zeit, Hilfskräften und Güte seines Nachbars unabhängig ist. In den letzten Jahren wird es bei uns immer seltener, daß man während eines operativen Eingriffes vor ein unklares Erkrankungsbild gestellt, auf die Frage nach dem Ergebnis der W. R., das bedauernde und für die Zukunft heilsame Eingeständnis erhält, daß der „Wassermann" nicht gemacht worden ist. Ich möchte da mit besonderem Nachdruck auf die viszerale Lues hinweisen, deren nur dem sehr Erfahrenen bekannten Bilder oft in wertvollster Weise geklärt werden.

Ich erinnere mich an Fälle von Magen-, Dünn- und Dickdarmsyphilis, in denen uns die W. R. vor Ausführung unnotwendiger, großer Eingriffe bewahrt hat. Die an praktischer Bedeutung unterschätzte Lues der Leber und Gallenwege kann solcherart differentialdiagnostisch von der Cholelithiasis geschieden werden. Auch des kindlichen Hydrozephalus sei an dieser Stelle besonders gedacht. Auf die Bedeutung der W. R. für die allerdings immer seltener ausgeführte homoioplastische Transplantation (Knochen, Blutgefäße), die Bluttransfusion muß mit Nachdruck hingewiesen werden.

Alle wichtigen, einschlägigen Fragen der praktischen Chirurgie, ich erinnere z. B. nur an die große Bedeutung der Differentialdiagnose zwischen Gumma und Knochentumor finden sich in dem vorliegenden Werke eingehend berücksichtigt. Dadurch erhält es großen Wert für den Praktiker, dem naturgemäß die Zeit mangelt, sich in den Originalarbeiten Belehrung zu suchen.

Die W. R. erspart uns nicht selten das Opfer der so kostbaren, weil oft unwiederbringlich verlorenen Zeit der Diagnose „ex juvantibus" mit Schmierkur und Jodkalidarreichung! Von welch großer Bedeutung beim Hirn- und Rückenmarkstumor!

Die Methodik des Verfahrens ist in dem, wie schon gesagt, auf großer eigener Erfahrung aufgebauten Werke Sonntags mit besonderer Treue geschildert; überall wird mit Nachdruck auf die notwendige Sorgfalt angesichts der mannigfaltigen Fehlerquellen verwiesen.

Die W. R. soll und darf uns Chirurgen nicht in gefährliche Sicherheit wiegen. Man wird nicht auf sie allein — ebensowenig wie auf die Probeexzision — seine Anzeigen und Gegenanzeigen aufbauen. Gerade diese Erwägungen sind von Sonntag eingehend berücksichtigt worden.

Ich wünsche der Arbeit Sonntags, die sich durch die Art ihrer Anlage, ihre Sorgfalt und kritische Sichtung von selbst empfehlen wird, einen vollen Erfolg!

Leipzig, den 1. Januar 1917.

E. Payr.

Vorwort.

Im nachstehenden ist der Versuch unternommen, eine zusammenfassende Übersicht über die Wassermannsche Reaktion zu geben.

Hierbei wurde lediglich berücksichtigt, was den Praktiker interessiert, und zwar einesteils den serologischen Untersucher, welcher die Reaktion selbst anstellt, anderenteils den Kliniker, welcher die Resultate der Untersuchung im speziellen Krankheitsfall verwerten will.

Die Ausführungen beruhen auf eigenen Untersuchungen und Erfahrungen während mehrerer Jahre an der chirurgischen Klinik der Universität Leipzig unter Geh. Rat Prof. Dr. Payr. Diese Studien sind die Fortsetzung der unter Prof. Dr. Kolle an dem Institut zur Erforschung der Infektionskrankheiten der Universität Bern im Jahre 1911 begonnenen. Die Literatur ist unter Fortführung und Ergänzung des Boasschen Verzeichnisses bis zum 1. X. 1916 verwertet; bei dem ungeheuren Umfang derselben ist auf Vollständigkeit kein Anspruch gemacht; ferner konnten infolge des Krieges, welcher auch den Verfasser bislang ins Feld brachte, weder die eigenen Untersuchungen, noch die Literaturstudien bis zur beabsichtigten Vollendung gebracht werden.

Über den vorliegenden Gegenstand liegen einige zusammenfassende Abhandlungen bereits vor, auch solche von Praktikern. Wenn es trotzdem unternommen wurde, diesen Werken ein weiteres an die Seite zu stellen, so geschah es aus folgenden Erwägungen: Von den anderen Autoren ist der serologische Teil vorwiegend auf Grund eigener, und zwar besonderer Methodik dargestellt und der klinische Teil wesentlich vom Gesichtspunkt einer bestimmten Spezialität aus behandelt. Unter diesen Umständen erschien ein weiterer Beitrag nur wünschenswert. Verfasser war bemüht, im Sinne Wassermanns, des Urhebers der Methode, sorgfältige Methodik und vorsichtige Beurteilung als die Leitsätze bei seinen Studien ständig im Auge zu behalten. In diesem Sinne will das Buch gelesen sein. Es soll dem serologischen Untersucher vor Augen führen, daß bei der Ausführung der Reaktion allergrößte Gewissenhaftigkeit unentbehrlich ist, und dem Kliniker zeigen, daß er in der Wassermannschen Reaktion eine äußerst wertvolle und unentbehrliche Untersuchungsmethode besitzt, deren Verwertung aber genaueste Sachkenntnis voraussetzt.

Wenn es dem Verfasser gelungen ist, in diesem Sinne mit den nachfolgenden Ausführungen einen Beitrag zu der Wassermannschen Reaktion, dieser seit nunmehr 10 Jahren bewährten, glänzenden Errungenschaft der modernen Heilkunde, gebracht zu haben, so darf er seine Aufgabe als gelöst betrachten.

Meinem Verleger spreche ich für sein außerordentliches Entgegenkommen, welches den Druck dieser Schrift unter den höchst erschwerenden Verhältnissen des Krieges ermöglichte, meinen aufrichtigen Dank aus.

Leipzig, im Herbst 1916.

Erich Sonntag.

Inhaltsverzeichnis.

Inhaltsverzeichnis.

Einleitung.

Die Serumdiagnostik der Syphilis in Form der Wassermannschen Reaktion ist neben der Auffindung der Spirochaeta
pallida und der Entdeckung des Ehrlichschen Heilmittels eine der
großen Errungenschaften der modernen Syphilisforschung. Ihre Bedeutung beruht auf ihrem Werte für Diagnose, sowie für Prognose und
Therapie der Syphilis, ferner für die Aufklärung der Pathogenese einer
ganzen Reihe von Krankheiten und für die Durchführung hygienischer
Maßnahmen segensreichster Art.

Die Serumdiagnostik der Syphilis mittelst der W. R. gehört heutigen-
tages zu den für den Praktiker unentbehrlichen Untersuchungsmethoden. Sie hat sich unter diesen ihren Platz immer sicherer begründet, seit sie im Jahre 1906 von Wassermann, Neißer und Bruck
bekannt gegeben wurde. Eine historische Übersicht über ihre nunmehr zehnjährige Entwickelung findet sich bei Boas; hier sei nur betont, daß über die praktisch wichtigen Fragen, insonderheit über Methodik,
sowie Wert und Zuverlässigkeit der Reaktion nunmehr eine weitgehende
Übereinstimmung aller Untersucher besteht, so daß jetzt feststehende
und allgemein anerkannte Grundsätze für die genannte Untersuchungsmethode vorliegen. Die für den Praktiker wichtigen Grundsätze sollen
im folgenden nach den Angaben der Literatur und nach eigenen Untersuchungen entwickelt werden.

Wenn somit als feststehend angenommen werden kann, daß die
W. R. in der Reihe der Untersuchungsmethoden einen sicheren Platz
einnimmt und von zahlreichen Praktikern als ein unentbehrliches Hilfsmittel der Diagnostik ständig benutzt wird, so will es doch scheinen,
als ob sie allgemein noch nicht genügend herangezogen wird, sei es,
daß ihre umständliche und langwierige Technik gescheut, sei es, daß
der Wert und die Zuverlässigkeit der Methode angezweifelt wird. Auch
über diese beiden Punkte soll im folgenden — über den ersten im
serologischen, über den zweiten im klinischen Teil — ausführlich gesprochen werden. Einige Worte darüber seien jedoch in die Einleitung
vorweg genommen, da sie die Mitteilung unserer Untersuchungen und
Erfahrungen, wie überhaupt den Wert des vorliegenden Gegenstandes,
zu begründen geeignet sind. Wie in der Literatur mehrfach zu lesen
und in Gesprächen mit Praktikern wiederholt zu hören ist, wird der
Methode zur Last gelegt, daß die Verwertung der Untersuchungsresultate
für die Praxis verwickelt, und daß das Untersuchungsresultat selbst in

manchen Fällen problematisch, und zwar öfters fraglich und bisweilen
gar gegenüber früheren oder anderwärts ausgeführten Untersuchungen
widersprechend ist. So z. B. findet sich des öfteren die Klage, daß eine
an drei oder mehr verschiedene serologische Institute eingesandte Blutprobe von einer Seite als positiv, von der zweiten als negativ und von
der dritten als fraglich erklärt wird. Vgl. Römheld (vier Fälle verschiedener Untersuchungsresultate bei Untersuchung in zwei verschiedenen Instituten). Freudenberg (zwei Fälle mit verschiedenem Untersuchungsresultat nicht nur zu verschiedenen Zeiten, sondern mit derselben Blutprobe in drei bzw. vier verschiedenen Instituten), im Anschluß an den Vortrag Freudenbergs in der Berl. med. Ges., auch
Michaelis, Cohn, Dreuw, Wossidlo (unter 20 Fällen gar nur 7
übereinstimmende Resultate bei Prüfung derselben Blutprobe in drei
verschiedenen Instituten), ferner auch Rohde, Jacobsthal, Philip,
Wesener (zunächst unter 4 Fällen 2 inkongruente, dann bei systema-
tischer Prüfung von 249 Fällen durch verschiedene Institute in 18 %
abweichende und in 9 % diametral entgegengesetzte Resultate), Uhde
und Macknuici, Grünberg, Bruhns, Heller u. a. Vgl. auch Literatur
der paradoxen Reaktion. Solche Beispiele, welche z. T. in Form einer
Warnung vor der W. R. mitgeteilt werden, müssen natürlich den mit der
Methodik nicht vertrauten Praktiker in seinem Vertrauen zur Reaktion
erschüttern. Wie weiter unten ausgeführt werden wird, sind aber derartige
Vorkommnisse nicht geeignet, den Wert der Methode zu vernichten, da sie
in der eigentümlichen Methodik der W. R. eine genügende Erklärung
finden; in manchen Fällen sind sie sogar geeignet, besonders wichtige
Fingerzeige für die Diagnostik zu geben. Es handelt sich nämlich bei
Fällen genannter Art um eine ganz bestimmte, wohlcharakterisierte
Gruppe, und zwar um Fälle mit schwacher Reaktionsfähigkeit, welche
also auf der Grenze der Reaktion stehen. Das schwankende Ergebnis
der Reaktion findet dabei seine Erklärung in der Tatsache, daß die W. R.
keine absolute, sondern nur eine relative, d. h. nur in gewissen Grenzen
gültige Spezifität besitzt, und daß diese Spezifitätsbreite wegen der
noch nicht genügend bekannten, bzw. dosierbaren Reagenzien nicht in
jedem Versuche in gleicher Weise getroffen werden kann. Bei der Frage
der paradoxen Sera wird näher auf diesen Punkt eingegangen werden;
hier sei zusammenfassend gesagt, daß es vor allem die unvermeidbaren
Schwankungen im Komplementgehalt sind, welche derartigen Wechsel
im Untersuchungsergebnis bedingen. Für den verschiedenen Ausfall der
Untersuchungsresultate der einzelnen Institute kommt hinzu, daß wir
bislang keine Einheitsmethode, nicht einmal ein Einheitsantigen besitzen. Die Folge ist eine außerordentliche Verschiedenheit der Methodik
der W. R. bei den einzelnen Untersuchern, welche sich auf die Art und
Dosis der Antigene, Dosis des Serums, Gehalt des blutlösenden Prinzips,
speziell des Komplementes, Versuchsanordnung usw. bezieht (s. u.
Methodik). Bei einwandfreier Methodik sind zwar eigentliche Fehldiagnosen ausgeschlossen, wie die Resultate der gut geleiteten Institute
(vgl. Meier, Boas, Sachs, Plaut, Bauer u. a.) beweisen. Jedoch
bleibt die Möglichkeit gewisser Differenzen durch die verschiedene

Methodik; diese Fehlerquelle, wenn man sie überhaupt so nennen darf, ist nach Wassermann ausschließlich organisatorischer Art und ließe sich nur ausschalten durch Einführung einer Einheits- bzw. Standardmethode, z. T. jetzt schon durch den Vergleich der benutzten Antigene mit dem klassischen Standardantigen, dem wässerigen Luesleberextrakt. Neben der Methodik ist die Beurteilung der Untersuchungsergebnisse für die Differenzen der letzteren verantwortlich zu machen, speziell die verschiedene Bewertung der inkompletten und der Teilreaktionen (s. u.); diese sind vom Untersucher nicht willkürlich als + oder —, sondern als fraglich zu bezeichnen.

Daneben muß allerdings zugegeben werden, daß eine Reihe von widersprechenden Resultaten der W. R. auf wirklichen Fehlern der Untersucher hinsichtlich der Methodik beruhte. Wir wollen hier von ganz groben Verfehlungen, wie Verwechseln der Sera, Verwendung verdorbener oder alleinhemmender Sera u. dgl. ganz absehen, obwohl solche fraglos vorgekommen sind. In den ersten Jahren der Entwickelung der Reaktion sind, wie die weitere Erfahrung gelehrt hat, mancherlei Irrwege in bester Absicht und in gutem Glauben gegangen worden, was ja bei der geringen Erfahrung in serologischen Arbeiten nicht weiter zu verwundern war. Vor allem hat das Verlangen nach Verfeinerung oder Vereinfachung der Methode zu zum Teil ganz kritiklosen Verfahren verleitet (s. u. Bestrebungen zur Verfeinerung und Modifikationen). Wenn auch über einzelne Vorschläge die Akten nicht geschlossen sind, so kann doch bisher nur die Originalmethode in ihrer klassischen Form Anspruch auf Maßgeblichkeit erheben; nachgewiesenermaßen sind es, abgesehen von Irrwegen, auch an und für sich gangbare Wege gewesen, auf denen das Ziel verfehlt worden ist; es sei hingewiesen auf die Verwendung aktiver Sera, Leichensera, erhöhter Serumdosis u. dgl. Die Folge war, daß die W. R. in ihrem Werte unverschuldeterweise Schaden litt, sowohl bezüglich Konstanz, wie vor allem Spezifität. Die weiteren Studien haben solche Fehlerquellen mit der Zeit immer mehr aufgedeckt und die Grundsätze für eine einwandfreie Methodik immer vollkommener entwickelt, so daß die Untersuchungsresultate der W. R. an Zuverlässigkeit gewonnen und die Methode in ihrer Verwertbarkeit für die Praxis zugenommen hat.

Waren so die Serologen mit Erfolg bemüht, die Untersuchungsresultate immer mehr zu vervollkommnen, so ergab die weitere Erfahrung eine Reihe beachtenswerter Momente auch für den Praktiker, welcher mit der Reaktion zufrieden sein will. Gegen die Fehler der Methodik schützt nur die Untersuchung in einem zuverlässigen und erfahrenen Spezialinstitut ev. in Wiederholung mit derselben oder einer neuen Blutprobe. Hinsichtlich der Verwertung der Resultate für die Klinik muß der Praktiker sich aber eine genügende Orientierung verschaffen, deren Unkenntnis die Methode unberechtigterweise in Mißkredit bringen würde. Daß der negative Ausfall der Reaktion hier, wie bei vielen anderen Untersuchungsmethoden, z. B. Tuberkelbazillennachweis, das Bestehen der Krankheit nicht ausschließt, wäre überflüssig zu bemerken, wenn nicht immer wieder manche, namentlich jüngere Ärzte in den erwähnten Irrtum verfielen. Aber auch der positive Ausfall der Reaktion besagt nicht ohne weiteres Syphilis. (Näheres s. u. Beurteilung.) Bei der Beurteilung der Reaktion als Untersuchungsmethode kommt hinzu, daß wir ja hier nicht die Erreger oder deren spezifische Stoffe nachweisen; daraus erklärt sich, daß die Reaktion auch bei anderen Krankheiten vorkommen kann (praktisch ist allerdings diese Durchkreuzung der Spezifität bedeutungslos, s. u. Spezifität), und daß sie in gewissen Stadien der Krankheit (nämlich kurz gesagt bei Anfang, Behandlung und Latenz) vermißt wird. Auch beweist die + Reaktion, nur, daß der betr. Patient syphilitisch, nicht aber ob das betr. Leiden es ist; sie stellt also nur die allgemeine, nicht auch die lokale Diagnose; es ist nicht zu vergessen, daß sich Syphilis mit einer anderen Krankheit z. B. Tuberkulose oder Karzinom kombinieren kann. Bei Prognose und Therapie liegen die Verhältnisse noch verwickelter. Andererseits aber bietet gerade dieses den verschiedenen Krankheitsstadien und -formen rechnungtragende Verhalten der W. R. für denjenigen Praktiker, welcher sich mit den Verhältnissen vertraut gemacht hat, wertvolle Anhaltspunkte, wie sie andere Untersuchungsmethoden nicht aufzuweisen haben. Die Grundsätze für die Verwertung der Untersuchungsresultate sind jedenfalls heutzutage soweit geklärt und so einfach, daß sie in wenige allgemein gültige Regeln zusammengefaßt werden können; derjenige Praktiker, welcher mit einem erfahrenen Serologen in verständnisvollem Zusammenarbeiten steht, und die genannten Leitsätze kennt und richtig verwertet, dürfte ein dauernder und begeisterter Anhänger der W. R. sein.

In Hinblick auf die in Vorstehendem gewürdigte Bedeutung der W. R. soll im folgenden ein weiterer Beitrag auf Grund eigener Untersuchungen und im Zusammenhang damit auf Grund der in der Literatur niedergelegten Erfahrungen ein Überblick über die W. R. in ihrer serologischen Technik und klinischen Verwertbarkeit gegeben werden. Zum ausführlichen Studium verweisen wir auf die Abhandlungen in Kolle-Wassermanns und Kraus-Levaditis Handbuch, sowie in den Monographien von Bruck, Plaut, Boas, Müller u. a. Daselbst ist auch die gesamte Literatur verzeichnet (bei Boas bis zum 1. März 1913). Die Ergebnisse dieser umfassenden Arbeiten sind der vorliegenden Mitteilung zugrunde gelegt. Bei der Begrenzung unseres Themas auf rein praktische, speziell chirurgische Zwecke begnügen wir uns mit der Aufzählung der hierfür in Betracht kommenden Arbeiten.

Unsere Untersuchungen mit der W. R. betreffen 1500 Fälle aus der chirurgischen Klinik und Poliklinik zu Leipzig in den Jahren 1911 bis 1914; dabei sind die Fälle größtenteils mehrfach untersucht und zu besonderen Studien zahlreiche weitere Untersuchungen angeschlossen, speziell bei jedem Serum die Prüfung mit mehreren Antigenen und mit quantitativer Bestimmung. Die Zahl der einzelnen Untersuchungen vervielfältigt sich dadurch. Die Reaktionen verteilen sich auf über 250 Untersuchungen mit durchschnittlich je 10 bis 20 Einzelreaktionen.

Vorliegende Untersuchungen stellen zugleich die Fortsetzung dar zu unserer Mitteilung über „neuere Erfahrungen über die Serumdiagnostik mittelst der W. R." auf Grund von Untersuchungen in dem Institut zur Erforschung der Infektionskrankheiten der Universität Bern unter Prof. Dr. Kolle (vgl. med. Klinik 1911, 7. Beiheft und Korrespondenzblatt für Schweizer Ärzte, 1911, Nr. 12 und 13). Die Untersuchungsmethodik war im wesentlichen die gleiche wie die damals geübte. Des weiteren erstrecken sich unsere neueren Untersuchungen über einige Fragen, welche uns der Klärung bedürftig erschienen, nämlich teils hinsichtlich der Methodik: Wahl der Antigene, spez. Azeton-Antigen, quantitative Bestimmung, paradoxe Reaktion, Verfeinerung der Methodik, Modifikation nach v. Dungern, Bedeutung der Komplementdosis u. a., teils hinsichtlich der Praxis: Spezifität und Konstanz, Frage der Tumor- und Narkose-Sera, Bedeutung für die Chirurgie u. a.

Der Übersichtlichkeit halber haben wir unsere Abhandlung in einen serologischen und einen klinischen Teil getrennt. Das Interesse des Praktikers wird sich auf den letzteren beschränken, während im ersten Teile für den Serologen zahlreiche Erfahrungen hinsichtlich der Methodik angeführt sind.

Im serologischen Teile werden nacheinander besprochen: Wesen, Versuchsanordnung und Beurteilung der Reaktion.

Im klinischen Teile soll auf Spezifität und Konstanz näher eingegangen werden; zum Schluß wird die Bedeutung der Reaktion für die Praxis ausführlich dargetan.

Vorausgeschickt sei zum Verständnis der Ausführungen für den nicht serologisch ausgebildeten Leser eine Einführung in das Wesen der W. R.

Wesen der Reaktion.

Das Wesen der Reaktion ist bis heute noch nicht geklärt. Auf die diesbezüglichen Fragen bzw. Arbeiten einzugehen, würde zu weit führen und verbietet sich mit Rücksicht auf den praktischen Charakter dieser Arbeit. Zum Verständnis des Folgenden, speziell zur Begründung einer exakten Methodik, muß aber soviel bemerkt werden: Wassermann, Neißer und Bruck teilten in ihrer ursprünglichen Mitteilung im Jahre 1906 mit, daß es ihnen gelungen sei, durch die von Bordet und Gengou beschriebene Komplementbindungsmethode (1901) eine serodiagnostische Reaktion für Syphilis zu finden.

Eine leicht verständliche Erklärung des Vorganges der Komplementbindung ist, namentlich für den nicht serologisch ausgebildeten Leser, vielleicht erwünscht, um den folgenden Ausführungen mit Verständnis folgen zu können. Wird ein Organismus mit einem fremden Eiweißstoff, z. B. Bakterien, injiziert, so entstehen in ihm Gegenstoffe. Diese werden Antikörper, jener fremdartige Eiweißstoff Antigen genannt. Es gibt nun verschiedene Antikörper, bzw. verschiedene Methoden ihres Nachweises. Die hier in Frage kommenden sind die Bordet-Gengouschen Reaktionskörper oder die komplementbindenden Antikörper; sie sind nämlich dadurch ausgezeichnet, daß sie mit ihrem entsprechenden Antigen zusammen eine Verbindung eingehen, und zwar bei Gegenwart und unter Bindung eines dritten Körpers, welcher in jedem Serum vorhanden ist, nämlich des Komplements. Dieser Vorgang heißt Komplementbindung, auch -fixation, weniger gut -ablenkung, ist also nach dem Gesagten eine Antigen-Antikörper-Reaktion, also spezifisch.

Wie ließ sich nun aber der Vorgang der Komplementbindung, d. h. die Verbindung von Antigen und Antikörper bei Komplementgegenwart und Verbrauch nachweisbar machen, da das Eintreten des Vorganges an und für sich nicht sichtbar ist? Dies gelang dadurch, daß man ein zweites Antigen-Antikörper-System hinzufügte, bei welchem das Eintreten oder Nichteintreten der Verbindung optisch zur Anschauung kommt; ein solches zweites Antigen-Antikörper-System ist das hämolytische. Spritzt man nämlich Erythrozyten einer Tierart einem Individuum einer anderen Tierart ein, so entstehen in letzterem Antikörper, wie bei jeder Injektion artfremden Eiweißes. Die so gewonnenen Antikörper besitzen zugleich die Fähigkeit, die Erythrozyten der ersten Tierart aufzulösen, sind also Hämolysine. Treten also Erythrozyten (Antigen) und entsprechendes Immunserum (Antikörper) bei Gegenwart von Komplement zusammen, so entsteht eine Verbindung, bei welcher die Erythrozyten von ihrem Immunserum aufgelöst werden, wobei Komplement verbraucht wird; zugleich tritt bei diesem Vorgange also Hämolyse ein. Dagegen bleibt die Hämolyse aus, wenn Komplement fehlt oder durch Bindung an andere Körper bzw. an ein anderes Antigen-Antikörper-System nicht zur Wirksamkeit kommen kann.

Das Eintreten der Hämolyse zeigt sich dadurch, daß eine gleichmäßig rote, durchsichtige Flüssigkeit, das Ausbleiben dadurch, daß zunächst eine rote, trübe Flüssigkeit, später ein roter Bodensatz und darüber eine farblose Flüssigkeit (nach Senkung der ungelösten Erythrozyten!) entsteht.

Als brauchbarstes hämolytisches System erwies sich folgendes: Erythrozyten vom Hammel, Immunserum vom Kaninchen, Komplement vom Meerschweinchen.

Die Reaktion geht nun folgendermaßen vor sich: Man mischt zunächst 1. Antigen, 2. das auf die Antikörper verdächtige Serum und 3. das das Komplement enthaltende Meerschweinchenserum und läßt diese Mischung nach Umschütteln einige Zeit stehen. Ist zu dem Antigen in dem Patientenserum ein entsprechender Antikörper vorhanden, so erfolgt die Antigen-Antikörper-Verbindung unter Komplementverbrauch. Später fügt man dann das zweite, nämlich das hämolytische System, hinzu, also 4. Hammelblutkörperchen (Antigen) und 5. Kaninchenserum (hämolytischer Antikörper). Auch diese beiden Körper suchen zu einer Antigen-Antikörper-Verbindung zusammenzutreten, können es aber nur, wenn Komplement vorhanden, also noch nicht bei der ersten Verbindung gebunden ist. Es lassen sich demgemäß zwei Fälle aufstellen, 1. zu dem Antigen ist in dem Patientenserum der betreffende Antikörper vorhanden; infolgedessen wird das Komplement bei der ersten Antigen-Antikörper-Verbindung verbraucht und kann nicht mehr zu der zweiten Antigen-Antikörper-Verbindung frei bleiben; also die Hämolyse bleibt aus: positiver Ausfall.

2. Zu dem Antigen ist der betreffende Antikörper in dem Patientenserum nicht vorhanden; infolgedessen bleibt das Komplement, da zunächst keine Antigen-Antikörper-Verbindung zustande kommt, frei und verfügbar für die zweite Antigen-Antikörper-Verbindung; diese kommt also zustande und zeigt sich in der Hämolyse: negativer Ausfall. Wir können den Ausfall der W. R. in den beiden — dem positiven und dem negativen — Ausfall demnach durch folgendes Schema veranschaulichen:

Positive Reaktion: Lues. Negative Reaktion: Nicht Lues.
Komplementbindung durch System I; Komplementbindung durch System II;
keine Hämolyse-Hemmung. Hämolyse.

Antigenextrakt			Antigenextrakt	
Patientenserum	System I		Patientenserum	
Komplement			Komplement	
Erythrozyten	System II		Erythrozyten	
hämolyt. Ambozeptor			hämolyt. Ambozeptor	

Bezüglich der Methodik der Reaktion sei hier gleich im Zusammenhang angefügt, was sich aus der Natur der Sache ergibt: für Spezifität und Schärfe der Reaktion sind die Dosen der einzelnen Reagenzien sehr wichtig; von ganz besonderer Bedeutung ist natürlich der Komplementgehalt, um welchen sozusagen die beiden Antigen-Antikörper-Systeme einen Konkurrenzkampf führen; es ist selbstverständlich, daß weder zuviel, noch zuwenig Komplement da sein darf: ist nämlich zuviel da, so reicht es für beide Systeme aus, ist zuwenig da, so reicht es für keines von beiden, so daß also im ersten Falle ein fälschlich negatives, in letzterem Falle ein fälschlich positives Resultat entstehen würde. Aus dem gleichen Grunde muß ein für alle Fälle gleichmäßiger Komplementgehalt gewählt und alles sonstige Komplement (im Patientenserum und im hämolytischen Serum) durch Inaktivieren vernichtet werden. Außerdem bedarf es einer Reihe von Kontrollen, vor allem darüber, daß die Hämolyse, welche ja den Indikator der Reaktion bildet, in ihrem Eintreten und Ausbleiben nicht durch unspezifische Ursachen beeinflußt wird (s. u. Hämolyse).

Die im vorstehenden kurz skizzierte Komplementbindungsmethode für die Ausarbeitung einer serodiagnostischen Reaktion bei Syphilis zu verwenden, schlug Wassermann vor, nachdem es ihm und Bruck im Jahre 1905 gelungen war, Komplementbindung mit Mikroben, die sich nicht züchten lassen, zu erreichen mittelst Extrakten von Organen, welche besonders reichliche Mengen der betreffenden Bakterien enthielten. Wassermann, Neißer und Bruck veröffentlichten dann ihre erfolgreichen Untersuchungen bei der Syphilis; sie kamen dabei zu folgendem Ergebnis: „Wir sind dadurch in der Lage, in vitro zu bestimmen, ob in einem menschlichen Serum oder gewonnenen Immunserum sich spezifische Antikörper gegenüber Substanzen des Lueserregers befinden, und wir vermögen diese Antikörper quantitativ zu bewerten."

Die weitere Nachprüfung mit dieser Methode bestätigte die Brauchbarkeit der Reaktion für die Syphilisdiagnostik. Die ursprüngliche Annahme jedoch, daß es sich bei der Methode um eine spezifische Komplementbindung im Sinne einer Antigen-Antikörper-Reaktion handelte, wobei der luetische Organextrakt das spezifisch-syphilitische Antigen und die Körperflüssigkeit des Patienten den korrespondierenden Antikörper darstellt und beide unter Komplementverbrauch zusammentreten, mußte im Laufe der Zeit fallen gelassen werden.

Vor allem ergab sich aus dem Studium der Antigene und des Reaktionskörpers, daß ein spezifischer Vorgang nicht vorliegt. Neben wässerigen syphilitischen Extrakten erwiesen sich nämlich auch brauchbar alkoholische Extrakte syphilitischer Organe, sowie solche normaler Organe (Meerschweinchenherz, Menschenherz, Menschenleber usw.) und künstliche Antigene (Lezithin u. a.). Ferner erwies sich die Reaktion für luetische Sera nur in einer bestimmten Reaktionsbreite spezifisch; außerhalb derselben können auch normale Sera und innerhalb derselben sogar Sera einiger anderer Krankheiten (s. u. Spezifität) und Sera von manchen Tieren positiv reagieren. Erwähnt sei auch noch u. a., daß Alkohol-Normalorganextrakte durch Lezithinzusatz wirksamer (Sachs), und daß das normale Serum durch Einfügen bestimmter chemischer Stoffe positiv gemacht werden konnte, sowie daß neben Blutserum auch sonstige Körperflüssigkeiten, speziell Transsudate, sowie Zerebrospinalflüssigkeit, diese im allgemeinen schwächer, reagieren.

Nach diesen und anderen Erfahrungen muß man annehmen, daß die Veränderung des Blutserums zwar für Syphilis charakteristisch ist, aber keinen biologisch-spezifischen Vorgang darstellt, vielmehr wahrscheinlich nur durch eine Verschiebung normaler Verhältnisse, vielleicht nur in quantitativem Sinne (Vermehrung der Reagine) bedingt wird. Eine spezifische Komponente im Sinne der Komplementbindung bei Zusammentreten von Antigen und Antikörper ist zwar möglich, aber weder allein, noch vorherrschend vorhanden; größtenteils oder ganz beruht die Reaktion auf einer unspezifischen Komponente, welche ihr Vorhandensein nicht der Bildung spezifischer Antikörper, sondern einer bestimmten, für Syphilis, praktisch genommen, charakteristischen Alteration des Organismus verdankt. Es handelt sich also bei der W. R. um eine sog. Gruppenreaktion; die Komplementbindung ist bedingt durch Zusammentreffen von eigentümlich veränderten Eiweißstoffen im Organismus des Kranken mit besonderen Stoffen, welche in Organextrakten vertreten sind, sowohl in solchen normaler Organe, wie vielleicht besonders reichlich oder besonders leicht extrahierbar in solchen syphilitischer Fötalleber. Worauf die Komplementbindung bei der W. R. beruht, ist noch unentschieden; am meisten Anerkennung hat die Kolloidfällungstheorie gefunden, nach Annahme einiger Autoren besteht daneben noch eine spezifische Antigen-Antikörperbindung.

I. Serologischer Teil (Methodik).

Vorstehende kurze Übersicht über das Wesen der Wassermannschen Reaktion eröffnet das Verständnis für das Folgende, speziell für die Begründung der Methodik.

Bei der Methodik behandeln wir nacheinander die einzelnen Reagenzien, sowie die Versuchsanordnung, Ausführung und Beurteilung.

A. Die einzelnen bei dem Versuch zur Anwendung kommenden Reagenzien.

Wir beginnen mit der Besprechung der einzelnen Reagenzien; es sind dies: Antigen, Reaktionskörper, Komplement, Erythrozyten und hämolytischer Ambozeptor.

1. Antigen.

Das Antigen bedarf bei der W. R. einer ganz besonderen Beachtung, denn wir haben bei der Syphilis nicht, wie bei anderen Krankheiten, die Bakterien selbst als Antigen und — was damit in Zusammenhang steht — wir haben bei der W. R. keinen streng spezifischen Vorgang im Sinne der Komplementbindung durch Antigen-Antikörper-Reaktion. Diese beiden Umstände bringen es mit sich, daß die Wahl der Art und Dosis des Antigens keine festgelegte und einheitliche ist, und daß die durch die Wahl bedingten Verschiedenheiten den Ausfall der Reaktion wesentlich beeinflussen. Während nämlich die übrigen bei dem Versuch zur Anwendung kommenden Reagenzien mehr oder weniger gegeben sind, ist die Frage des Antigens noch nicht einheitlich entschieden. Auf der verschiedenen Wahl des Antigens beruhen zum großen Teile auch die verschiedenen Ergebnisse der einzelnen Untersucher. Wir müssen daher auf die Wahl des Antigens sowohl hinsichtlich der Art, wie hinsichtlich der Dosis ausführlicher eingehen. Dabei können wir für ein geeignetes Antigen zwei Grundforderungen aufstellen, welche bei der folgenden Abhandlung ständig im Auge zu behalten sind: 1. das Antigen muß hoch wirksam sein, d. h. es soll in möglichst vielen Fällen die Krankheit anzeigen und 2. das Antigen muß streng spezifisch sein, d. h. es darf nur in Fällen von Syphilis einen Ausschlag geben. Letztere Bedingung muß unter allen Umständen erfüllt werden, daher gegebenenfalls vor ihr die erstere zurücktreten.

a) Die verschiedenen Arten von Antigenen.

Da bei der W. R. nicht die Bakterien selbst als Antigen verwandt werden können und die verschiedensten Extrakte einen Ausschlag ergeben, so erhebt sich die außerordentlich wichtige Frage, welche Art von Antigen am geeignetsten ist. Hierzu liegt in der Literatur eine große Reihe von Mitteilungen vor; bezüglich der Übersicht verweisen wir auf Boas; hier wollen wir nur auf diejenigen eingehen, welche sich in der Praxis bewährt haben und über welche wir eigene Erfahrungen sammeln konnten.

1. Das ursprünglich von Wassermann, Neißer und Bruck vorgeschlagene Antigen war ein wässeriger Extrakt aus syphilitischen Organen (Luesfötalleber). Die Herstellung dieses Antigens ist folgende: Syphilitisches Organ (Luesfötalleber) wird mit der Fleischmaschine zerkleinert, mit 4 Teilen physiologischer Kochsalzlösung unter 0,5 % Karbolsäurezusatz vermischt, 24 Stunden geschüttelt und leicht zentrifugiert. Levaditi empfiehlt als haltbares Extrakt ein Trockenpulver: Trocknen der frisch zerkleinerten Organe im Vakuum über Schwefelsäure und Chlorkalzium, Pulverisieren im sterilen Mörser; im Bedarfsfalle Verreiben des in zugeschmolzenen Glastuben aufbewahrten Pulvers mit 30 Teilen Kochsalzlösung, Aufbewahren 12 Stunden im Eisschrank, Zentrifugieren. Bemerkt sei dazu, daß die Behauptung Babs, daß die Anwendbarkeit der Extrakte mit dem Vorhandensein von Spirochäten in Organen parallel gehe, nicht bestätigt wurde. Vgl. Schlimpert (4 Fälle) und Boas (36 Fälle, von denen übrigens nur 4 ein brauchbares Antigen lieferten). Die wässerigen Lueslberextrakte sind nach Wassermann, Wassermann und Meier, Plaut, Citron, Ledermann, Höhne, Mühsam u. a. allen anderen Extrakten entschieden vorzuziehen und sollten nach Wassermann als Standardantigen von jedem Untersucher verwandt werden.

2. Statt des wässerigen Extraktes wurde später wegen der besonders guten Haltbarkeit und gleichmäßigen Wirksamkeit alkoholischer Extrakt vorgeschlagen (Porges und Meier, Landsteiner-Müller u. Pötzl, Marie und Levaditi, Bruck, Sachs, Isabolinsky u. a.).

Die Herstellung dieses Antigens ist folgende: 1 g fein zerschnittenes Organ und 9 ccm Alkohol abs. bzw. 96 % werden 24 Stunden mit Glasperlen geschüttelt (ev. auch verrieben und erwärmt) und filtriert.

Die Frage, ob Extrakte aus syphilitischen Organen denen aus normalen Organen (Menschenherz, Menschenleber, Meerschweinchenherz usw.) überlegen sind, wird sehr verschieden beantwortet, vgl. Boas. Die Normalorganalkoholextrakte wurden zuerst von Marie und Levaditi vorgeschlagen. Landsteiner-Pötzl u. Müller, Michaelis u. a. empfahlen Meerschweinchen- bzw. Menschenherz, Sachs Rinderherz, Marschalkó Herz von Luetikern. Meerschweinchenherz ist anscheinend etwas weniger gut. Neuerdings hat Bittner tuberkulöse Leber von Meerschweinchen und Rindern als besonders wirksam gefunden usw. R. Müller gebraucht neben dem gewöhnlichen Alkoholrinderherzextrakt zur Spezifizierung inkompletter Reaktionen als besonders fein und spezifisch einen sog. „N-Extrakt", welcher aus demselben Herz gewonnen wird, jedoch durch Abdampfen eines Teiles Alkohol und Mischen mit Kochsalzlösung bedeutend geringere Alkohol- und auch kleinere Lipoidmengen enthält. Boas verwandte, wie Michaelis u. a. mit Erfolg ein Menschenherzextrakt (gewonnen durch Umschütteln von feinzerhacktem Herzfleisch mit Alkohol abs. 1 : 10) und fand diesen bei Paralleluntersuchung mit wässerigem syphilitischem Leberextrakt überlegen. Da der alkoholische Extrakt sich mit der Zeit verändern, und zwar schwächer und unspezifisch werden kann, so empfiehlt er, jede Woche einen neuen Extrakt herzustellen und fand, ebenso wie Thomsen und Leschly, die Wirkung des frischen Alkohol-Herzextraktes ganz konstant; dagegen war der Alkohol-Leberextrakt weniger wirksam als der Alkohol-Herzextrakt.

Einige Autoren leugnen jeden Unterschied zwischen den Syphilis- und Normalorganalkoholextrakten und ziehen letztere der gleichmäßigen Wirksamkeit wegen vor. Vgl. Boas, v. Dungern, Ebert, Hecht, Marcus, R. Müller, Munk, Selter, Sobernheim, Thomsen u. a.

Alkoholextrakte aus syphilitischen Organen ziehen dagegen solchen aus normalen Organen vor: Wassermann, Wassermann und Meier Sachs, Citron, Plaut, Bruck, Kolle und seine Mitarbeiter Sonntag und Stiner, Rolly, Händel und Schultz, Meier und Luedke, Eicke, Swift u. a.

Auch wir bedienten uns bei unseren Untersuchungen vorwiegend der Alkoholextrakte aus syphilitischen Organen und zwar aus syphilitischer Fötalleber. Diese Extrakte stammten aus den unter Prof. Kolles Leitung stehenden Instituten in Bern und Dresden.

Die Herstellung unserer Alkoholextrakte war folgende: Leber eines syphilitischen Fötus (die Diagnose wird möglichst durch die klinische Beobachtung, Sektion, Spirochätennachweis und Serumdiagnostik sichergestellt!) wird fein zerkleinert, im Vakuumapparat getrocknet und im Mörser gut verrieben. Das Trockenpulver kann bei Zimmertemperatur lange aufbewahrt werden.

Zur Bereitung des Alkoholextraktes wird 1 g dieser Trockensubstanz mit 50 ccm bzw. je nach dem Prüfungsergebnis (s. u.) mehr oder weniger Alkohol abs. bzw. 96 % versetzt, 3 Stunden im Schüttelapparate, 3 Stunden im Brutschranke und 12 Stunden bei Zimmertemperatur belassen und dann filtriert. Das Filtrat ist in dunkler, gut mit Gummistopfen verschlossener, brauner Flasche im Eisschrank lange (wochen- bis monatelang) unverändert haltbar.

Nach unseren früheren, wie nach unseren jetzigen Untersuchungen können wir die Überlegenheit der Alkoholextrakte aus syphilitischen Organen gegenüber denen aus Normalorganen bestätigen; speziell in einer Reihe schwach reagierender Fälle zeigten erstere an, während letztere (Menschenleber, Meerschweinchenherz, Echinokokkus-Blasenwand verschiedener Tiere, von Dungernsches Antigen u. a.) versagten. Wir empfehlen daher in allen Fällen, in denen Material beschaffbar ist, Syphilisorganextrakte zu verwenden.

Zum Gebrauche wird der Alkoholextrakt mit physiologischer Kochsalzlösung entsprechend verdünnt; da nach Sachs und Rondoni die Art (Schnelligkeit!) der Verdünnung nicht gleichgültig ist — bei schnellerer Verdünnung, z. B. beim raschen Einblasen der Extraktmenge mit der Pipette in die Kochsalzlösung soll ein trüberes und zugleich stärker wirksames Antigen entstehen, als bei langsamer Vermischung, z. B. beim tropfenweisen Zusammenfließenlassen der Extraktmenge zu der Kochsalzlösung — und da bei verschiedenen Verdünnungen die Gefahr von Ungleichmäßigkeiten besteht, so werden die Antigene, nach berechneter Menge für den ganzen Versuch, in ihrer Verdünnung auf einmal hergestellt, desgleichen ev. auch jede weitere Verdünnung für die quantitative Bestimmung mit fallenden Dosen Antigen, und zwar um die bei Abmessen kleinerer Mengen unvermeidlichen Fehler zu verhüten, derart, daß in 1 ccm jedesmal die gewünschte Menge Antigen enthalten ist.

Im übrigen erscheinen uns folgende Beobachtungen über unsere Alkoholantigene mitteilenswert: Nur eine beschränkte Anzahl von Lebern liefert ein brauchbares Antigen. Die brauchbaren Antigene sind nicht gleich stark; sie bedürfen daher einer verschiedenen Extraktkonzentration; in den meisten Fällen erwies sich eine Verdünnung 1 : 50 von optimaler Wirksamkeit; einzelne Antigene mußten wir verstärken, andere abschwächen, wobei die Verdünnung zwischen 1 : 30 und 1 : 100 schwankte. Neben der Stärke ist auch die Reaktionsbreite verschieden, d. h. einzelne Antigene sind auch in geringerer Verdünnung noch spezifisch, andere nur in starker, wobei sie dann meist sehr schwach anzeigen. Aus beiden letztgenannten Umständen ergibt sich, daß die Antigene verschieden brauchbar sind, indem sie in der stärksten, noch spezifisch wirksamen Dosis verschieden stark anzeigen. Dazu kommt noch eine gewisse elektive Wirksamkeit gegenüber einzelnen Sera, d. h. die einzelnen Antigene verhalten sich, abgesehen von ihrer allgemeinen Wirkung, einzelnen Sera gegenüber besonders wirksam oder unwirksam, oder mit anderen Worten: es gibt Sera, welche mit einzelnen, sonst ev. gar nicht starken Antigenen besonders stark reagieren, und hinwiederum Sera, welche mit einzelnen, sonst ev. starken Antigenen, besonders schwach oder gar nicht reagieren. Alle diese Erfahrungen, welche in dem Satz von der verschiedenen Wirksamkeit der einzelnen Antigene gipfeln, verlangen bei der Methodik gebührende Berücksichtigung in dem Sinne: Jedes Serum ist mit mehreren Antigenen zu prüfen.

3. Von Kolle und Stiner sind im Jahre 1911 neben den Alkohol- die Azeton-Extrakte aus syphilitischer Leber empfohlen worden. Angeregt durch die Ausführungen von Ivar Bang unterwarfen sie die verschiedenen Lösungsmittel für Lipoide einer Prüfung auf Antigenextraktion und fanden das Azeton besonders geeignet; sie erklärten die bessere Wirksamkeit der Azetonextrakte durch die Annahme, daß das Azeton mehr für die Serumdiagnostik der Syphilis charakteristische

Lipoide auszieht im Gegensatz zu dem Alkohol, welcher mehr Gesamt-
lipoide zur Lösung bringe. Die Herstellung der Azetonextrakte entspricht der der Alkoholextrakte. Die Ergebnisse der von den genannten Autoren angestellten Versuche sind folgende: Die Azetonextrakte sind ebenso haltbar, wie die alkoholischen, vorausgesetzt, daß
sie sachgemäß (in brauner Flasche mit Gummistöpsel, gut luftdicht
verschlossen und kühl) aufbewahrt werden. Sie sind ebenso spezifisch
wie die Alkoholextrakte, aber bedeutend wirksamer. Bei 500 Untersuchungen reagierten mit Alkoholextrakten $208 = 40\,^0/_0$, mit Azetonextrakten $261 = 52\,^0/_0$ positiv, was etwa $25\,^0/_0$ Erhöhung der positiven
Ausschläge bedeutet; namentlich Fälle von latenter, spezifisch behandelter
und beginnender Lues, sowie solche von beginnender Tabes und Paralyse
wurden angezeigt. Auch bei der quantitativen Bestimmung erwiesen
sich die Azetonextrakte stärker als die alkoholischen, wobei die Reaktionsbreite auf $9 : 1$ gegenüber $2 : 1$ berechnet wird. Demnach würden
die Azetonextrakte den Vorteil bieten, daß bei ihrer Anwendung die
W. R. empfindlicher und zuverlässiger würde. Als Nachteile werden
vermerkt: Es sind viel weniger Antigene brauchbar, nämlich $10\,^0/_0$
gegenüber $30\,^0/_0$; die Extrakte müssen auch durchschnittlich stärker
verdünnt werden, meist auf $1 : 70$ bis 80; bei Lumbalflüssigkeit sind
die Azetonextrakte nicht brauchbar (nach Stiner infolge Globulinfällung durch Azeton).

Über die Azetonextrakte liegen bisher nur wenige Nachunter-
suchungen vor. Nach Boas urteilen günstig Munk, Ebert und
Brüllowa, Wabolinsky, weniger günstig Sachs, Nielsen-Geyer,
Heinlein, Boas bzw. Thomsen und Leschly.

Nielsen-Geyer kommt zu folgendem Urteil: Die Azetonextrakte
zeigen unerwünschte Schwankungen hinsichtlich des Versuchsergebnisses
(angeblich durch Temperaturschwankungen bedingt) und sind nicht
stärker wirksam, bisweilen sogar weniger; die anscheinend stärkere
Wirkung sei tatsächlich nur durch die stärkere antikomplementäre
Kraft bedingt, wie denn die Azetonextrakte überhaupt stärker verdünnt werden müssen als die entsprechenden alkoholischen; sie verweisen in dieser Hinsicht auch auf Sidney-Mann, welcher um seine
Extrakte von antikomplementären und hämatoxischen Substanzen zu
befreien, das Trockenpulver erst mit Azeton auswäscht, bevor er es
mit Alkohol auszieht.

Thomsen und Leschly fanden, wie Boas erwähnt, bei ihren
Untersuchungen im Kopenhagener Institut, daß die Azetonextrakte von
Kolle und Stiner keinen Vorzug vor den alkoholischen Menschenherz-
extrakten haben, wenn sie auch zugeben, daß mit ersteren beachtens-
werte Resultate erzielt werden können.

Sachs konnte bei vergleichenden Untersuchungen über die Wirkung von Azeton- und Alkoholextrakten aus Rinderherz keinen Vorteil
aus der Verwendung von Azeton erkennen, wie denn auch Kolle und
Stiner bei Normalorganen keine konstanten Ergebnisse für Azetonextrakte finden konnten.

Bei der Wichtigkeit der Antigenfrage unternahmen wir es, die Azetonextrakte im Vergleich mit den verschiedenen bewährten anderen Antigenen, vor allem mit dem Alkohol-Syphilis-Leberextrakt und mit dem Extrakt nach Lesser an Hand eines größeren Materials zu prüfen. Da eine derartige Beurteilung auf große Schwierigkeiten stößt, können nur ausgedehnte Paralleluntersuchungen Aufschluß geben. Dazu kommt noch bei den Azetonantigenen, daß sie im Vergleiche mit den entsprechenden Alkoholextrakten viel seltener brauchbar sind, und daß auch von den an und für sich brauchbaren Extrakten eine ganze Reihe wegen ihrer zu starken antikomplementären Wirkung ausgeschieden werden muß. Demgemäß läßt sich eine vergleichende Statistik mit Gegenüberstellung der verschiedenen Antigenarten aus demselben Ausgangsmaterial gar nicht bringen, so daß eine zahlenmäßige Berechnung der Überlegenheit des einen oder anderen Extraktes nicht gegeben werden kann. Wir müssen uns deshalb begnügen, lediglich unseren Eindruck wiederzugeben. Im übrigen suchten wir die vergleichenden Untersuchungen möglichst umfangreich zu gestalten, legten u. a. auch Wert darauf, mehrere von Kolle und Stiner selbst hergestellte Extrakte und außerdem einige aus dem Trockenpulver von uns bereitete Parallelextrakte mit Alkohol und Azeton einzustellen. Unsere Untersuchungen betreffen neun Azetonextrakte, davon drei aus einem für Alkoholextrakte vorzüglich brauchbaren Trockenpulver selbst hergestellt und mit dem entsprechenden Alkoholextrakt verglichen, die übrigen aus dem Berner Institut; zum Vergleiche dienten eine große Zahl Alkohol-Syphilis-Leberextrakte, ebenfalls aus dem Berner Institut, verschiedene Alkohol-Normalorgan-Extrakte, auch ein solches nach v. Dungern und der Lessersche Extrakt. Wir stellten über 100 Untersuchungsreihen mit je 10 bis 20 Einzelreaktionen an, so daß mehrere Tausend Einzelreaktionen mit Azetonantigen ausgeführt und jedes Antigen mit weit über 100 Sera geprüft worden ist.

Die Ergebnisse unserer Untersuchungen sind folgende: Mehrere Azetonextrakte erwiesen sich als wohl brauchbar. Eine Überlegenheit der Azetonextrakte gegenüber den alkoholischen konnten wir nicht feststellen. Einige der selbst aus dem Trockenpulver hergestellten Azetonextrakte waren gegenüber den alkoholischen weniger brauchbar, indem sie so stark verdünnt werden mußten, daß ihre Wirksamkeit nur noch gering war. Einzelne Azetonextrakte erwiesen sich besser als manche Alkoholextrakte, aber schließlich auch nicht besser als die Mehrzahl derselben. Durchschnittlich mußten die Azetonextrakte in viel stärkerer Verdünnung gewählt werden als die aus dem gleichen Trockenpulver hergestellten Alkoholextrakte. In Zusammenhang damit ergab sich eine starke Alleinhemmung bei entsprechenden Vorversuchen, sowohl bei Anordnung mit gesteigerter Komplementdosis, wie mit verminderter Antigendosis, ferner auch im Hauptversuche, wenn infolge geringen Komplementgehaltes der Versuch recht stark ausfiel, häufiger in stärkerer Alleinhemmung, ev. auch Neigung zu unspezifischem Ausschlage. Derartige Versuche, welche namentlich dann beobachtet werden, wenn, wie es von einigen Seiten zwecks Verfeinerung der Reaktion befürwortet wird, nicht mit einem reichlichen Überschuß, sondern nur mit einem geringen Vielfachen der Grenzdosis des Komplements gearbeitet wird, lassen es als möglich erscheinen, daß der stärkere und häufigere Ausschlag bei Azetonextrakten lediglich auf deren höherer antikomplementärer Wirkung beruht.

Die Beobachtung Stiners, daß Lumbalflüssigkeit mit Azetonextrakten nicht untersucht werden darf, können wir bestätigen. Ob die von ihm herangezogene Erklärung (Globulinfällung!) richtig ist, lassen wir dahingestellt. Wir möchten nicht unterlassen, auf eine merkwürdige Beobachtung hinzuweisen. Die Lumbalflüssigkeit reagiert nicht immer mit Azetonextrakten positiv, ferner bisweilen in der Dosis 0,1 positiv, aber in der Dosis von 1,0 negativ; das Azetonantigen hemmte öfters allein, aber nicht immer, desgleichen das Alkoholantigen, trotzdem bei letzterem die Serumuntersuchung negatives Resultat ergab. Diese Beobachtungen lassen die Vermutung zu, daß unter Umständen in der Lumbalflüssigkeit im Gegensatz zum Serum Stoffe fehlen oder nicht genügend vorhanden sind, welche der antikomplementären Wirkung des Antigens entgegenarbeiten, daß sie aber bei erhöhter Dosis der Lumbalflüssigkeit in genügender Menge auftreten können. Leider war es uns wegen Mangels an Material nicht möglich, diese Frage weiter zu verfolgen.

4. Eine besondere Beachtung verdient der von Lesser im Jahre 1909 angegebene Ätherextrakt von Normalorgan (Menschen- oder auch Meerschweinchenherz).

Die Herstellung desselben ist nach Lesser folgende: Herzmuskel wird mit Hackmaschine oder Wiegemesser fein zerkleinert, dann mit Seesand im Mörser zerquetscht, mit Äther versetzt, 5 Stunden mit Glasperlen im Schüttelapparat geschüttelt und über Nacht stehen gelassen. Dann wird der Äther in ein Porzellanschälchen abfiltriert, bei 47 Grad im Wasserbad verdampft, und der Rückstand, welcher frei von Äthergeruch sein muß, mit physiologischer Kochsalzlösung versetzt, welcher 0,5 % Karbolsäure beigefügt sind, dann mehrere Stunden geschüttelt und durch ein Tuch mittelfein geseiht.

Dieser Extrakt stellt also keinen eigentlichen Ätherextrakt, vielmehr eine Suspension in Kochsalzlösung dar.

Der Extrakt arbeitet angeblich ähnlich wie wässeriger Syphilisleberextrakt, speziell zuverlässiger und feiner als Alkohol-Normalorganextrakte; nach Lesser arbeiten nämlich alle wässerigen Stammlösungen, gleichgültig, ob aus syphilitischen oder normalen Organen gewonnen, besser als alkoholische, vielleicht deswegen, weil die wässerigen Extrakte feinste Emulsionen darstellen, während bei Verdünnung der Alkoholextrakte alle Übergänge zwischen einer Emulsion und einer groben Ausflockung (Schüttelmixtur) entstehen, vgl. auch Munk.

Der Extrakt ist von der Tauentzienapotheke in Berlin zu beziehen; er steht unter ständiger Kontrolle von Lesser; es werden auch Extrakte verschiedener Kontrollnummern auf einmal abgegeben, falls nämlich Arbeiten mit mehreren Antigenen gewünscht wird. Zum Gebrauch ist der Extrakt gewöhnlich mit gleicher Menge physiologischer Kochsalzlösung zu verdünnen. Der Preis ist äußerst gering (50 ccm kosten 3 Mark).

Lesser fand den Extrakt, abgesehen von Haltbarkeit und Billigkeit, wirksam und spezifisch. Er erwähnt, daß auch das Ehrlichsche Institut, die schwedischen Seruminstitute, das staatliche Institut in Kopenhagen, viele Universitätskliniken und Privatlaboratorien des In- und Auslandes sich für den Tauentzienextrakt ausgesprochen haben. Derselbe scheine daher berufen zu sein, ein einheitliches Arbeiten aller Wassermannuntersucher zu ermöglichen. Markus hatte ebenfalls mit dem Lesserschen Extrakt gute Resultate. Desgleichen Orkin (namentlich zur Diagnose von Frühsyphilis und metaluetischen Erkrankungen), Eicke u. a.

Auch wir können uns dieser Empfehlung durchaus anschließen. Wir haben den Lesserschen Extrakt in letzterer Zeit neben Alkohol- und Azetonextrakten syphilitischer Fötalleber ständig benutzt, nunmehr über zwei Jahre lang bei fast 200 Versuchsreihen an über 1000 Fällen. Bei diesen vergleichenden Untersuchungen fanden wir die antikomplementäre Wirkung gering, infolgedessen auch die Neigung zu Schwankungen, und, falls einmal ein dürftiger Komplementgehalt benutzt war, auch die Neigung zu fehlerhaftem Anzeigen; die Spezifität des Extraktes ist also die denkbar beste, aber auch die Wirksamkeit muß als ganz vorzüglich bezeichnet werden, wenn sie auch in einzelnen Fällen von den Alkohol- und Azetonextrakten aus syphilitischer Fötalleber übertroffen wird.

Nach alledem kann der Lessersche Extrakt wärmstens empfohlen werden, ganz besonders für den Praktiker, welcher nicht die Zeit und Erfahrung hat, die Antigene ständig zu kontrollieren und korrigieren, wie dies bei den Alkohol- und Azetonextrakten aus luetischer Fötalleber notwendig ist. Der Wert des Lesserschen Extraktes beruht auf der gleichzeitigen Spezifität und Schärfe, abgesehen von Haltbarkeit und Billigkeit.

5. Über die sonstigen Antigene haben wir keine eigenen Erfahrungen. Während eine große Anzahl der von verschiedenen Seiten vorgeschlagenen Ersatzantigene: Porges: Lezithin, Porges, Levaditi: glykocholsaures Natron, Sachs: oleinsaures Natron, Sachs und Rondo u. a.: verschiedene Gemische der Prüfung nicht standhielten, verdienen einige neuerdings vorgeschlagene Extrakte vielleicht das Interesse der Untersucher. Wir nennen die Glyzerinextrakte nach Goß und die Alkoholnormalextrakte (Meerschweinchen- und Rinderherz) mit Cholesterinzusatz ($\frac{1}{2}$ bis 1%) nach Sachs. Sachs glaubt, daß es ihm durch den Cholesterinzusatz gelungen ist, Alkoholnormalextrakte den besten syphilitischen Extrakten ebenbürtig zu machen und zugleich eine gleichmäßige Wirksamkeit zu erzielen; außerdem gewährt sein Verfahren die Möglichkeit, beliebig große Mengen herzustellen und sämtliche Untersuchungsstellen mit einem einheitlichen Reagens bester Qualität zu versorgen. Es hatten Heinlein, Altmann, M'Intosh n. Fildes, Desmoulière, Bottler, Orkin, Fränkel, Browning, Field, Eicke u. a., im Verein mit der Kältemethode (s. u.) auch Jacobsthal, Sänger,

Kafka, Thomas und Jog u. a. mit den Cholesterinorganextrakten sehr gute Resultate, dagegen Boas und Leschly, wenigstens bei ihrer Methodik (bei genau austitriertem Komplementgehalt) zwar verstärkte, aber mehrmals unspezifische Wirkung, so daß sie die genannten Extrakte nicht empfehlen, wenn sie auch zugeben, daß bei Verwendung eines reichlichen Komplementüberschusses gute Wirksamkeit möglich ist.

b) Dosierung bzw. Einstellung des Antigens.

Die Dosierung des Antigens muß dem bereits erwähnten Umstand Rechnung tragen, daß es sich bei der W. R. nicht um einen streng spezifischen Vorgang im Sinne der Komplementbindung durch spezifische Antigenantikörperreaktion handelt; es hat sich nämlich gezeigt, daß bei Steigerung der Antigendosis auch nichtsyphilitische Sera reagieren und schließlich das Antigen allein hemmt, bei Verringerung der Antigendosis aber auch syphilitische Sera nicht mehr reagieren, oder mit anderen Worten: die W. R. ist nur in einer bestimmten Reaktionsbreite für Syphilis charakteristisch. Sehr anschaulich wird dies Verhältnis durch die von Hecht aufgestellte, von Nielsen-Geyer etwas modifizierte Kurve dargetan; Hecht fand bei genauer Auswertung des Extraktes folgendes Reaktionsschema: Es reagiert bei steigender Dosis Antigen zunächst Lues und Nichtlues negativ, dann Lues positiv und Nichtlues negativ, dann Lues positiv, einige nichtluetische Krankheiten auch positiv, Gesunde aber negativ, dann Lues, Nichtlues und Gesunde positiv, schließlich Eigenhemmung des Antigens. Daraus erhellt, wie notwendig es ist, unter Berücksichtigung der Eigenhemmung, Empfindlichkeit und Spezifität diejenige Dosis des Extraktes festzustellen, welche einerseits bei Lues möglichst häufig, andererseits nur bei Lues positive Resultate gibt. Die alleinhemmende Wirkung, welche bei hoher Antigendosis vorkommt, muß natürlich durchaus vermieden werden, da sie bei der Reaktion eine durch die syphilitischen Reaktionskörper bedingte Komplementbindung, also unspezifischen Ausschlag vortäuschen könnte. Im allgemeinen gilt als Regel, nicht mehr als die Hälfte der allein nicht bindenden Dosis zu wählen. Wenigstens galt diese Vorschrift für die wässerigen Luesleberextrakte. Bruck verzichtet bei Verwendung alkoholischer Extrakte auf eine Prüfung der doppelten Extraktdosis, Alexander geht sogar bis nahe an die alleinhemmende Dosis. Für Untersuchung inaktivierter Sera können wir das Verfahren Brucks durchaus empfehlen. Man muß mit Rücksicht auf die möglichst kräftige Wirksamkeit eine etwas höhere als die Hälfte der allein nicht bindenden Dosis wählen und kann dies auch im Hinblick auf die erfahrungsgemäß vorhandene antagonistische Wirkung des Serum; man muß sich aber wohl vor einem Zuviel hüten, da genannte Wirkungen bei den einzelnen Sera verschieden sind und mit dem Stärkerwerden des Ausschlages auch die Gefahr der Unspezifität zunimmt, welch letztere aber unter allen Umständen vermieden werden muß. Im Interesse einwandfreier Resultate ist es notwendig, auch bei derart geprüften Antigenen vor jedem Versuche die alleinhemmende Wirkung festzustellen und im Hauptversuche nachzuprüfen, da nicht nur durch das in seinem hämolytischen Titer, sondern auch in seiner Bindbarkeit schwankende Komplement in jedem Versuch besondere Verhältnisse gegeben werden. Dabei darf die Gebrauchsdosis Antigen jedenfalls keine Spur von Alleinhemmung aufweisen (vgl. auch Hämolyse bzw. deren Hemmung).

Im übrigen erfolgt die Prüfung der Antigene nach ihrer Wirksamkeit gegenüber einer großen Anzahl von Sera im Vergleich mit mehreren erprobten Kontrollantigenen. Dabei muß das zu prüfende Antigen bei sicher luetischen Sera Hemmung, bei sicher nichtluetischen Hämolyse geben. Bei den zur Prüfung verwandten Sera sollen unter den luetischen solche von verschiedener, speziell auch schwacher Reaktionsfähigkeit eingestellt werden, damit eine genügende, auch bei schwach reagierenden Sera nicht versagende Wirksamkeit des Antigens garantiert ist, und unter den nichtluetischen auch solche von verschiedenen Krankheiten, speziell solche, welche erfahrungsgemäß zu unspezifischer Hemmung neigen, damit eine genügende Spezifität garantiert ist. Durch solche zahlreiche Untersuchungen wird der optimale Wert des Antigens ermittelt, welcher sich zwischen dem maximal-spezifischen und minimal-unspezifischen hält (Nielsen-Geyer).

Ergibt sich aus den orientierenden Versuchen, daß das Antigen zwar brauchbar, aber etwas zu stark oder etwas zu schwach ist, so kann durch entsprechende Verdünnung oder stärkere Konzentrierung eine weitere Einstellung versucht werden. Erst wenn das Antigen in einer großen Anzahl (etwa 100) positiver und negativer Sera neben mehreren bewährten Antigenen sich als brauchbar erwiesen hat, wird es als vollwertig betrachtet.

Mit Rücksicht auf die Tatsache, daß zahlreiche Antigene nicht brauchbar sind und unter den brauchbaren wieder verschiedene Stärke vorkommt, ist die Prüfung außerordentlich verantwortungsvoll und erscheint nur gewährleistet in der Hand eines ausgebildeten und erfahrenen Fachmannes, am besten in einem großen Spezialinstitut, wo genügend Material zur Verfügung steht. Mit Rücksicht auf die folgenschwere Entscheidung, welche bei der Verwertung des Untersuchungsresultates für die Diagnose Syphilis statthat, wäre eine staatliche Kontrolle der Antigene erwünscht, ähnlich wie eine solche für die Heilsera bekanntlich durchgeführt ist. Jedenfalls ist nach Wassermann die Prüfung der Antigene mit dem wässerigen Luesleberextrakt vorzunehmen, welcher der ursprüngliche und anerkannte Standardmaßstab ist, und welchen jede Untersuchungsstelle besitzen muß, ähnlich wie jede Herstellungsstelle für Diphtherieserum das Standardantitoxin. Es empfiehlt sich, nur solche Antigene zu benutzen, welche in einem wissenschaftlichen Institut geprüft worden sind. Auch bei solchen genau geprüften und eingestellten Antigenen ist es notwendig, mit Rücksicht auf den schwankenden Komplementgehalt, vor jedem Versuche die alleinhemmende Wirkung aller verwandten Antigene festzustellen und im Hauptversuche nachzuprüfen.

Aus dem über das Antigen Gesagte ergeben sich für die Versuchsanordnung folgende zwei Forderungen:

1. Bei jeder Reaktion sind mit Rücksicht auf die erfahrungsgemäß möglicherweise verschiedene Wirkung der einzelnen Antigene und mangels eines bisher allgemein anerkannten Einheitsantigens verschiedene Antigene für die Prüfung eines jeden Serums anzuwenden, mindestens drei oder mehr, und zwar möglichst solche verschiedener Art.

Dabei kommen folgende in Betracht: In erster Linie die Syphilis-organ-Alkoholextrakte, und zwar mit Rücksicht auf ihre recht verschiedene Wirksamkeit mehrere davon, ev. auch ein Gemisch, in zweiter Linie neben oder statt ihrer der Lessersche Ätherextrakt, welcher sich durch Spezifität und Schärfe auszeichnet, vielleicht neben diesem auch die Azetonextrakte, welche nach Kolle und Stiner besonders wirksam sein sollen, nach anderweitigen und unseren Erfahrungen aber mit gebührender Vorsicht (speziell mit genügender Komplementdosis) einzustellen sind, schließlich daneben die Alkohol-Normalorganextrakte, vor allem solche aus Menschen-, ev. auch Meerschweinchenherz, welche besonders spezifisch und gleichmäßig, aber weniger kräftig wirksam sind. Als Hauptantigen, mit welchem zugleich die quantitative Bestimmung vorgenommen wird (s. u.), empfiehlt sich entweder ein Gemisch mehrerer bewährter Syphilisorgan-Alkoholextrakte oder der Lessersche Ätherextrakt. Die Verwendung mehrerer Extrakte wird von zahlreichen Autoren befürwortet, nämlich von Seligmann und Pinkus, Mühsam, Marg. Stern, Lesser und Klages, Löhlein, Seligmann und Blume, Rabinowitsch, Loeb, Rohde, Sobernheim, Wesener, Ledermann, Nauwerck und Weichert, Kolle bzw. seinen Mitarbeitern Rasp und Sonntag, Marcus, Meirowsky, Alexander, Heyn und Schmidt, Eicke u. a.

2. Alle zur Verwendung kommenden Antigene sind, abgesehen von ihrer Prüfung und Einstellung, welche meist in der Fabrik bereits ausgeführt wurde, ev. unter staatlicher Kontrolle, bei jedem Versuche nachzuprüfen, speziell auf ihre antikomplementäre Wirkung, und zwar im Vorversuch einmal ohne und einmal mit Serum, außerdem nochmals im Hauptversuch. Diese Vorsicht ist notwendig mit Rücksicht auf die schwankende Einstellung des Versuches, speziell mit Rücksicht auf den schwankenden Komplementgehalt, welcher auch durch die Komplementtitrierung nicht genügend bestimmt wird. Ganz besonders ist solche Vorsicht am Platze, wenn man zwecks Verfeinerung der Reaktion mit einem möglichst geringen Komplementgehalt und mit stark antikomplementär wirkenden Antigenen (Syphilisorgan-Alkohol- und Azetonextrakten) arbeitet. Ergeben sich dabei Differenzen gegenüber dem angenommenen Werte, also unspezifische Hemmung oder auch nur Neigung dazu, so ist die Methodik dementsprechend abzuändern durch Wahl einer geringeren Antigendosis, bis die optimale, das heißt möglichst kräftige, aber dabei absolut spezifische Wirkung erreicht ist.

2. Reaktionskörper (Serum usw.).

Der für die Syphilis charakteristische Reaktionskörper kann in verschiedenen Körperflüssigkeiten des Patienten nachgewiesen werden. Gewöhnlich kommt das Blutserum in Betracht, ferner gegebenenfalls die

Punktionsflüssigkeit, spez. Transsudate, bei gebärenden Frauen auch die Milch und bei luetischen Affektionen des zentralen Nervensystems neben dem Blutserum auch die Lumbalflüssigkeit. Als unbrauchbar gilt Harn, Schweiß, Speichel, Tränenflüssigkeit u. a. Vgl. Bauer und Hirsch, Blumenthal und Wile, Borelli, Bruck, Contino, Höhne, Messineo, Pollio, Buschke und Zimmermann u. a.

a) Blutserum.

Beschaffung. Zur Blutentnahme empfiehlt sich, um das Blut in genügender Menge und sauber, sowie schnell und ohne größere Belästigung des Kranken zu erhalten, am meisten der Aderlaß, z. B. in der Ellenbeuge, bei Kindern und Frauen auch an Hand, Fuß, Stirn u. dgl. Die von uns gewöhnlich geübte Technik ist folgende: Am sitzenden oder liegenden Patienten wird das Blut in der Vene gestaut durch Anlegen einer (am besten verschieden stark schnallbaren) Gummi- oder anderen Binde am Oberarm, derart, daß eine venöse Hyperämie mit deutlichem Vortreten der Hautvenen entsteht; ev. wird der Patient aufgefordert, mit der Hand Greifbewegungen auszuführen. Die Einstichstelle wird mit Ätheralkohol desinfiziert und mit steriler Watte abgetrocknet. Der Einstich erfolgt bei guter Beleuchtung und Zugänglichkeit am einfachsten mit gewöhnlicher Spritzenkanüle. Die Nadel darf nicht eine zu stark abgeschrägte Spitze und nicht eine zu feine Lichtung haben; es ist ratsam, die Kanüle mit liegendem Mandrin zu sterilisieren und nach dessen Herausziehen die Durchgängigkeit mittelst Durchspritzen nachzuprüfen. Strauß empfiehlt eine Nadel mit Faßblatt, Dreuw eine besonders gebogene Nadel, Mulzer eine mit Auffangglas verbindbare Nadel. Die Binde wird während des Ausfließens des Blutes bereits abgenommen. Nach der Punktion wird die Einstichstelle mit einem Wattebausch komprimiert, der Arm eine halbe bis eine Minute hochgehalten und die Wunde mit einem kleinen Mullheftpflaster- oder Mull-Mastisolverband bedeckt; der Verband soll in leichter Beugung angelegt werden; er bleibt 1—2 Tage liegen; bei Entstehen eines Hämatoms wird für einige Stunden ein leicht komprimierender Verband darübergelegt. Nötigenfalls ist auch durch Stich, am besten mit der Franke-Ries-Kirsteinschen oder anderen Nadel oder durch Einschnitt mit Lanzette, z. B. an Ferse (bei Neugeborenen), Ohrläppchen, Fingerbeere (hier aber bei Ärzten und Hebammen wegen Infektionsgefahr ev. nicht, desgleichen nicht bei Klavierspielern u. a.) u. dgl. schnell eine genügende Menge Blut zu erhalten; Raab macht statt Venenpunktion einen Einstich mit zweischneidigem Skalpell in die Fingerbeere an der Grenze des mittleren und äußeren Drittels der Volarfläche des letzten Gliedes des zweiten bis vierten Fingers, woselbst die Arterie getroffen wird, R. Müller entspechenden Einstich mit Lanzette $1/_2$ cm vom Nagel entfernt in die manuell gestaute Fingerbeere (vgl. Sormani, Mulzer u. a.). Bei fettreichen Kindern und Frauen empfiehlt sich bisweilen Skarifikation, z. B. am Rücken mit Messer oder besser mit Schnepper (vgl. Mulzers sterilisierbaren Schnepper mit nur fünf Klingen) mit nachfolgender Ansaugung, am besten mit einem solchen in Verbindung mit Auffangegläschen durch Doppelweg- oder Dreiwegehahnvorrichtung (vgl. Sonntag). Gelegentlich der Operation kann auch aus eröffneten Blutgefäßen Blut entnommen werden.

Bei der Blutentnahme ist die Beimengung differenter Substanzen, z. B. Antiseptika, zu vermeiden. Langer warnt vor Alkali, Fürst vor Äther, welch letzterer zur Hautdesinfektion oder zum Durchspritzen der Verlaßkanüle verwandt wird.

Menstrualblut ist wegen störender und die Zersetzung beschleunigender Beimengungen ungeeignet (vgl. Boas). Mühsam fand es dagegen wohl brauchbar (die starke Färbung nicht störend und die Eiweißgerinnung beim Inaktivieren durch Verdünnung mit 4 Teilen Kochsalzlösung ausbleibend); er empfiehlt die Verwendung des Menstrualblutes bei ängstlichen Frauen und bei Prostituierten, welche dann alle vier Wochen untersucht werden könnten, und gibt einen nach Art der Mensingapessare konstruierten Blutfänger an.

Mit Eiter vermischtes Blut ist zu verwerfen.

Untersuchungen mit Leichenblut sind nur mit Vorsicht zu verwenden; das Leichenblut ist als solches zu bezeichnen. Es fanden Fränkel und Much, Pick und Proskauer, Nauwerck und Weichert, Sidney Mann, Schmidt, Gruber, Reinhart, Abrikossow u. a. die Reaktion mit Leichenblut völlig gut verwendbar, dagegen teilen Brück, Schlimpert, Löhlein, Riecke, Krefting, Lucksch, Lubarsch, Simmonds, Seligmann und Blume, Guladse u. a. mit, daß sie wohl brauchbare Resultate, aber in einer Reihe von Fällen unspezifische Hemmungen beobachtet haben, namentlich bei Tumoren, Sepsis, Phthise u. dgl. Boas kommt auf Grund von Untersuchungen mit 540 Leichensera zu folgendem Ergebnis: Die Reaktion mit Leichenblut gibt nicht so gute Resultate, wie die mit Blut vom lebenden Patienten. Das Blut ist oft faul oder eigenhemmend, wenigstens bei höherer Serumdosis (von 0,2 an). Verwendet man die Dosis 0,1, so wird die Reaktion annähernd spezifisch, aber nicht so konstant wie mit Serum vom lebenden Patienten. Die Angabe von Wolff, daß bei Digerieren der Leichensera mit Baryumsulfat die unspezifischen Hemmungen ausgeschaltet werden, konnten Marg. Stern, sowie Boas und Eiken nicht bestätigen. Wenn demnach auch die Äußerung Brucks, die Syphilisreaktion sei keine kadaveröse, sondern eine rein biologische Reaktion, die Frage zu kraß beantwortet, so müssen wir jedenfalls zur Vorsicht bei Beurteilung der Leichensera raten, ganz besonders für solche Untersucher, welche gewöhnlich nicht mit Leichensera arbeiten. Wir selbst hatten keine Gelegenheit, Leichensera zu untersuchen.

Über Narkoseblut s. u. (Spezifität.)

Die Blutmenge soll nicht zu klein, möglichst 5—10 ccm, mindestens $2^{1}/_{2}$ ccm betragen, damit die Reaktion mit mehreren Antigenen und mit quantitativer Bestimmung, ev. auch wiederholt, dann auch mit erhöhter Serumdosis, ausgeführt werden kann. Nötigenfalls muß man freilich mit geringerer Menge die Reaktion anstellen (s. u. Mikroreaktion), soll sich dabei aber auf Notfälle beschränken.

Das Blut wird aufgefangen in einem trockenen und sauberen, am besten trocken sterilisierten Reagenzglas mit Verschluß durch nicht entfettete Watte (vgl. Langer), gummi- oder stanniolbedecktem Korkpfropf, am besten, um unnötiges Umgießen zu vermeiden, gleich in ein passendes Zentrifugenglas, welches von der Untersuchungsstelle zu liefern ist. Die Probe wird genau bezeichnet, am besten, um gegen Verwechslungen gesichert zu sein, auf doppelte Weise: z. B. mit Etikette und Glasstift.

Verarbeitung. Der Blutentnahme soll möglichst bald die Verarbeitung folgen: Serumgewinnung und Inaktivierung, wenn möglich, auch die Untersuchung.

Mit Rücksicht auf die bei der Beurteilung ev. störende Hämolyse ist das Serum möglichst bald abzupipettieren und mit Rücksicht auf die den Versuch ev. beeinträchtigende Veränderung möglichst bald auch zu inaktivieren. Mit dem Blutkuchen in Eis aufbewahrte Sera reagieren meist etwas schwächer als abgetrennte (vgl. R. Müller). Bei Aufbewahrung der aktiven Sera sollen nach Sachs und Rondoni, Boas u. a. in syphilitischen Sera die Reaktionskörper leiden und in nicht syphilitischen Sera alleinhemmende Körper sich bilden können; wenn wir auch bei kurzer Aufbewahrung des Blutes (meist eine halbe, höchstens eine Woche) derartige Beobachtungen nicht machten, so möchten wir doch auf Grund der Erfahrungen der genannten Autoren zur Vorsicht raten. Die Sera reagieren bei sofortiger Untersuchung anscheinend etwas schwächer als bei Untersuchung am Tage nach der Entnahme, und Sera, welche älter als 1—2 Tage sind, können eine leichte Verstärkung der Reaktion, auch der Eigenhemmung aufweisen. Vgl. Rasp und Sonntag, Seiffert und Rasp, R. Müller u. a. Beabsichtigt man eine längere Aufbewahrung der Sera, z. B. als Standardsera zu Kontrollversuchen, so empfiehlt es sich, nach sofortiger Abpipettierung und Inaktivierung die Sera in zugeschmolzenen Glasröhrchen aufzubewahren (in diesem Zustand fanden wir die Sera wochen- bis monatelang haltbar); ev. ist Karbolzusatz oder Trocknen im Vakuumapparat ratsam. Eingefrorene Sera sind nicht verwendbar, vgl. R. Müller. Blut bzw. Blutserum sind dunkel und kühl, am besten im Eisschranke, aufzubewahren, keinesfalls dem direkten Sonnenlichte ausgesetzt, da hierdurch die Reaktionskörper beeinträchtigt werden können, vgl. Noguchi.

Serumgewinnung. Damit das Serum sich bei der Blutgerinnung gut abscheidet, muß der Blutkuchen durch Schütteln oder besser durch Eingehen mit einem ausgeglühten und wieder erkalteten Platindraht von der Glaswand abgelöst werden. Die Ausbeute an Serum läßt sich durch Zentrifugieren vergrößern, am besten nach Stehenlassen $^1/_4$ Stunde oder mehr im Brut- und dann im Eisschranke.

Die Sera sollen frei von Erythrozyten, also hell und klar sein. Hämoglobinhaltige, ikterische, gallertige und chylöse Sera sind auch brauchbar. Bei hämoglobinhaltigen Sera kann allerdings die Ablesung des Resultates gestört sein. Die Angabe, daß ikterische Sera unspezifisch reagieren, beruht auf einem Irrtume, vgl. Boas; Bar und Dauney haben bei ikterischen Sera lediglich eine Verspätung der Hämolyse beschrieben. Scheidemantel, Neugebauer behaupten allerdings, daß ikterische Sera unspezifisch reagieren könnten. Positive Reaktion findet sich jedoch nur bei gleichzeitiger Lues, vgl. Massini, R. Müller, Boas (bei 35 Fällen weder positiver Ausschlag, noch Verzögerung der Hämolyse); wir selbst fanden unter 10 Fällen von Ikterus (bei Leberzirrhose, Gallensteinleiden u. a.) nur einmal das Serum positiv reagierend, und zwar bei einem Syphilitiker.

Chylöse Sera sollen ev. etwas stärker reagieren als in nüchternem Zustande entnommene, vgl. Höhne und Kalb.

Inaktivierung. Da bei aktiven Sera die Gefahr unspezifischer Hemmung auftreten kann (s. u.) und in ihnen unerwünschtes Komplement, und zwar in verschiedenem Grade enthalten ist, müssen die Sera vor dem Versuche inaktiviert werden. Es geschieht dies am besten, wie oben erwähnt, möglichst bald. Durch die Inaktivierung wird die Reaktionsfähigkeit auf die für Syphilis charakteristische Grenze gesetzt und zugleich alles in dem Patientenserum enthaltene Komplement ausgeschaltet. Die Inaktivierung geschieht erfahrungsgemäß am zweckmäßigsten durch Erhitzung $1/_2$ Stunde im Wasserbad von 55 bis 56 Grad. Zeißler gibt allerdings an, daß durch diese Inaktivierung nicht alles Komplement vernichtet werde, daß aber weiteres Erhitzen nicht rätlich sei, da sonst auch die Reaktionskörper Schaden erleiden könnten. Längere und höhere Erwärmung, z. B. $1/_2$ Stunde bei 60 Grad oder 3 Stunden bei 55 bis 56 Grad, kann die Reaktionskörper bis zur Vernichtung schädigen. Damit die Inaktivierung bei der richtigen Temperatur vor sich geht, empfiehlt sich eine Vorrichtung zur automatischen Regulierung der Temperatur des Wasserbades, auch ist es geraten, vgl. Sormani, die Serumröhrchen aus dickem und schwerem Glas zu verfertigen, damit sie nicht vom Boden aufgehoben werden.

Über Normalambozeptoren und Komplementoidverstopfung s. u.: verfeinerte Reaktion.

Anm. 1. Bei der Untersuchung aktiver Sera findet sich nach den Untersuchungen von Sachs und Altmann, Sachs, Wassermann und Meier, Grosz und Volk, Detre und Brezowsky, Seligmann und Blume, Isabolinsky, Höhne und Kalb, Kleinschmidt, Jacobaeus und Bachmann, Noguchi, Boas, Thomsen und Boas, Quadflieg, Müller u. a. auch bei nichtsyphilitischen häufiger (nach Boas bei 45 von 230!), anscheinend besonders bei Tumoren und konsumtiven Krankheiten, eine positive Reaktion und bei syphilitischen ein stärkerer, sowie auch früherer und längerer Ausschlag, als bei Verwendung inaktiver Sera; das ganze System wird also dabei zu scharf und labil, so daß die W. R. außerhalb ihrer für Syphilis spezifischen Reaktionsbreite hinausgerät (vgl. Wassermann). Aus diesen Beobachtungen ergibt sich, daß man bei der Verwendung aktiver Sera, wie solches bei einzelnen Modifikationen, z. B. nach Stern, Hecht, von Dungern geschieht, zwar unter Umständen stärkere, aber zugleich auch leichter unspezifische Resultate erhalten kann; Hecht, R. Müller, Noguchi, Stern, Lederer u. a. geben allerdings an, daß sie durch entsprechende Wahl und Auswertung des Antigens auch bei aktiven Sera einwandfreie Resultate erhielten; Noguchi verwendet dabei nur den in Azeton unlöslichen Teil der Gewebslipoide, R. Müller alkoholischen Rinderherzextrakt, aber in einer besonders ausgewerteten (geringeren) Dosis, manche Sera, welche starke Eigenhemmung aufweisen, auch in inaktiviertem Zustand, größere Kochsalzmenge, vermehrte Kontrollen u. dgl. Wenn auch zugegeben werden muß, daß bei den aktiven Sera gute Resultate erhalten werden, was die Angaben der genannten erfahrenen Untersucher beweisen, so möchten wir aber aus den genannten Gründen (Gefahr unspezifischer Resultate, Notwendigkeit besonders gewählter und dosierter Antigene, Vorkommen von Eigenhemmung und von unspezifischen Reaktionen (vgl. Kontrollfälle!) die Verwendung aktiver Sera im allgemeinen widerraten, höchstens neben der ursprünglichen Methodik mit inaktivierten Sera zur Ergänzung zulassen, wobei aber nicht ohne entsprechende Vorsichtsmaßregeln gearbeitet und nur das negative Ergebnis als entscheidend verwertet werden soll.

Anm. 2. Eigenhemmung (Autotropie) von Sera.

Unter Eigenhemmung (Autotropie) versteht man die Eigenschaft der Sera allein, d. h. auch ohne Antigen, eine gewisse Menge Komplement zu binden.

Die Eigenhemmung ist bei den einzelnen Sera verschieden: bei denen von Gesunden am geringsten, bei denen mancher Krankheiten, z. B. Fieber, Infektionen, Vergiftungen, Narkose, malignen Tumoren u. a. größer, und bei denen von Luetikern am größten.

Im übrigen zeigen die Leichensera (s. d.) größere Eigenhemmung als die von Lebenden, die aktiven Sera (s. d.) größere als die inaktivierten, die einige Zeit aufgehobenen (vgl. Rasp und Sonntag, Seiffert und Rasp, R. Müller u. a.) größere als die frischen.

Bei der Methodik der W. R. muß man auf die Eigenhemmung bzw. ihre Verschiedenheit Rücksicht nehmen und sich durch ein genügend hohes blutlösendes Prinzip vor Gefährdung der Spezifität der W. R. schützen. Leichensera sollen nur mit Vorsicht, aktive Sera überhaupt nicht zur Prüfung kommen; Nachprüfen der Sera, nach einiger Zeit Aufbewahrung kann zwecks Verfeinerung des Ausschlags Anwendung finden. Kommt Eigenhemmung in einem Versuch bei mehreren Sera vor, so muß man allerdings ein ungeeignetes, d. h. zu stark variables Komplement annehmen und den Versuch mit anderem Komplement bzw. Komplementgemisch wiederholen.

Anwendung. Zur Untersuchung wird das Serum in der Dosis 0,1 eingestellt, ev. auch, namentlich bei Wiederholung in verdächtigen Fällen, in der Dosis 0,2 (s. u. verfeinerte Reaktion). Bei unserer Methodik wird stets die gleiche Serumdosis benutzt, während die quantitative Bestimmung mit fallenden Dosen Antigen erfolgt (s. u.). Die genannte Dosis wird mit Kochsalzlösung auf 1,0 aufgefüllt, und zwar, wie bei allen Reagenzien, zur Erzielung gleichmäßiger Resultate, in einer für alle Röhrchen ausreichenden Gesamtverdünnung.

b) Punktionsflüssigkeit.

Auch eine Reihe von Punktionsflüssigkeiten (Transsudaten) wurde von uns mit der W. R. untersucht. Da in der Literatur über die Untersuchung von Transsudaten wenig vermerkt ist, seien unsere Resultate ausführlich mitgeteilt. Zur Untersuchung kamen: Pleuraflüssigkeit, Aszites, Hydrozelenflüssigkeit, Gelenkergüsse, besonders solche vom Knie. Die Punktionsflüssigkeiten wurden wie das Blutserum behandelt, d. h. nach Absetzenlassen inaktiviert und im Versuch in der Dosis 0,1 eingestellt. Die Reaktion in Transsudaten scheint der im Blutserum parallel zu gehen, auch bei der quantitativen Bestimmung positiver Fälle (trotz der äußerst variablen Menge!). Zuerst hat Bruck gezeigt, daß auch Transsudate positiv reagieren. Marschalko fand stärksten Ausschlag im Serum, schwächeren in der Zerebrospinal-, noch geringeren in Perikard-, Pleura- und Aszites- und den kleinsten in der Anasarkaflüssigkeit. Boas fand die Aszitesflüssigkeit eines syphilitischen Kindes, wie das Blutserum positiv reagierend, aber nicht so stark (bei quantitativer Bestimmung mit fallenden Dosen Serum!), Es mein und Parvu bei zwei Fällen von syphilitischer Leberzirrhose positive Reaktion, sowohl im Serum, wie in der Aszitesflüssigkeit, Besancon und Gastinel in einem Pleuraexsudat, Pick und Proskauer in der Hydroperikard-flüssigkeit, Bering, Jacquet und Durand in der Flüssigkeit eines Hydarthros bei Syphilitiker, Schmidt, welcher außer Zerebrospinal-flüssigkeit Herzbeutelflüssigkeit, Ex- und Transsudate, Zysteninhalt an der Leiche untersuchte (zusammen 20 Fälle), fand das Blutserum am empfindlichsten reagierend, die genannten Körperflüssigkeiten ziemlich gleichwertig, in zwei Fällen aber alleinhemmend; er möchte sie daher nur bei Mangel des Blutserums verwandt wissen. Unseres Erachtens wäre vielleicht das Resultat besser gewesen, wenn nur Transsudate und zwar solche vom Lebenden, untersucht worden wären. Nach Guladse ist Pleura-, Perikard- und Aszitesflüssigkeit an der Leiche gut verwendbar. Auch Blaseninhalt ist für die W. R. verwendbar; Buschke und Zimmermann sahen Zugpflaster-Blaseninhalt (gewonnen durch 12 Stunden langes Belassen eines 4×3 cm großen Kanthariden-pflasters z. B. am Oberarm) in 192, davon 123 sicher luetischen Fällen analog dem Blutserum reagierend, nur bisweilen verschieden, meist etwas schwächer (achtmal), seltener etwas stärker (fünfmal), niemals un-spezifisch (53 Kontrollfälle). Nach den bisherigen Erfahrungen erscheinen wenigstens die Transsudate für die W. R. verwendbar; weitere Unter-suchungen sind erwünscht, namentlich über die Frage, wieweit die Stärke der Reaktion im Blutserum und Transsudat parallel geht.

Wir fanden positive Reaktion, und zwar von gleicher Stärke wie im Blutserum, im Kniepunktat bei einer tabischen Arthro-pathie und bei einer Kniegelenktuberkulose eines Luetikers (später wie im Blutserum fraglich, dann negativ), ferner in der Flüssigkeit einer Zyste des Lig. rot. bei latenter Lues.

negative Reaktion, wie im Blutserum, 5mal in der Aszites-flüssigkeit bei inoperablem Karzinom, Melanosarkom u. a., 4mal in dem Pleurapunktat bei Tuberkulose, Bluterguß u. a., 12mal in der Flüssigkeit bei Hydrozele, über 30mal in dem Kniepunktat bei chronischer Entzündung, Trauma, Tuberkulose u. a. und 1mal auch in dem Schulterpunktat bei syringomyelitischer Arthropathie.

c) Milch.

Über das Verhalten der Milch bei der W. R. haben wir keine eigenen Erfahrungen; nach den Angaben in der Literatur (Bab, Thomsen) gilt für die Milch folgendes: Die Milch ist für die W. R. nur brauchbar in den letzten Tagen vor und in den ersten Tag nach der Geburt; wird die Brust gegeben, so nehmen die Reaktionskörper vom zweiten bis dritten Tage ab und schwinden am fünften bis sechsten Tage; andern-falls bleiben sie bis zu 15—16 Tagen. Die Gebrauchsdosis muß durch Kontrolle mit Milch nichtluetischer Mütter bestimmt werden. Die Untersuchung mit Milch kommt in Betracht bei der Prüfung von Müttern luetischer Kinder, vor allem auch von Ammen. Sie soll in diesen Fällen neben dem Blutserum geprüft werden, da sie häufiger

und stärker reagieren kann und durch die Therapie weniger beeinflußt
wird. Jedenfalls ist die Verwendung der Milch nur mit größter Vorsicht
(genaue Ermittlung der Gebrauchsdosis an Hand genügender Kontrollen!)
gestattet.

d) Zerebrospinalflüssigkeit.

Die Entnahme der Zerebrospinalflüssigkeit findet gewöhnlich
statt durch Lumbalpunktion, ausnahmsweise auch gelegentlich einer
Operation (Balkenstich, Trepanation, Laminektomie).

Für die **Verarbeitung** der Zerebrospinalflüssigkeit gilt im allgemeinen
das für das Blutserum Gesagte: auch hier ist bei der Entnahme die
Beimengung differenter Substanzen zu vermeiden; desgleichen ist bei
einer stärkeren Vermischung mit Blut natürlich ein reines Resultat
nicht zu erwarten.

Die Menge der entnommenen Probe soll auch hier nicht zu klein
sein, damit die Reaktion mit mehreren Antigenen, ev. wiederholt und
vor allem nach der Hauptmannschen Auswertungsmethode mit steigenden
Mengen bis 1,0 (s. u.) ausgeführt, sowie damit auch noch andere, die
W. R. ergänzende (chemische und mikroskopische) Untersuchungsmethoden (s. u.) angeschlossen werden können. Am besten beträgt die
Menge 5 ccm oder mehr; bei Arbeiten mit halben Dosen kann man wohl
auch mit der Hälfte auskommen.

Ist die Flüssigkeit trüb oder blutig, so muß der nach Abstehen oder
Zentrifugieren entstandene Bodensatz zurückgelassen werden.

Die **Inaktivierung** wird von manchen Autoren als überflüssig angesehen; nach anderen (Boas, Lesser) ist sie aber notwendig, da andernfalls, wie bei aktiven Sera, unspezifische Hemmungen vorkommen und
auch beträchtliche Mengen Komplement vorhanden sein können.

In dem Ausfall der Reaktion zeigt der Liquor ein etwas anderes
Verhalten als das Blutserum. Der Liquor stellt ja bekanntlich, was
auch die Untersuchung mit der W. R. bekräftigt, kein einfaches Transsudat des Blutes, sondern hauptsächlich ein echtes Sekretionsprodukt
der Zellen der Plexus chorioidei dar. Es hat sich nun ergeben, daß der
Liquor anders reagieren kann als das Blutserum, und daß die zur Untersuchung zu verwendende Dosis ev. eine andere sein muß, und zwar
höhere, welche bei der Auswertungsmethode nach Hauptmann gefunden wird. Auch sei noch erwähnt, daß, während das Blutserum in
den positiv reagierenden Fällen die alleinwirkende Lösung des Antigens
bereits in der Dosis 0,1 neutralisiert, die Zerebrospinalflüssigkeit dies
unter Umständen erst in einer höheren Dosis zu tun vermag, ferner,
daß bei Verwendung der Azetonextrakte die Zerebrospinalflüssigkeit un-
brauchbare Ausschläge gibt.

Wie der Ausfall der Reaktion der Zerebrospinalflüssigkeit bei den
einzelnen Krankheiten sich verhält, wird weiter unten bei der Bewertung
der Reaktion besprochen; zusammenfassend sei hier nur bemerkt: Die
Reaktion der Zerebrospinalflüssigkeit muß im Zusammenhange der von
Nonne und seinen Schülern Apelt, Holzmann und Hauptmann
besonders ausgebauten vier Reaktionen betrachtet werden, worunter

verstanden werden: die W. R. im Blut, die in der Zerebrospinalflüssigkeit, die Phase I Reaktion (Globulinvermehrung) und die Pleo- (Lympho-) Zytose in der Lumbalflüssigkeit. Die W. R. nimmt unter diesen Methoden den Vorrang ein, insofern sie für Syphilis charakteristisch ist, in der Zerebrospinalflüssigkeit auch für eine syphilitische Erkrankung des Zentralnervensystems. Die positive Reaktion im Blute besagt nämlich nur, daß das betreffende Individuum irgendwie und irgendwo mit Syphilis in Berührung gekommen ist; bei der Beurteilung neurologischer Fälle muß zur Untersuchung des Blutserums die der Zerebrospinalflüssigkeit ergänzend hinzutreten, da sie eine gewisse Lokaldiagnose gestattet; im Blute ist die quantitative Hemmungskörperbestimmung und in der Zerebrospinalflüssigkeit die Auswertung nicht zu entbehren (vgl. Nonne). Nachdem schon Nonne und Holzmann, Rößli, Boas u. a. durch Erhöhung der Liquordosis bessere Resultate erzielt hatten, hat sich durch die Hauptmannsche Auswertungsmethode mit erhöhten Dosen bis 1,0 (vgl. Hauptmann, Hauptmann und Rößli, Nonne, Holzmann, Arndt, Klieneberger, Neue, Plaut, Schultz, Stertz, Stursberg, Fränkel, Dreyfus, Stühmer u. a.) ergeben, daß das Fehlen der W. R. in der Zerebrospinalflüssigkeit in einer großen Zahl von Fällen syphilitischer und metasyphilitischer Zerebrospinalerkrankungen daher rührt, daß in der bei der ursprünglichen W. R. angewandten Liquormenge (0,1 und 0,2) wenig Hemmungskörper vorhanden sind, daß man aber, wenn man die mehrfache Menge von Liquor anwendet, in den meisten Fällen eine positive Reaktion bekommt; auch ist man dann ev. imstande, gewisse Krankheiten des zentralen Nervensystems voneinander zu unterscheiden, z. B. Paralyse und Tabes, Tabes und alkoholische Pseudotabes bei Luetikern, Lues cerebrospinalis und multiple Sklerose bei Luetikern usw. (Näheres s. u. klinischer Teil.)

Der Liquor wurde übrigens, auch in der Dosis 1,0, nie unspezifisch reagierend gefunden, desgleichen nie positiv bei anderen Krankheitsformen und -stadien der Syphilis als bei den genannten; vgl. Plaut, Boas u. a.; auch wir konnten dies bei über 50 Kontrollfällen (darunter Hirnerschütterung, -verletzung, -tumor, Hydrozephalus, multiple Sklerose, Apoplexie u. a.) bestätigen.

3. Erythrozyten.

Als Erythrozyten haben sich die von Wassermann ursprünglich angegebenen Hammelblutkörperchen gut bewährt; daher empfiehlt es sich, zumal sie allgemein gebraucht werden, sie zu benutzen, damit unnötige Verschiedenheiten in der Technik vermieden werden. Einige Autoren (s. u. Modifikationen) verwenden die im Patientenblut enthaltenen Menschen-, Boas bei seinen ersten Versuchen Ziegen-, Detre verwendet Pferdeblutkörperchen, Ballner und von Decastello, sowie Browning und McKenzie Ochsenblutkörperchen; nach den Untersuchungen der letzteren Autoren erscheint jedenfalls dabei kein Vorteil zu bestehen, eher ein Nachteil, da sie bei einer großen Anzahl nichtluetischer Sera einen Ausschlag beobachteten, und zwar diesen auch ohne Extrakt.

Blutgewinnung. Wir bezogen das Hammelblut stets frisch vom Schlachthause, wobei es beim Schlachten der Tiere in die zum Defibrinieren (s. u.) bestimmten Gefäße aufgefangen wurde. Es ist dies, wenn man selbst keine Hammel halten will, die einfachste Art, Blut zu bekommen; man ist allerdings auf die Schlachttage angewiesen. Hält man selbst Hammel, so soll man mehrere, mindestens zwei bis drei, abwechselnd gebrauchen und nach einigen Wochen gegen neue umtauschen, da bei öfterer Blutentnahme Gehalt und Fragilität der Erythrozyten sich verändert, ev. auch Spontanhämolyse auftritt (vgl. Wassermann, Neißer und Bruck). Die Blutentnahme am lebenden Tiere geschieht durch Punktion der Drosselvene mittelst dicker Spritzenkanüle mit anschließbarem Gummischlauch, während die Vene manuell oder mit Gummischlauch gestaut wird.

Verarbeitung. Das Blut wird bei der Blutentnahme gleich in einen sterilen, dickwandigen Erlenmeyerkolben mit fingerdicker Schicht von Glasperlen aufgefangen und zwecks Defibrinierung sofort 10—15 Minuten geschüttelt, dann durch Gaze filtriert. Das Filtrat, enthaltend die Erythrozyten und das Serum, wird in große Zentrifugengläser gegeben, derart, daß ungefähr ein Viertel des Glases gefüllt ist, in dieser Menge markiert, mit steriler physiologischer Kochsalzlösung versetzt und gemischt, und von der überstehenden Flüssigkeit, welche farblos sein soll, befreit. Dieses sogenannte Waschen der Erythrozyten wird drei- bis fünfmal wiederholt, wodurch die Erythrozyten vom Serum möglichst befreit werden. Vor dem Gebrauch sind die Erythrozyten bis zur Marke des ursprünglichen Blutverhältnisses mit Kochsalzlösung aufzufüllen.

Aufbewahrung. Wir verwandten die Erythrozyten stets frisch, höchstens 1—2 Tage alt. Im Eisschranke, am besten ohne Serum, d. h. gewaschen, aber unverdünnt, halten sich die Erythrozyten zwar einige Tage, werden aber angeblich leichter fragil, schließlich untauglich durch Autolyse; untaugliche Erythrozyten sind dunkelviolett gefärbt, dagegen lediglich bei O-Mangel einfach dunkelrot und beim Schütteln wieder hell werdend. Zur längeren Konservierung wird Formalinzusatz empfohlen (1:800 — 300 Bernstein und Kaliski, 1:500 Melkich, ferner Armand und Launoy u. a.), und auch von Fabriken benutzt zur Lieferung an solche Untersucher, welche mit dem Bezug von Hammelblut Schwierigkeiten haben; es empfiehlt sich ev. diese Methode auch für Untersuchungen an Tagen, an denen im Schlachthause kein Blut erhältlich ist.

Anwendung. Von der auf das ursprüngliche Blutverhältnis mit Kochsalzlösung aufgefüllten Menge der gewaschenen Erythrozyten wird 0,05 für jedes Röhrchen verwandt, am besten mittelst einer für den ganzen Versuch gleichmäßig hergestellten Verdünnung. Gehalt und Fragilität der Erythrozyten sind individuell verschieden; erfahrungsgemäß aber sind diese Schwankungen nicht von nennenswerter Bedeutung, und bei Beachtung der genannten Vorschriften für Blutentnahme, Verarbeitung, Aufbewahrung und Anwendung erhält man für die einzelnen Fälle eine recht gleichmäßige Erythrozytenaufschwemmung; Kontrollen und Vorversuche, speziell die Komplementitrierung, sichern des weiteren die Gleichmäßigkeit der Versuche.

4. Ambozeptor (hämolytischer).

Als hämolytischen Ambozeptor benutzen wir, wie fast alle Untersucher, den von Wassermann ursprünglich angegebenen: Serum von Kaninchen, welche mit Hammelblutkörperchen vorbehandelt sind.

Die Herstellung des hämolytischen Ambozeptors haben wir in einer früheren Arbeit beschrieben. Der Zeitersparnis wegen haben wir bei unseren neueren Untersuchungen in der Klinik einen von der Fabrik (Seruminstitut in Bern und Dresden) bezogenen verwandt. Mangels weiterer Erfahrungen verweisen wir daher bezüglich der Herstellung auf das in unserer früheren Arbeit und sonst in der Literatur Mitgeteilte. Die Kaninchen werden mit den auf oben beschriebene Weise gewaschenen Hammelblutkörperchen gespritzt, und zwar intraperitoneal oder intravenös, mehrmals in steigenden Dosen, und einige Zeit nach der letzten Einspritzung lebend entblutet, nachdem der Titer fortlaufend bestimmt war; bei der Immunisierung der Kaninchen ist besonders auf zwei Momente zu achten: 1. der Titer muß möglichst hoch getrieben werden (in dieser Beziehung ist besonders wichtig die Länge der Zwischenräume zwischen den einzelnen Einspritzungen), 2. der anaphylaktische Shock muß vermieden werden bei den späteren Einspritzungen, namentlich bei intravenöser Nachspritzung. Das dem lebenden Tiere entnommene Blut wird der Gerinnung überlassen, das Serum zentrifugiert, inaktiviert und mit 0,05 Phenol versetzt; die Konservierung kann auch durch Einfrieren oder Trocknen geschehen.

Brauchbare Titer sind solche um 0,001 und weniger. Der Titer schwankt zunächst etwas, bleibt aber dann wochenlang ziemlich konstant, um nach weiteren Wochen bis Monaten abzunehmen.

Ein absolut gültiger Titer läßt sich überhaupt nicht berechnen, da sein Wert von verschiedenen, bei den einzelnen Versuchen nicht immer identischen Faktoren abhängt, und zwar von der Konzentration der Kochsalzlösung (bei uns 0,85 $^0/_0$), Gehalt und Deviabilität des Komplements (0,05 frisches Komplement), Gehalt und Fragilität der Erythrozyten (0,05 frische Erythrozyten); auch kann bei gleichem Titer der Zeitpunkt des Eintrittes der Hämolyse verschieden sein (abzulesen nach 1 Stunde). Es ergibt sich daraus die Notwendigkeit, den Ambozeptorgehalt vor jeder Reaktion nachzuprüfen.

Wenn das Immunserum verdünnt ist, wird der Titer schon nach Stunden niedriger (Boas); die Ambozeptorverdünnung muß daher jedesmal ganz frisch, ev. für Vor- und Hauptversuch besonders, hergestellt werden.

Verwendung. Wir verwenden durchschnittlich eine drei- bis fünffache, meist die fünffache Menge der kleinsten lösenden Dosis. Man ist dann sicher, mit einem genügenden Ambozeptorgehalt zu arbeiten. Ein mehr oder weniger großer Überschuß schadet erfahrungsgemäß nichts; er spielt für den Ausfall der Reaktion höchstens eine Rolle, was die Schnelligkeit des Eintretens der Hämolyse betrifft; auch bietet ein starker Ambozeptorüberschuß den Vorteil, daß die Schwankungen, welche die im menschlichen Serum enthaltenen natürlichen Schafblut-Ambozeptoren hervorrufen, möglichst ausgeschaltet werden, und daß bei dieser Methodik also ihre besondere Ausschaltung durch Digerieren des Patientenserums mit Schafblutkörperchen (Jacobaeus, Mintz, Rossi, Baily, Blumenthal und Herz u. a.) oder durch Wahl eines anderen hämolytischen Systems (Noguchi) überflüssig wird. Mühsam allerdings möchte keine zu hohe Ambozeptordosis angewandt wissen — er empfiehlt die 2—3 malige Grenzdosis —, damit die Reaktion nicht zu schnell abläuft, und auch schwache Resultate erkennbar werden.

Auch hier ist die für jedes Röhrchen bestimmte Ambozeptordosis in einer für den ganzen Versuch einheitlichen Verdünnung anzusetzen, damit gleichmäßige Resultate erzielt werden, nur wenn der Hauptversuch mehrere Stunden später angesetzt wird, für diesen besonders, damit eine Veränderung des Ambozeptors in verdünntem Zustand ausbleibt.

5. Komplement.

Als Komplement hat sich das von jeher gebrauchte Meerschweinchenserum am besten bewährt; es wird in bestimmter Menge hinzugefügt, während alles andere in sonstigen Reagenzien enthaltene Komplement ausgeschaltet wird, und zwar im Patienten- und Kaninchenserum durch Inaktivieren, im Hammelblut durch Waschen der Erythrozyten. Reinhardt und Oeller empfehlen namentlich für Kriegsverhältnisse Hamsterkomplement, da Hamster leichter zu beschaffen und zu halten seien. Wir fanden auch Ratten- u. a. Komplement brauchbar.

Gewinnung. Gewöhnlich wird das Meerschweinchenserum gewonnen durch Entbluten eines lebenden, nicht narkotisierten Tieres, welchem die Halsschlagadern angeschnitten sind. Verschiedene Autoren narkotisieren z. B. R. Müller mittelst äthergetränkter Watte unter Glasglocke.

Zur Technik: Zum Entbluten hält ein gegen das Licht sitzender Gehilfe das Meerschweinchen derart, daß er das auf dem Rücken liegende Tier mit der einen Hand am zurückgebogenen Kopfe, mit der anderen Hand an den vier zusammengenommenen Beinen faßt; der Kopf des Tieres wird durch den unter der Schnauze aufgelegten Daumen rekliniert gehalten. Der gegenübersitzende Operateur schneidet die Haare an der Kehle kurz, wäscht mit steriler physiologischer Kochsalzlösung ab und trocknet mit steriler Watte nach, öffnet dann die Haut des Halses durch Scherenschlag, legt schnell die Halsschlagader einer Seite frei und durchschneidet sie mit feiner Schere auf der Hohlsonde, ohne den Nervus vagus mitzufassen. Das Blut spritzt gewöhnlich direkt in das bereitgehaltene Zentrifugenglas, namentlich wenn das Tier in geeigneter Weise mit durchgebogenem Rücken gehalten wird; wer sicher gehen will, kann einen Trichter zum Auffangen des Blutes benutzen.

Bei mittelgroßen Tieren kann man mit einer Ausbeute von etwa 3—5 ccm Serum rechnen. Für kleinere Untersuchungen genügt ev. auch Blutentnahme durch Herzpunktion, wobei das Tier auf dem Rücken liegend gehalten und mit feiner Kanüle bei angesetzter Spritze links neben dem Brustbein in der durch Pulsation erkennbaren Herzgegend eingestochen wird; auf diese Weise kann man von einem Tier 1—2 ccm, ev. in Zwischenräumen von einigen Tagen mehrmals Blut entnehmen. Um Tiere zu sparen, empfiehlt Doktor neben Arbeiten mit kleinen Reagenzienmengen immer nur eine Serie von 4—5 Meerschweinchen zu halten und bei Bedarf allen Tieren nacheinander ein Stückchen Ohr abzuschneiden, wobei man unter Kompression der abführenden Venen genügend Blut erhalte.

Verarbeitung. Das Blut läßt man im Zentrifugenglas 10 Minuten und mehr absitzen, wobei man durch zeitweiliges Schütteln oder Ablösung des Blutkuchens mit ausgeglühtem und wieder erkaltetem Platindraht die Serumabscheidung unterstützt. Durch Einstellung des Blutes in den Brutschrank für etwa 15 Minuten und dann in den Eisschrank soll die Serumabscheidung begünstigt werden. Bis zum Versuch wird das Serum im Eisschrank aufbewahrt. Vor der Benutzung wird es zentrifugiert, bis es hell und klar ist. Bei der Gewinnung und Verarbeitung ist im Hinblick auf die Labilität des Komplementes besonders sorgfältig darauf zu achten, daß es keiner Schädigung ausgesetzt wird, wie solche durch Beimischung chemisch differenter Substanzen, Adsorption, auch Watteaufsaugung, Erwärmung, Schütteln usw. geschehen kann.

Aufbewahrung. Das Komplement soll nur frisch verwandt werden. Am besten erfolgt die Entnahme kurze Zeit bis einige Stunden vor dem Versuche, so daß bis zum Gebrauche die Serumabscheidung in genügender Weise sich vollziehen kann. Soll es für Stunden aufbewahrt werden, so geschieht dies am besten abgefüllt vom Blutkuchen an einem dunklen und kühlen Ort (im Eisschrank). Nur ausnahmsweise verwandten wir derart aufgehobenes Komplement bis zu 24 Stunden; bereits nach einem Tage zeigt sich der Gehalt beträchtlich vermindert. Zur Konservierung des Komplements sind verschiedene Methoden vorgeschlagen worden, z. B. Einfrieren (bei — 2 Grad im Frigo), Trocknen (Noguchi), Zusatz von 8,5 % Kochsalz (Friedberger, dem sich Alexander, Melkich u. a. anschließen) u. a., jedoch sind alle diese Verfahren der Konservierung nicht ratsam und es empfiehlt sich, auch konserviertes Komplement nicht länger als 1—2 Tage nach der Entnahme zu verwenden, da nicht nur der Gehalt an reaktivierendem Vermögen, sondern auch die Bindbarkeit leidet, vgl. Margarete Stern, Browning und MacKenzie. Aus diesen Gründen empfiehlt sich die Verwendung von nur frischem Komplement.

Verwendung. Wir verwenden nur frisches Komplement bzw. Gemisch verschiedener Komplemente, und zwar in der Dosis 0,05 bzw. mehr; die gesamte notwendige Menge wird nach Berechnung in einer gleichmäßigen Verdünnung hergestellt, und zwar für Vor- und Hauptversuch jedesmal frisch.

Zusatz: Hämolyse bzw. deren Hemmung.

Nachdem die drei das hämolytische System bildenden Reagenzien nacheinander besprochen worden sind, ist hier der Platz, im Zusammenhang über den Vorgang der Hämolyse bzw. deren Hemmung und die Beteiligung der einzelnen Komponenten bei diesem Vorgange, sowie über die daraus sich ergebenden Gesichtspunkte für ihre Dosierung zu reden. Die Hämolyse bzw. deren Hemmung verdient ja eine ganz besondere Beachtung, insofern sie bei der W. R. in entscheidender Weise, nämlich als deren Indikator, beteiligt ist und von ihr der Ausfall der Reaktion im wesentlichen abhängt.

Bei Beurteilung der Hämolyse bzw. deren Hemmung darf nicht außer acht gelassen werden, daß beide Vorgänge unspezifische Ursachen haben können: sog. Alleinlösung bzw. Alleinhemmung, oder mit anderen Worten: nicht jede Hämolyse muß eine spezifische (komplexe oder System-) Hämolyse sein, durch das Zusammentreten von Erythrozyten, deren hämolytischem Ambozeptor und Komplement bedingt.

Bezüglich der Alleinlösung ist wichtig, daß es Substanzen gibt, welche allein, das heißt: ohne Ambozeptor oder ohne Komplement oder ohne beide die Erythrozyten aufzulösen vermögen, z. B. gewisse chemisch-differente Stoffe, wie Gifte, destilliertes oder Leitungswasser u. a., von den bei der W. R. verwandten Reagenzien auch das Antigen, spez. Alkoholextrakte (gewöhnlich wird die hämolytische Wirkung der Alkoholextrakte durch die gleichzeitige Anwesenheit von Serum abgeschwächt bzw. aufgehoben; vgl. Ritz und Sachs, Zaloziecki u. a., kann jedoch bei eiweißarmer Flüssigkeit, z. B. Zerebrospinalflüssigkeit, wieder mehr zur Geltung kommen). Dagegen kommen bei dem Patientenserum alleinlösende Stoffe nicht in Frage, abgesehen von der eigenlösenden Wirkung, welche durch Gehalt aktiven Serums an Normalambozeptor und an Komplement bedingt sein kann (dies kommt jedoch bei unserer Methodik nicht in Betracht!). Eine eigenlösende Wirkung kann ev. gegeben sein: durch Normalambozeptoren im Patientenserum (bei unserer Methodik aber durch Überschuß des hämolytischen Ambozeptors ausgeschaltet!) und ev. im Meerschweinchenserum, d. h. Komplement (hier selten; durch die Komplementtitrierung des Vorversuchs s. u. erkennbar); Normalambozeptoren für Hammelblutkörperchen werden anscheinend mehrfach beobachtet bei jungen Tieren, speziell nach ein- oder mehrmaligem Blutverlust; vgl. Friedberger und Dorner, Weil und Kafka, Boas und Neve, Stern, Zalociecki, Jolowicz, Rabinowitsch, Neue, R. Müller u. a., ferner in einzelnen Tierstätten infolge Inzucht vgl. Jolowicz, Neue u. a.

Beachtenswerter als die unspezifische Hämolyse ist die unspezifische Hemmung derselben. Alleinhemmende, sogenannte antikomplementäre Wirkung entfalten verschiedene Substanzen, z. B. Bakterien- und Zellemulsionen, Sand und Kohle u. a., von den bei der W. R. verwandten Reagenzien das Antigen in beträchtlichem Grade (bei dem Versuch sind diesbezügliche Vorsichtsmaßregeln notwendig, s. Antigen) und das Patientenserum in geringem Grade. (Die Patientensera zeigen Eigenhemmung in verschiedenem Grade, die von Gesunden in geringem, die bei Fieber, Infektionen, Vergiftungen, Narkose, malignen Tumoren u. a. in höherem, und die von Luetikern im höchsten, s. Blutserum.) Bei unserer Methodik (Dosen 0,1 und ev. 0,2 inaktivierten

Serums vom Lebenden, bei spezifischer Einstellung des Versuchs s. Antigen und hämolytisches System!) kommt solch alleinhemmende Wirkung nicht in Frage, es sei denn bei Zersetzung einzelner Sera, welche jedoch im Versuche durch die Serumkontrolle leicht zu erkennen ist, oder bei ungeeignetem, zu leicht deviablem Komplement, welches durch die Kontrollsera erwiesen wird.

Die spezifische (komplexe oder System-)Hämolyse tritt nur ein beim Zusammenwirken von Erythrozyten, Ambozeptor und Komplement. Fehlt ein Faktor, z. B. Ambozeptor oder Komplement, oder sind deren Mengen ungenügend, so bleibt die Hämolyse aus. Ambozeptor und Komplement können sich gegenseitig teilweise kompensieren, indem bei höherem Gehalt des ersteren ein geringerer Gehalt des zweiten gewählt werden kann und umgekehrt; jedoch hat diese Kompensationsmöglichkeit ihre Grenzen, und außerdem ist es, wenn zwar für den Vorgang der Hämolyse, so doch nicht für den Vorgang der Komplementbindung gleichgültig, wie das Verhältnis der beiden Komponenten beschaffen ist; auf letzteren Punkt muß unten bei Besprechung der Dosen näher eingegangen werden. Von weiterer Wichtigkeit für den Vorgang der Hämolyse bzw. deren Hemmung sind folgende Faktoren: Medium (am besten sterile physiologische Kochsalzlösung mit einem Gehalt von 0,85 $^0/_0$; stärkere oder geringere Salzkonzentration beeinflussen den Vorgang), Volum (alle Versuchsröhrchen müssen das gleiche Volum besitzen, bei uns 1,0; verschiedene Konzentration, z. B. des Komplementes, kann nämlich bei gleichem absolutem Gehalt verschiedene Wirkung zeitigen, vgl. auch R. Müller, Versuchsmethodik), Temperatur (am besten 37,0 Grad, also im Brutschrank; Hämolyse bzw. deren Hemmung kann zwar auch bei niedrigerer Temperatur eintreten, jedoch wird das Ergebnis sowohl bezüglich der Zeitdauer wie des Endergebnisses durch Temperaturunterschiede beeinflußt; die bei der W. R. ev. eintretende Komplementbindung kann auch bei Zimmer- oder Eisschranktemperatur erfolgen, s. u. Versuchsanordnung).

Die verschiedenen Resultate bei verschiedener Versuchsanordnung (verschiedener Ambozeptor-, Komplement- oder Erythrozytengehalt, verschiedenes Medium, Volum und Temperatur) lassen sich leicht durch entsprechende Paralleluntersuchungen zur Anschauung bringen; solche Versuche beweisen die Notwendigkeit, stets unter den gleichen Verhältnissen den Versuch anzustellen.

Was die Wahl der Dosen der einzelnen Komponenten im hämolytischen System anlangt, so sind hierfür folgende Gesichtspunkte maßgebend: 1. Für die Erythrozyten ist die Dosis ein für allemal gegeben, nämlich 0,05 = 1 ccm einer 5 $^0/_0$igen Aufschwemmung entsprechend dem Verhältnisse im Blute; wie oben erwähnt, ist erfahrungsgemäß der Gehalt an Erythrozyten ziemlich konstant.

2. Der Ambozeptor muß so reichlich bemessen werden, daß die Hämolyse unter allen Umständen in einwandfreier Weise und in der vorgeschriebenen Zeit (spätestens innerhalb einer Stunde) erfolgt. Auch ein ziemlicher Überschuß an Ambozeptor schadet nicht, da erfahrungsgemäß bei der W. R. die Gefahr, daß ein geringer, von der Bindung

freigebliebener Komplementrest bei reichlichem Ambozeptorgehalt genügen würde, die Hämolyse zu bewirken und demgemäß fälschlich einen negativen Ausfall der Reaktion vorzutäuschen, nicht besteht; denn so weit geht die Kompensation zwischen Ambozeptor und Komplement nicht. Der Ambozeptor hat überhaupt nicht einfach die Aufgabe, qualitativ zu entscheiden, ob das Komplement freigeblieben ist oder nicht; er soll vielmehr quantitativ anzeigen, wieviel Komplement gebunden wurde, d. h. ob soviel gebunden wurde, als es für Lues charakteristisch ist oder nur sehr wenig, wie es bei den nichtluetischen Fällen vorkommt. Es wird nämlich bei den syphilitischen Sera zwar ein großer Teil, aber nicht alles, und bei den nichtsyphilitischen auch ein — allerdings sehr kleiner — Teil gebunden. Das hämolytische System muß also so bemessen sein, daß es mit dem in luetischen Fällen übrig bleibenden Komplement die Erythrozyten aufzulösen nicht imstande ist, während es mit dem in nichtluetischen Fällen restierenden Komplement zur Hämolyse genügt (vgl. R. Müller). Andererseits ist ein reichlicher Überschuß des Ambozeptors nur erwünscht, sowohl im Interesse der Zuverlässigkeit der Reaktion, um nämlich bei stark antikomplementärer Wirkung der Antigene, speziell der Alkohol- und Azeton-Syphilisorganextrakte, dem Komplement möglichst entgegenzukommen, wie auch im Interesse der Gleichmäßigkeit der Reaktion, um nämlich den ev. verschiedenen Gehalt der einzelnen Patientensera an Normalambozeptoren auszuschalten. Wir wählen daher die drei- bis fünffache, gewöhnlich die fünffache, Menge der einfach lösenden Dosis des Ambozeptors, welche durch dessen Einstellung bekannt und für jeden Versuch in bezug auf das verwandte Komplement nachgeprüft ist. Ähnlich verfahren viele andere Untersucher; Wassermann empfiehlt die zwei- bis dreifache, neuerdings die vierfache Grenzdosis, andere, wie Sormani, eine noch höhere. Gewöhnlich wird wohl die zwei- bis dreifache Grenzdosis benutzt, vgl. Boas (die $2^1/_2$fache), Müller.

3. Der Komplementgehalt ist für die Hämolyse bzw. deren Hemmung von der allergrößten Bedeutung, da einmal ohne eine genügende Menge Komplement die Hämolyse nicht stattfinden kann, andererseits bei der W. R. von dem Komplement und seiner Menge der ganze Versuchsausfall abhängt. Bei reichlich Komplement besteht die Gefahr, daß, namentlich bei geringem Reaktionskörpergehalt des Patientenserums, auch bei eintretender Komplementbindung, noch genügend Komplement für die Hämolyse freibleibt und daß die Komplementbindung verdeckt wird, so daß die Schärfe der Reaktion leidet. Bei wenig Komplement besteht die viel schlimmere Gefahr, daß, namentlich bei starker Alleinhemmung von Antigen, die Hämolyse nicht eintreten kann, und daß also auch bei nichtluetischen Sera Hemmung resultiert, so daß die Zuverlässigkeit der Reaktion leidet. Bei kleiner Komplementdosis können also zwar kräftigere, aber ev. auch unspezifische Ausschläge auftreten; letzterer Umstand muß jedoch unter allen Umständen vermieden werden. Es ergibt sich aus dem Gesagten, wie außerordentlich wichtig die Wahl des Komplements für den Ausfall der Wassermannschen Reaktion ist. Daß durch verschiedene Wahl der

Komplementdosis die W. R. feiner oder gröber gestaltet werden kann, erhellt ebenfalls daraus; diese Tatsache wird praktisch zur Verfeinerung der Reaktion (s. u.) benutzt. Für die Erzielung einer genügenden Komplementdosis sind folgende Gesichtspunkte maßgebend:

Die Wirksamkeit des Komplementes ist keine ganz gleichmäßige. Bei gesunden Meerschweinchen sind aber erfahrungsgemäß diese Schwankungen gering und selten. Wenn Browning und McKenzie u. a. größere Schwankungen fanden, so muß dabei bemerkt werden, daß sie ein hämolytisches System mit Ochsenblutkörperchen benutzten; Boas fand bei Untersuchungen von 100 Meerschweinchen hinsichtlich der kleinsten totallösenden Dosis des Komplements nur Schwankungen von 0,04 bis 0,07 (bei 0,05 Erythrozyten und $2^1/_2$facher Grenzdosis des Ambozeptors mit 0,1 Komplement). Wir selbst können nach unseren früheren und nach unseren neueren Untersuchungen Boas im wesentlichen beipflichten. Bei unseren neueren Untersuchungen (über 200) fanden wir (bei 0,05 Erythrozyten und fünffacher Grenzdosis des Ambozeptors mit 0,05 Komplement) in dem ersten Hundert, wo meist jedesmal das Serum von nur einem Meerschweinchen verwandt wurde, den Komplementtiter 0,03 10 mal, 0,02 25 mal, 0,01 bzw. weniger 65 mal, in dem zweiten Hundert, wo meist jedesmal das Serum von zwei, einige Male auch von drei Meerschweinchen verwandt wurde, den Komplementtiter 0,03 50 mal, 0,02 40 mal, 0,01 10 mal, einige Male allerdings auch einen höheren Wert, auch über 0,05. Bis auf wenige Ausnahmen hielten sich also die Schwankungen zwischen 0,01 und 0,03. Warum wir in letzterer Zeit schlechtere Titer und größere Schwankungen erlebten, vermögen wir nicht zu sagen. Während wir nach unseren früheren Untersuchungen glaubten annehmen zu dürfen, daß bei Mischung von Serum verschiedener Tiere besonders gute und gleichmäßige Resultate erzielt werden, vgl. Sonntag, Jacobsthal, R. Müller u. a., will es nach diesen Untersuchungen scheinen, als ob dies nicht nur nicht der Fall wäre, sondern der Titer des Komplementes bei Mischung verschiedener Tiersera geringeren Wert und größere Schwankungen zeigte. Jedoch ist die Frage nicht einwandfrei zu beurteilen; denn einmal sind auch bei dem ersten Hundert Fälle von Mischung mehrerer Sera und bei dem zweiten Hundert Fälle von nur einem Serum; dann aber sind noch eine ganze Reihe anderer Ursachen für die erwähnte Differenz möglich: zunächst solche, welche in den Meerschweinchen gelegen sind: Herkunft, Alter, Pflege, Fütterung, Gesundheitszustand usw., ferner solche, welche in der Versuchsanordnung gelegen sind: verschiedener Gehalt und Fragilität der Erythrozyten, verschiedener Gehalt des Ambozeptors, namentlich ungenügender usw. Wenn also auch Schwankungen des Komplementes nicht häufig und nicht hochgradig sind, so sind sie doch jedenfalls genügend, das Resultat der W. R. zu beeinflussen und in einzelnen, allerdings sehr seltenen Fällen gar zu einem unspezifischen Ausschlag zu führen, welch letztere Gefahr aber dadurch vermieden werden kann, daß durch den Vorversuch jedesmal die Bestimmung und Dosierung des Komplementes erfolgt. Schwankungen des Komplementes werden mitgeteilt von Marg. Stern, Bruck, Trinchese (bei 300 Tieren zwischen 0,025—0,1), Alexander, Rasp und Sonntag, Boas (s. o.) zwischen 0,04 und 0,07, Zeißler, Selter, Mühsam (zwischen 0,01 und 0,05—0,06) u. a. Dabei ist nicht nur der hämolytische Titer, sondern auch die Bindbarkeit des Komplementes eine verschiedene; vgl. Marg. Stern, Bruck, Browning und McKenzie, Meisowsky, Rasp und Sonntag, Sonntag, Boas, Facchini u. a. Auf die genannte, für den Versuch eminent wichtige Tatsache ist zuerst von Bruck und Stern hingewiesen worden. Die Bindungsfähigkeit des Komplementes steht mit der hämolytischen Wirksamkeit des Komplementes in keinem Parallelismus, d. h. von zwei gleich stark hämolytisch wirksamen Komplementen kann das eine leicht, das andere schwer ablenkbar sein, so daß mit dem ersteren auch nichtluetische Sera positiv und mit dem letzteren auch luetische Sera negativ reagieren können. Frisches Komplement erweist sich gewöhnlich als besser bindbar als älteres, kann aber in einzelnen Fällen auch schlecht bindbar sein, vgl. Facchini, Bruck u. a. Reichlicher Komplementgehalt soll vor allem bei jungen Tieren vorkommen, vgl. Sachs, Polano, Trinchese u. a. Mühsam empfiehlt, um gleichmäßige Resultate zu erzielen, die Meerschweinchen 24 Stunden vor der Entblutung hungern zu lassen.

Nach dem Gesagten ergeben sich für die Wahl des hämolytischen Systems, speziell des Komplementes, folgende Grundsätze:

1. Da ein ungenügender Ambozeptorgehalt den Eintritt der Hämolyse und damit den richtigen Ausfall der W. R. zu beeinträchtigen vermag, andererseits ein Überschuß von Ambozeptor nicht nur nicht schadet, sondern auch durch Ausschaltung der Normalambozeptoren eine größere Gleichmäßigkeit des Versuchsausfalles herbeiführt, so ist ein reichlicher Ambozeptor zu wählen, und zwar die drei- bis fünffache Grenzdosis, welche letztere durch vorherige Titrierung des Ambozeptors mit 0,05 Erythrozyten und 0,05 frischen Komplements bestimmt werden muß.

2. Da Schwankungen des Komplementes vorkommen, und da auch bei Bestimmung des hämolytischen Titers durch die einfache Komplementtitrierung nichts über die Bindbarkeit des Komplementes ausgesagt wird, ferner frisches Komplement als besonders gut und gleichmäßig wirksam bezüglich des hämolytischen Wirkens, wie bezüglich der Bindbarkeit gilt, und schließlich anscheinend durch Mischen von Sera verschiedener Tiere eine größere Gleichmäßigkeit zu erwarten steht, so ist stets frisches Komplement, am besten von mehreren Meerschweinchen, zu nehmen und dessen Wirksamkeit jedesmal im Vorversuche genau zu bestimmen, und zwar

a) durch die einfache Komplementtitrierung. Hierdurch erfolgt die Bestimmung des hämolytischen Titers des Komplementes, zugleich die Kontrolle auf eigenlösende Stoffe (Normalambozeptoren),

b) durch Komplementtitrierung mit Antigen, ev. auch durch ebensolche mit Serum, am besten Standardserum, da letzteres die antikomplementäre Wirkung des Antigens wiederum zu beeinflussen vermag. Zwar wird durch die Komplementtitrierung mit Antigen nur die Bindung des Komplementes durch das betr. Antigen, nicht aber seine

Bindbarkeit im allgemeinen und bei der W. R. im besonderen veranschaulicht (dies noch am ehesten durch Zusatz von Serum, am besten eines + Standardserum). Keinesfalls möchten wir aber auf die Komplementtitrierung mit Antigen verzichten; diese Kontrolle im Vorversuche und Hauptversuche jedesmal vorzunehmen, haben wir schon in einer früheren Arbeit empfohlen; sie wird auch benutzt von Sormani, Graetz, Alexander, Kromayer und Trinchese, Malaskowitz und Liebermann, Thomsen, Noguchi, Rabinowitsch, R. Müller u. a.

Wenn sich ein Versuch infolge ungeeigneten Komplementes als nicht einwandsfrei ergibt, oder wenn für einzelne Sera der im allgemeinen einwandsfreie Versuch ein fragliches Resultat zeitigt, so empfehlen wir Wiederholung mit einem anderen Komplement, bzw. Komplementgemisch.

Was die Dosis des Komplementes angeht, so muß dieselbe, damit die Hämolyse einwandsfrei erfolgt und der Versuch keine unspezifischen Ausschläge ergibt, zumal von seiten des Antigens, weniger des Serums antikomplementäre Wirkung erfolgen kann, eine genügende sein. Nachdem das jeweils verwandte Komplement durch die genannten Vorversuche möglichst genau bestimmt ist, können wir bei der Wahl der Dosis zwei Wege einschlagen:

1. Wir können eine reichliche und erfahrungsgemäß für alle Fälle genügende Dosis Komplement wählen, und zwar bei unserer Methodik 0,05. Diese Dosis ist einerseits groß genug (im Sinne der Spezifität), andererseits gering genug (im Sinne der Schärfe der Reaktion). Nur in seltenen Ausnahmen genügte diese Dosis nicht; in diesen Fällen, welche durch die genannten Vorversuche ermittelt werden können und müssen, wählten wir die zwei- bis dreifache Grenzdosis, vorausgesetzt, daß das Antigen dabei keine Alleinhemmung ergab. Dieses Verfahren entspricht dem ursprünglich von Wassermann angegebenen, und trägt der von ihm ausgesprochenen Forderung Rechnung, daß durch reichliches Bemessen des blutlösenden Prinzips die Reaktion außerhalb der unspezifischen Ausschläge gehalten werden muß.

2. Wir können eine eben nur genügende, d. h. nur wenig höhere Dosis verwenden, als sie bei der Komplementtitrierung als lösende Grenzdosis gefunden wurde; dieselbe muß aber jedenfalls auch groß genug sein, daß antikomplementäre Wirkung von Seiten des Antigen oder Serum ausgeschlossen ist. Eine Reihe von Autoren, z. B. Kromayer und Trinchese, empfehlen die doppelte Menge der eben noch lösenden Dosis, Thomsen und Boas verwenden die kleinste Komplementdosis, welche nicht nur allein, sondern auch mit der verwandten Extraktdosis totale Hämolyse gibt. Wählt man für die W. R. die Komplementdosis nach diesem Verfahren, so ist klar, daß man dann jedesmal die Reaktion nach dem jeweilig verwandten Komplement, und zwar auf einen äußerst scharfen Ausschlag einstellt, unter Umständen auf einen schärferen, als wenn man grundsätzlich immer die Dosis 0,05 wählt. Andererseits aber ergibt sich, daß eine solche Bestimmung keine absolute Sicherheit gewährt, da auch bei den genannten Vorsichtsmaßregeln (Komplementtitrierung allein und mit Antigen) keine vollkommene Aufklärung über

die Wirksamkeit des Komplementes, speziell über seine Bindbarkeit gegeben wird; dazu kommt, daß bei Verwendung verschiedener Antigene, was ja von den meisten Autoren empfohlen wird, mit einer verschiedenen antikomplementären Wirkung der einzelnen Antigene zu rechnen ist; die möglichst genaue Feststellung der Komplementempfindlichkeit durch ein oder mehrere Standardsera schließlich stößt auch auf große Schwierigkeiten (Konservierung der Standardsera, Versuchsdifferenzen u. a.). Unter diesen Umständen kommen wir zu dem Ergebnis: Alle Verfahren, welche auf die genannte Weise, nämlich durch herabgesetzte Komplementdosis, eine Verfeinerung der Reaktion bezwecken, tragen die Gefahr unspezifischer Ausschläge in erhöhtem Maße in sich; um diese Gefahr, welche mit Sicherheit nicht voraus erkannt werden kann, zu vermeiden, ist es rätlicher, zugunsten der Spezifität auf eine besondere Schärfe der Reaktion zu verzichten und das blutlösende Prinzip ziemlich reichlich zu bemessen. Wählt man in dieser Erwägung vorsichtshalber ein Mehrfaches der eben lösenden Dosis und zugleich eine Menge, bei welcher auch die antikomplementäre Wirkung von Antigen und Serum sicher nicht zur Geltung kommen kann, so kommt man erfahrungsgemäß gewöhnlich ebenfalls auf den oben genannten Wert 0,05, bzw. höher.

B. Versuchsanordnung.

Nachdem wir im vorstehenden die einzelnen bei der W. R. zur Verwendung kommenden Reagenzien durchgesprochen haben, gehen wir nunmehr zur Darstellung der Versuchanordnung über. Ehe wir das bei uns gebräuchliche Schema mitteilen, wollen wir noch einige für die Versuchsanordnung wichtige Punkte erörtern, nämlich

     1. die quantitative Bestimmung (Titrierung der W. R.),
     2. die Bestrebungen zur Verfeinerung der Methodik,
     3. die paradoxe Reaktion,
     4. die Modifikationen der W. R., welche im wesentlichen eine Vereinfachung oder Verfeinerung der Methodik bezwecken.

I. Vorbemerkungen.

1. Die quantitative Bestimmung (Titrierung der W. R.).

Die quantitative Bestimmung der Reaktionsstärke (Sensibilität) wurde bereits von Wassermann empfohlen und wird von den meisten Serologen, vgl. Kolle und seine Mitarbeiter Sonntag und Stiner, Boas, Bauer, Lesser, R. Müller u. a. gefordert, hat aber anscheinend in weiteren Kreisen noch nicht die Aufmerksamkeit gefunden, welche ihr mit Rücksicht auf ihren Wert in serologischer und klinischer Hinsicht gebührt.

Der Zweck der quantitativen Bestimmung ist, ein Bild von der Reaktionsstärke der einzelnen Sera bei der W. R. zu liefern. Ebenso wie man bei sonstigen Untersuchungsmethoden z. B. bei Bestimmung von Eiweiß und Zucker im Harn, die Feststellung der quantitativen

Verhältnisse nicht unterläßt, sollte man auch bei der W. R. nicht darauf verzichten. Freilich dürfen wir bei der W. R., welche ja keinen streng (biologisch) spezifischen Vorgang darstellt, nicht erwarten, daß wir die Reaktionskörper quantitativ nachweisen können, wie z. B. durch die Widalsche Reaktion; auch geht die Reaktionsstärke dem klinischen Verlauf der Syphilis nicht in einfachem Sinne parallel. Immerhin hat die Erfahrung ergeben, daß die Bestimmung der Reaktionsstärke wertvolle Schlüsse für die Praxis erlaubt. Wie praktisch wichtig eine Bestimmung der Reaktionsstärke für eine klinische Untersuchungsmethode ist, bedarf ja eigentlich keiner näheren Ausführung. Für die serologische Syphilisdiagnostik, wie sie durch die W. R. gegeben wird, ist nun noch besonders bemerkenswert, daß oft erst aus der Stärke der Reaktion ein brauchbarer Schluß für die Praxis gezogen werden kann, sowohl für die Diagnose, wenn es sich nämlich um die Frage manifester oder latenter Syphilis handelt, z. B. bei der Differentialdiagnose zwischen Syphilis und Tumor bei Syphilitischen, ferner bei der Differentialdignose zwischen Tabes und Paralyse, wie auch bezüglich Prognose und Therapie, vor allem, wenn der Behandlungserfolg kontrolliert werden soll. Auch für die Beurteilung des Untersuchungsresultates seitens des Serologen ist die quantitative Bestimmung wertvoll, denn ein in mehreren Röhrchen abgestuftes Ergebnis ergibt ein viel sichereres und klareres Bild über die Reaktion als der Versuch mit nur einem Röhrchen, namentlich wenn in diesem das Resultat nicht deutlich ausgesprochen ist. Schließlich ist es für den Untersucher mit Rücksicht auf den bereits erwähnten Umstand, daß die W. R. nur in einer bestimmten Reaktionsbreite spezifisch ist, von großem Werte, daß durch die Titrierung diese Reaktionsbreite mit Sicherheit und Klarheit zur Anschauung gebracht, ev. auch ihre Grenze dargestellt, und bei Hineingeraten in die unspezifische Zone dies durch den Versuch erkannt wird.

Für die quantitative Bestimmung stehen a priori drei Wege offen: Es kann nämlich Antigen oder Patientenserum oder Komplement in der Dosis variiert werden, derart, daß dadurch die Stärke des Versuchsausfalles dargestellt wird. Wieweit jede der auf diese Weise erhaltenen Reaktionsskalen sich für die Praxis als brauchbar erweist, bedarf noch weiterer Untersuchungen. Uns hat sich auf Grund von Paralleluntersuchungen mit allen drei Methoden die Titrierung mit fallenden Dosen Antigen bei konstanten Dosen Serum (0,1 bzw. 0,2) und Komplement (gewöhnlich 0,05) am besten bewährt. Auch aus theoretischen Gründen möchten wir dieser Methode vor den anderen den Vorzug geben, da das Antigen, speziell in Form des Antigengemisches, das am meisten konstante Reagens darstellt, während bei Einstellung des Serums oder Komplements zahlreiche Differenzen durch unerwünschte Zufälligkeiten und Schwankungen eintreten können. Die Titrierung mit fallenden Dosen Antigen wurde schon von Wassermann, ferner von Kolle empfohlen und wird von Sachs, Fränkel und Much, Sormani, R. Müller, Kreuter und Pöhlmann und vielen anderen angewandt. Wie R. Müller möchten auch wir eine ansteigende Antigenkontrolle empfehlen, außerdem aber noch vor-

schlagen, die Titrierung im Hauptversuch auch mit steigenden Dosen
Antigen, also nicht nur nach unten, sondern auch nach oben auszuführen, da hierbei die Spezifitätsgrenze des Versuchs und weitere Orientierung in verdächtigen Fällen gegeben wird.

Was das Serum angeht, so ist eine gleich- und regelmäßige Abstufung durch fallende Dosen hier um so weniger möglich, als einmal
neben den Reaktionskörpern bei den einzelnen Sera auch Normalambozeptoren und sonstige für die Hämolyse bzw. deren Hemmung in Betracht
kommende Stoffe in ganz verschiedener Stärke eingestellt werden, dann,
weil die bei der W. R. wirksamen Reaktionskörper für eine quantitative
Bestimmung sich weniger zu eignen scheinen, da sie den quantitativen
Gesetzen nicht in dem Sinne folgen, wie wir es bei chemischen Vorgängen
zu beurteilen gewohnt sind (vgl. auch die Ergebnisse mit Transsudaten
s. o.). Boas verwendet allerdings bereits seit 1909 fallende Dosen Serum,
nämlich 0,2, 0,1, 0,05, 0,025, 0,01 usw., wenn die Hemmung sehr stark
ist, z. B. bei unbehandelter manifester Syphilis, auch kongenitaler,
auch noch kleinere Dosen; diese Methode bewährte sich ihm bei Untersuchung von über 4000 Sera, namentlich zur Kontrolle der Behandlung,
deren Einfluß ohne Titrierung sich der Erkenntnis entziehen kann, wie
denn ein großer Teil der oft anzutreffenden Angaben, daß die Therapie
in vielen Fällen gar nicht auf die Reaktion einwirke, von Unterlassen
der Titrierung herrühre. Die gleiche Methode verwenden Lesser, Klein,
Desneux, Dujardin und Renaux, Leredde und Rubinstein,
Nielsen-Geyer u. a.

Im Gegensatz zu Boas möchten wir an der Titrierung mit fallenden
Dosen Antigen festhalten, wenigstens wenn die W. R. wesentlich zu
diagnostischen Zwecken gebraucht wird; hinsichtlich Kontrolle der
Behandlung stehen uns allerdings keine größeren Erfahrungen auf Grund
vergleichender Untersuchungen zu Gebote. Dagegen machen wir von
der Methode einen teilweisen Gebrauch zur Verfeinerung der Reaktion, namentlich in allen verdächtigen Fällen, indem wir neben der
Dosis 0,1 noch eine solche von 0,2 verwenden in der Erwartung, bei
höherer Dosis des Serums und damit der Reaktionskörper einen positiven
bzw. deutlicher positiven Ausschlag zu erhalten. (S. u. Verfeinerung
der Reaktion.)

Was das Komplement angeht, so wäre durch die Feststellung,
ob ein syphilitisches Serum mehr oder weniger Komplement freiläßt,
eine Titrierung wohl denkbar und ausführbar; sie stößt aber auf schwerwiegende Bedenken. Denn bei dem dabei notwendigen Zurückgehen mit
der Komplementdosis gerät man leicht in die Zone der nichtspezifischen
Komplementbindung oder gar des Nichteintretens der Hämolyse, damit
in die Gefahr unspezifischer Ausschläge, welche unter allen Umständen
vermieden werden müssen. Auch ist bei dieser Methode die Gleichmäßigkeit der Resultate in Frage gestellt, da bei den einzelnen Sera
ein verschiedener Gehalt von Normalambozeptoren und sonstiger für
die Hämolyse bzw. deren Hemmung wichtiger Stoffe vorliegen kann.
Zeißler hat ein Verfahren ausgearbeitet, welches den Gehalt der Reaktionskörper nach der Menge des gebundenen Komplementes bestimmt,

ohne die Spezifität der Reaktion anzutasten; er erzielt dies durch Ansetzen verschiedener Röhrchen mit wechselnden Extrakt-, Serum- und
Komplementmengen derart, daß fünf Grade von Reaktionsstärke unter-
scheidbar sind, nachdem vorher das ev. noch in dem Patienten- und
das in dem frischen Meerschweinchenserum in verschiedener Weise vorhandene Komplement reguliert worden ist. Bezüglich der Technik des
Verfahrens im einzelnen und die Verwertbarkeit seiner Resultate für
die Diagnose, speziell für die Differentialdiagnose von Tabes, Paralyse
und Lues cerebrospinalis, sowie für Prognose und Therapie sei auf die
Mitteilungen von Zeißler u. a. verwiesen.

Im Gegensatz zu Serum und Komplement scheint uns das Antigen
für eine quantitative Bestimmung der Reaktion am meisten geeignet.
Voraussetzung für eine Titrierung mit fallenden Dosen Antigen, namentlich wenn sie zu vergleichenden Beurteilungen z. B. bei Behandlungs-
kontrolle verwandt werden soll, ist allerdings neben einer exakten
Technik die Beschaffung eines gleichmäßigen Antigens und die sorgfältige Einstellung desselben, sowie die richtige Dosierung des hämolytischen Systems, speziell des Komplementes auf Grund von Vorversuchen (einfache Komplementtitrierung, solche mit Antigen und solche
mit Antigen- und Standardserum). Über die speziellen Befunde der
quantitativen Bestimmung bei den einzelnen Krankheitsformen
und Stadien der Syphilis wird bei diesen näher eingegangen werden;
im allgemeinen gilt in dieser Beziehung: Einzelne Krankheitsformen
geben hohe Werte, vor allem die Paralyse und hereditäre Lues; im übrigen
wird die Stärke vermindert gefunden bei Latenz und Behandlung, sowie
im Beginn, ferner bei Tabes. Bei der Lumbalflüssigkeit, wo die Stärke-
bestimmung durch die Hauptmannsche Auswertungsmethode ev. im
Verein mit der Titrierung erfolgt, sind die hohen Werte bei der Paralyse
vorhanden, während Tabes und Lues cerebrospinalis schwach und erst
bei höheren Dosen reagieren. Im Zusammenhang damit steht, daß der
Durchschnittswert der Stärke parallel geht zur Häufigkeit der
Reaktion bei den einzelnen Krankheitsformen und -stadien.

2. Bestrebungen zur Verfeinerung der W. R.

Die Bestrebungen zur Verfeinerung der W. R. gehen von dem
berechtigten Wunsche aus, durch bestmögliche Methodik eine möglichst
große Zahl luetischer Fälle zur Anzeige zu bringen und damit einer geeigneten Behandlung zuzuführen. Dies gilt namentlich für Fälle des
primären Stadiums, Rezidiv, Tabes, Behandlung und Latenz; unter
den latenten Fällen erscheint u. a. bei verdächtigen Schwangeren solche
Untersuchung besonders angezeigt, um über Gesundheit von Mutter
und Kind frühzeitig Aufklärung zu erhalten; von einigen Autoren wird
eine Verfeinerung der Reaktion auch für die Kontrolle der Therapie
als wünschenswert bezeichnet. Ferner wäre die verfeinerte Reaktion
geeignet, die verhältnismäßig große Zahl fraglicher Reaktionen (inkomplette Hemmung!), welche von seiten des Klinikers nur mit Vorsicht,
höchstens bei sicherer Luesanamnese und Symptomatik verwendbar sind,
möglichst zu beschränken, und damit auch den negativen Ergebnissen

größere Beweiskraft zu verleihen — ein Ziel, dessen Erreichung, namentlich in Kreisen der Praktiker, befriedigen und für die W. R. Stimmung machen würde.

Man muß sich allerdings darüber klar sein, daß man bei jedem Versuche, die Reaktion zu verschärfen, zugleich Gefahr läuft, in die unspezifische Zone zu geraten; dies darf aber unter keinen Umständen geschehen.

Die Verfahren, welche eine Verfeinerung der Reaktion ermöglichen, sind (entsprechend dem bei der quantitativen Bestimmung Gesagten) im wesentlichen dreierlei Art: Sie können nämlich ausgehen vom Antigen, Serum oder Komplement. Wir möchten uns auch hier für das Antigen als maßgebendes Prinzip entscheiden. Bezüglich des Antigens ist oben bereits das Wesentliche auseinandergesetzt, sowohl bezüglich der Art wie der Dosen. Hier sei nur wiederholt, daß die luetischen Organ-Alkohol- und Azetonextrakte vermöge ihrer besonders scharfen, und daneben der Lessersche Ätherextrakt vermöge seiner fast ebenso scharfen, dabei aber besonders gleichmäßigen und spezifischen Wirksamkeit Anwendung verdienen; auch die Sachsschen Cholesterinextrakte d. h. Normalorgan-Alkoholextrakte mit Cholesterinzusatz werden neuerdings von einigen Autoren gerühmt. Bezüglich der Wahl der Dosis, welche an Hand orientierender Versuche vorzunehmen ist, gehen wir im Interesse der Schärfe der Reaktion möglichst hoch, und zwar auch über die Hälfte der allein nicht mehr hemmenden Dosis; wir konnten öfters sogar bis zu einer Dosis vorgehen, welche noch eine Spur Alleinhemmung zeigte; jedoch empfiehlt sich dieses Vorgehen nicht, da man in diesem Falle entweder überhaupt oder wenigstens bei einzelnen Sera in die unspezifische Zone geraten kann. Wir halten daher an der Regel fest, mit dem Antigen nicht über die spezifische Dosis hinauszugehen; jedoch erscheint es angängig, bei der quantitativen Bestimmung mit fallenden Dosen Antigen auch steigende einzustellen, wobei das Verfolgen der Spezifität nach oben an Hand zahlreicher Kontrollsera ja die Verwertung auch in höheren Dosen und damit eine Verfeinerung der Reaktion gestatten würde.

Andere Autoren haben vorgeschlagen, die Dosis des Serums zu steigern in der Erwartung, dabei infolge des reichlicheren Antikörpergehaltes stärkere Ausschläge zu erhalten. Kromayer und Trinchese haben einen verfeinerten Wassermann angegeben, bei welchem sie mit der Serumdosis bis 1,0 bzw. 0,4 heraufgingen unter gleichzeitiger Digerierung der Sera mit Baryumsulfat nach Wechselmann und unter gleichzeitiger tunlichster Komplementabschwächung. Sie erzielten mit dieser Methode bei Primäraffekt 46 $^0/_0$ und bei latenter Lues 20 $^0/_0$, bei gleichzeitiger Komplementabschwächung sogar 70 und 72 $^0/_0$ Verbesserung der Reaktion, während bei 200 Kontrollfällen trotz Erhöhung der Serumdosis kein unspezifischer Ausschlag beobachtet wurde. Die Vermutung, daß eine negative Reaktion bei erhöhter Serumdosis vielleicht Heilung der Syphilis bedeutet, hat sich allerdings nicht als durchgehends richtig erwiesen, vgl. Kromayer und Trinchese, Ledermann. Einige Nachuntersucher hatten bei Verwendung erhöhter Serumdosis bis 0,4 ebenfalls gute Resultate. Ledermann empfiehlt das Verfahren auf Grund eines großen Untersuchungsmateriales (962 Fälle) für diagnostische Zwecke; er fand bei 414 Fällen gleichmäßig komplette Hemmung, bei 111 Verstärkung einer schwach positiven Reaktion, bei 62 Umwandlung einer negativen in eine positive Reaktion (also zusammen bei 173 = 17%/0 eine Verbesserung; es handelt sich dabei durchwegs um stark behandelte Fälle), bei 197 nichtluetischen einen unspezifischen Ausschlag nur drei- bzw. einmal, bei 197 sicher luetischen nach beiden Methoden negative Reaktion; von letzteren zeigten aber einige später positive Reaktion, so daß aus der negativen Reaktion bei der verfeinerten Methode kein Schluß auf Heilung erlaubt sei (s. o.). Auch Fischer hatte in 5000 Fällen gute Resultate bei Verwendung höherer Serumdosen bis 0,4: niemals unspezifische Hemmung, wohl aber (namentlich bei behandelten Fällen bzw. Tabes) Verstärkung einer schwach positiven oder Umwandlung einer negativen in eine positive Reaktion. Bisweilen sah er allerdings auch bei 0,4 schwächere Hemmung als bei 0,1, was er auf die durch die Serumdosiserhöhung vermehrte Menge des natürlichen Ambozeptors bezieht; in gleichem Sinne äußert sich auch Sormani. Fischer möchte auch zu einer vorsichtigen Verwertung des verfeinerten Wassermann für die Beurteilung der Behandlung raten; wenigstens sei durch Anstellung der Reaktion mit erhöhten Serumdosen in manchen Fällen ein weiteres Kriterium für die Ausdehnung der Therapie gegeben, speziell für diejenigen Fälle, welche einer sehr ausgedehnten Behandlung bedürfen, wie für die Erkrankungen des Zentralnervensystems; hinsichtlich der Prognose verhält er sich zurückhaltend. Weiter wird das Verfahren als geeignet und brauchbar bezeichnet von Neue und Vorkastner, Rohde, Thiele und Embleton (Serumdosis mindestens 0,5; Komplement herabgesetzt auf $1^1/_2$fache Grenzdosis) u. a. Im Gegensatz zu diesen Autoren haben andere bereits bei Verwendung von Dosen von 0,3 und 0,4 unspezifische Hemmung beobachtet: z. B. Much und Eichelberg bei Scharlachkranken, Boas bei Scharlachkranken und Phthisikern, ferner bei Leichensera. Eine Verwendung höherer Serumdosen zum Zwecke der Verfeinerung der Reaktion erscheint daher nur in bestimmten Grenzen zulässig, bei unserer Methodik wohl unbedenklich bis 0,2. Diese Dosis, also die doppelte der gewöhnlichen, neben letzterer in dem Versuch einzustellen, entweder regelmäßig bei jedem Serum oder in Wiederholung bei verdächtigen Fällen, welche zunächst fraglich oder negativ reagieren, halten wir für durchaus empfehlenswert; auch wir verwandten dieses Verfahren in letzter Zeit mit gutem Erfolge und wollen es künftig grundsätzlich anwenden. Es wurde bereits von Citron empfohlen, ferner angewandt von Boas, Nielsen-Geyer, Alexander u. a.

Einige andere Vorschläge hinsichtlich des Patientenserums betreffen die Komplementoide und die Normalambozeptoren.

Komplementoide sind die Reste des Komplements, welche mit ihrer bei der Inaktivierung erhalten bleibenden haptophoren Gruppe den Ambozeptor besetzen und also dem Meerschweinchenkomplement den Platz streitig machen können; auf solcher Komplementoidverstopfung beruht nach Wechselmann die bisweilen, übrigens aber sehr selten vorkommende negative Reaktion bei manifester Lues; er erreichte in einer Reihe von Fällen eine positive Reaktion durch Ausschütteln des inaktivierten Serums mit frisch gefälltem Bariumsulfat. Das Verfahren hat keine so große Bedeutung, als daß es grundsätzlich angewandt würde. Es kann nach Ledermann, Alexander, Lange, Kromayer und Trinchese, Wassermann und Meier u. a. empfohlen werden in den seltenen Fällen, wo man mit der gewöhnlichen Methode bei manifester Lues, z. B. bei Primäraffekt, bei eben durchgeführter Behandlung usw. keine Reaktion erzielt, dagegen keineswegs als Ersatz der Inaktivierung, vgl. Boas. Auch ist zu bemerken, daß statt einer Verstärkung der Reaktion eine Abschwächung bei dem genannten Verfahren resultieren kann, vgl. Alexander.

Die im menschlichen Serum vorhandenen Normalambozeptoren für Hammelblutkörperchen können naturgemäß eine die Hämolyse begünstigende Rolle spielen, und zwar bei den einzelnen Sera in sehr verschiedenem Grade infolge ihrer variablen Menge. In dieser Erwägung empfahlen Jacobaeus, später Mintz, ferner auch Baily, Blumenthal und Hercz u. a. die Normalambozeptoren durch Digerieren des Patientenserums mit Scharfblutkörperchen auszuschalten. Rossi, welcher wie Bauer und Sachs fand, daß die Bindung bei 37° nicht gelingt, schlug Digerieren in der Kälte vor. Noguchi schließt die blutlösende Komponente des Patientenserums, welche verschieden, und zwar bis zu 20 blutlösenden Einheiten stark sich erwies, bei seiner Versuchsanordnung dadurch aus, daß er Menschenblut und auf dieses passenden hämolytischen Ambozeptor verwendet. Aus theoretischen (s. o. Ambozeptor und dessen Wahl!) und praktischen Gründen (vgl. Thomssen, Boas, R. Müller u. a.) kann das Verfahren als überflüssig angesehen werden, indem kleine Differenzen in der Ambozeptormenge für den Ausfall der Reaktion keine Rolle spielen, wenigstens nicht hinsichtlich des Schlußergebnisses, höchstens hinsichtlich der Schnelligkeit in dem Eintreten der Hämolyse; ganz besonders gilt dies für eine Methodik wie die unserige, bei welcher ein reichlicher: 3—5 maliger Überfluß gewählt und dadurch die erwähnten kleinen Unterschiede in dem Normalambozeptorengehalt ausgeschaltet werden.

Hier muß auch erwähnt werden, daß eine Reihe von Autoren (R. Müller, Graetz u. a., sowie bei ihren Modifikationen Stern, Hecht u. a.) eine Verfeinerung der W. R. durch Verwendung aktiver Sera zu erreichen suchen. Hierzu ist zu wiederholen, daß die aktiven Sera zwar stärker, aber auch leichter unspezifisch reagieren können (s. o. aktive Sera). Letzteres glauben genannte Autoren allerdings durch entsprechend angepaßte Methodik vermeiden zu können; vgl R. Müller und andere.

Bezüglich des Komplementes besteht an und für sich in ausgesprochenem Maße die Möglichkeit, durch verschiedene Wahl die Reaktion zu beeinflussen, speziell durch fallende Dosen die Reaktion zu verschärfen (s. o. Komplement und Hämolyse). Im Zusammenhang damit steht, daß durch die Bestimmung des gebundenen Komplementes eine quantitative Bestimmung der Reaktionsstärke möglich ist (s. o.;

bei der paradoxen Reaktion wird ein weiterer Beitrag zu der Frage des Komplementes gegeben werden). Aber aus den früher und später angegebenen Gründen möchten wir im allgemeinen von einem derartigen Verfahren abraten, um nicht in die Zone unspezifischer Reaktion zu gelangen. Die tunlichste Verfeinerung der W. R. in dieser Hinsicht wird ja bereits durch die Titrierung des hämolytischen Systems, speziell des Komplementes, gegeben und auch in dieser Form von den meisten Untersuchern geübt; uns hat sich dabei am meisten folgender Modus bewährt: Der durch frühere Untersuchungen bekannte Ambozeptor wird mit der Dosis 0,05 des jeweiligen Komplementes nachgeprüft, dann der drei- bis fünffache, gewöhnlich der fünffache Grenztiter des Ambozeptors gewählt und mit diesem nochmals das Komplement titriert, und zwar einmal allein und einmal mit Antigen, ev. auch noch mit Serum; gewöhnlich wird 0,05 Komplement gewählt, welches sich erfahrungsgemäß bei den beiden letzten Titrierungen als genügend erweist, nur wenn dies nicht der Fall ist, ein höherer Wert, welcher dann etwa dem zwei- bis dreifachen der Grenzdosis entspricht. Auf diese Weise halten wir uns mit Gewißheit innerhalb der spezifischen Reaktionsbreite, was wir im Sinne Wassermanns namentlich bei Verwendung mehrerer und stark antikomplementär wirkender Antigene für notwendig erachten, verzichten allerdings auf eine sehr weitgehende Verschärfung der Reaktion zugunsten der Spezifität. Einige Autoren gehen auf eine besondere Verfeinerung der W. R. aus, indem sie das blutlösende Prinzip möglichst beschränken, nachdem sie durch eine Titrierung die zulässige untere Grenze zu bestimmen versucht haben. Die Wege, auf denen sie das zu erreichen suchen, sind etwas verschiedene: Alexander wählt einen möglichst niedrigen Ambozeptorgehalt, indem er von der Dosis 0,05 des jeweils verwandten Komplementes ausgeht. Sormani, sowie unabhängig von ihm Kromayer und Trinchese, Graetz u. a., verwenden nur eine hämolytische Einheit des Komplementes zuzüglich der durch die alleinhemmenden Faktoren (Extrakt und Patientenserum) verbrauchten komplementären Energie; Kromayer und Trinchese empfehlen zugleich eine nach der Höhe des Titers verschiedene Prozentabschwächung des Komplementes, und zwar um 25 $\%$ bei hohem und um 40 $\%$ bei niedrigem Titer, dabei gleichzeitig Digerierung des Serums mit Bariumsulfat und Verwendung steigender Serumdosen. Im Interesse der Spezifität der Reaktion empfehlen wir, wie oben des näheren begründet wurde, die Verfeinerung der Reaktion nicht auf Kosten des Komplementes vorzunehmen, sondern mit einem für alle Fälle ausreichenden Werte zu arbeiten; nur in besonderen Fällen, namentlich bei nachgewiesener, zurzeit nur schwach oder gar nicht reagierender Lues kann es unseres Erachtens gegeben sein, die Reaktion mit einem beschränkten Überfluß von Komplement zu wiederholen, aber nicht ohne genaue Austitrierung des Komplementes durch die bei uns üblichen Vorversuche und nicht ohne Kontrolle einer genügenden Anzahl anderer Sera.

Verfeinerung der Reaktion wird auch von einigen Autoren durch eine abgeänderte Versuchsanordnung erstrebt: Von Signorelli durch 0,25 $\%$ Phenolzusatz, von Seiffert und Rasp durch Aufheben der Sera für einige Tage (s. u. paradoxe Reaktion), von Jacobsthal, dem Kafka, Sänger u. a. beistimmen, durch die sogenannte Kältemethode (s. u. Versuchsanordnung). Über die Modifikationen der W. R., welche durch prinzipielle Änderung eine Verfeinerung zu erreichen versuchen, wird weiter unten berichtet (s. u. Modifikationen); hier sei nur bemerkt, daß diese Modifikationen keine allgemeine Anerkennung gefunden haben; höchstens werden einzelne, z. B. die von Stern oder die Untersuchung mit aktiven Sera, vgl. R. Müller, neben der Originalmethode und unter Innehaltung besonderer Vorsichtsmaßregeln für erfahrene Untersucher von manchen Autoren zugelassen.

3. Die paradoxe Reaktion.

Die Frage der paradoxen Reaktion wird zwar erst bei der Beurteilung dringlich, findet ihre Erörterung aber am zweckmäßigsten im Anschluß an das Vorhergesagte.

Bei Wiederholung der Reaktion mit demselben Patientenserum, z. B. bei Verwendung desselben als Kontrollserum in einem späteren Versuch, hat man in einer kleinen Anzahl von Fällen einen verschiedenen Ausfall der Reaktion beobachtet. Dieses theoretisch und praktisch wichtige Phänomen hat man zunächst als ein Umschlagen in der Reaktion gedeutet und in diesem Sinne von „paradoxen Sera" gesprochen.

Es kann angenommen werden, daß die paradoxe Reaktion häufiger vorkommt als viele Serologen sie zu beobachten Gelegenheit haben, namentlich wenn sie die Reaktion mit derselben Blutprobe nicht wiederholen. Denn nur wenige Praktiker, welche ein verschiedenes Untersuchungsresultat ein und desselben Patienten bei wiederholten Untersuchungen oder ein und desselben Serums bei Untersuchung in verschiedenen Instituten bekommen, werden von dieser sie gewöhnlich befremdenden Tatsache dem Serologen Mitteilung machen. Jedoch wird mancher Serologe von Praktikern eine entsprechende Beschwerde zu hören bekommen haben; dabei wird entweder der Verdacht einer falschen Methodik oder Verwechslung der Sera, bisweilen aber auch Zweifel an dem Wert der W. R. ausgesprochen. Auch in der Literatur liegen einige Mitteilungen der Praktiker zu diesem Gegenstande vor (s. o. Einleitung). Fraglos wird der mit der serologischen Methodik nicht vertraute oder aufgeklärte Praktiker durch das Vorkommen der paradoxen Reaktion in seinem Vertrauen zu der Zuverlässigkeit der W. R. erschüttert.

Die paradoxe Reaktion ist daher mit Rücksicht auf ihre große praktische wie auch theoretische Wichtigkeit der Gegenstand zahlreicher Untersuchungen geworden, vgl. Marg. Stern, Meirowsky, Bruck, Browning und McKenzie, Facchini, Trinchese, Meier, Rasp und Sonntag, Seiffert und Rasp, Jacobsthal, Sormani, Graetz, Bruhns, Fränkel, Sachs, Ritz und Sachs u. a. Die schon vor Jahren begonnene Prüfung der Frage durch systematische Untersuchungen von 200 Fällen mit 600 Einzeluntersuchungen (vgl. Rasp und Sonntag) haben wir bei unseren neueren Studien fortgesetzt durch systematische Untersuchung von etwa 1500 Fällen mit etwa 3000 Einzeluntersuchungen, indem wir fast sämtliche Sera, welche der

W. R. unterworfen wurden, ein- oder mehrmals in Zwischenräumen von Tagen bis Wochen nachuntersuchten. Das Untersuchungsergebnis, welches sich mit dem früheren, u. a. auch von Graetz bestätigten deckt, war folgendes:

1. Eine paradoxe Reaktion im Sinne des Umschlages der Reaktionsfähigkeit eines Serums von positiv zu negativ oder umgekehrt kommt weder bei eindeutig positiven, noch negativen Sera vor, vorausgesetzt, daß die Sera sachgemäß aufbewahrt und mit richtiger Methodik untersucht werden; die wichtigsten Vorsichtsmaßregeln bei derartigen Arbeiten sind erfahrungsgemäß folgende:

a) Aufbewahrung des Serums inaktiviert, ev. auch karbolisiert, am besten in zugeschmolzenen Glasröhrchen, dunkel und kühl, also im Eisschrank.

b) Versuchsanordnung: Mehrere und gleiche Antigene, genaue Einstellung des hämolytischen Systems durch Komplementtitrierung allein, solche mit Antigen, solche mit Antigen und Serum, am besten positivem Standardserum.

2. Lediglich diejenigen luetischen Sera, welche auf der Grenze der Reaktionsfähigkeit stehen, also solche bei Beginn, der Latenz und Behandlung, sowie bei Tabes, können in wiederholter Untersuchung Schwankungen darbieten. Diese Schwankungen beschränken sich nach der positiven Seite auf inkomplette Hemmung der Hämolyse in der höchsten zur Reaktion verwandten Antigendosis.

Auf eine ausführliche Mitteilung der in Betracht kommenden Fälle mit klinischen und serologischen Angaben muß verzichtet werden, jedoch seien die Ergebnisse der Beobachtungen mitgeteilt: Es handelt sich durchwegs um Fälle von beginnender oder latenter, meist behandelter Lues, sowie um Tabes, und zwar um einen beträchtlichen Teil der in unserer Tabelle aufgeführten fraglichen Resultate, welche ebenfalls bei den genannten Krankheitsformen und -stadien der Syphilis charakteristisch sind. Wie R. Müller beobachteten wir besonders auch bei Tabes Schwankungen im Untersuchungsresultat bei Wiederholung der Reaktion, sei es mit derselben, sei es mit einer anderen Blutprobe. Den Prozentsatz der paradoxen Reaktionen berechnen wir auf ungefähr 4 $^0/_0$ aller positiven Fälle, während der der fraglichen Resultate (inkomplette und Teilreaktionen) bis um etwa 20 $^0/_0$ betrug. Die Schwankung des Untersuchungsresultates zeigte alle möglichen Formen innerhalb der genannten Grenzen: meist mehrmals fraglich und mehrmals positiv oder negativ, bisweilen auch schwankend zwischen schwach positiv, fraglich und negativ.

3. Diese Schwankung des Versuchsergebnisses ist mit größter Wahrscheinlichkeit zu erklären z. T. vielleicht durch Veränderungen des Serums, hauptsächlich durch Differenzen der Versuchsanordnung. In Würdigung dieses Umstandes verlangen Ritz und Sachs, welche bei ihren umfangreichen Untersuchungen in dem Ehrlichschen Institut das Vorkommen paradoxer Reaktionen nicht be-

obachten konnten, mit Recht, daß nicht von „paradoxen Sera", sondern von „paradoxer Reaktion" gesprochen werde.

Veränderungen des Patientenserums spielen unserer Ansicht nach keine wesentliche Rolle, welche Ansicht auch Graetz vertritt; sie sind jedoch nicht ganz auszuschließen; vielleicht spielen gewisse, noch nicht genügend bekannte Stoffe im Serum (sog. auxilytische Stoffe) eine Rolle, da im Gegensatz zu frischen Sera bei einige Zeit aufgehobenen die Hämolyse weniger leicht und die Hemmung leichter zu erfolgen scheint. Diese Beobachtung, welcher wir in unserer früheren Arbeit Ausdruck gaben, wurde von Seiffert und Rasp weiter verfolgt; sie fanden bei wiederholter Untersuchung, daß das Serum später gewöhnlich eine Verstärkung zeigt, erklären diese Tatsache durch eine Veränderung im Serum und empfehlen in verdächtigen Fällen die Untersuchung erst nach einigen Tagen Aufbewahrung vorzunehmen.

Bedeutungsvoller für das Auftreten der paradoxen Reaktion erscheinen uns Differenzen der Versuchsanordnung. Bei verschiedenen Untersuchern ist dazu ja mannigfache Möglichkeit gegeben in der verschieden gehandhabten Methodik (Wahl der Art und Dosis der Antigene, Serumdosis, Einstellung des hämolytischen Systems, speziell des Komplementes u. a.). Aber auch bei einem und demselben Untersucher sind Differenzen in der Versuchsanordnung nicht zu vermeiden. Der Natur der Sache nach besitzt die W. R. eine gewisse Reaktionszone, und es ist bei der Unmöglichkeit, einzelne Reagenzien exakt zu bestimmen, nicht immer möglich, dieselbe „Höhenlage in der Reaktionszone" einzuhalten; man wird vielmehr einmal höher, einmal tiefer und einmal mehr in die Mitte mit der Einstellung des Versuches gelangen. Maßgebend für derartige Differenzen ist vor allem das Antigen, namentlich falls nicht immer das gleiche benutzt wird, ferner häufig das hämolytische System, speziell das Komplement. Die Schwankungen des Komplementes sind letzten Endes für die ganze Frage entscheidend. Schon bei unseren früheren Untersuchungen fanden wir — bei Wahl einer stets gleichen Komplementdosis (0,05) — paradoxe Reaktion in einer beträchtlichen Anzahl von Fällen. Das gleiche konnten wir bei unseren neueren Untersuchungen bemerken, und zwar, auch wenn wir jedesmal die zwei- bis dreimalige Grenzdosis des vorher genau titrierten Komplementes wählten und auch wenn wir, was auch Jakobsthal, R. Müller u. a. empfehlen, die Schwankungen des Komplementes durch Mischen von Sera verschiedener Tiere einzuschränken versuchten. Komplementschwankungen werden für die paradoxe Reaktion verantwortlich gemacht auch von Marg. Stern, Meirowsky, Bruck, Browning und McKenzie, Rasp und Sonntag, Seiffert und Rasp, Facchini, Trinchese, Jacobsthal, Graetz, Sormani, Fränkel u. a. Die Erklärung, warum trotz genauester Bestimmung des Komplementes Schwankungen durch dasselbe nicht vermeidbar sind, ergibt sich aus dem Umstande, daß wir zwar den hämolytischen Titer, nicht aber seine Bindbarkeit bestimmen können, auch nicht durch die von uns u. a. vorgeschlagene Titrierung des Komplementes mit Antigen (s. o.). Daß tatsächlich verschiedenes Komplement, und zwar auch solches mit gleichem hämolytischem Titer, Schwankungen im Reaktionsergebnis hervorrufen kann, konnten wir durch Parallelversuche gleicher Sera mit verschiedenem Komplement unter sonst gleichen Versuchsbedingungen erweisen; so gelang es uns in einem Falle, bei einem Serum — es handelte sich um latente Lues — mit drei verschiedenen Komplementen ein dreifaches Reaktionsresultat, nämlich ein positives, fragliches und negatives, zu erhalten. Unsere Versuchsergebnisse lassen sich in folgende Sätze zusammenfassen:

Paradoxe Reaktion kommt nur vor in dem Sinne, daß Sera, welche an der Grenze der Reaktionsfähigkeit stehen, bei wiederholter Untersuchung ein verschiedenes Resultat zeigen können im Sinne des Schwankens zwischen schwach positiv oder fraglich oder negativ. Dieses Phänomen erklärt sich durch die Eigentümlichkeit der Methodik der W. R., speziell durch Schwankungen in der Einstellung, welche auch bei exaktester Methodik nicht ganz vermeidbar und dann im wesentlichen durch verschiedene Wirksamkeit des Komplementes, bei Untersuchungen in verschiedenen Instituten auch durch etwas verschiedene Methodik (Art und Dosis der Antigene, Komplement-, Serumdosis etc.) zu erklären sind. Keinesfalls ist das Vorkommen der paradoxen Reaktion eine Erscheinung, welche die Zuverlässigkeit der W. R. in Frage stellen kann. Für die Praxis ergibt sich allerdings aus dem Vorkommen der paradoxen Reaktion der Schluß, daß die W. R. eine recht subtile Untersuchungsmethode darstellt und deshalb nur in die Hand eines ausgebildeten und erfahrenen Fachmannes gehört, daß sie dann aber äußerst zuverlässige und wenn auch bisweilen fragliche, so doch nie unrichtige Resultate gibt; für die Frage, in welcher Form der Serologe dem Praktiker in solchen Fällen das Untersuchungsresultat mitteilen soll, möchten wir — mit Jakobsthal und entgegen Much und Graetz — empfehlen, keine bestimmte Diagnose, vielleicht auf Grund der mitgeteilten klinischen Angaben, abzugeben, sondern das Resultat als fraglich bzw. verdächtig zu bezeichnen und durch eine kurze Notiz zu erklären in dem Sinne, daß eine solche Reaktion für Sera mit schwacher Reaktionsfähigkeit typisch und durch weitere Untersuchung ev. Wiederholung, sowie durch Berücksichtigung der klinischen Beobachtung zu verwerten ist. Die Folgerungen für die serologische Methodik sind die mehrfach genannten Vorsichtsmaßregeln, vor allem bezüglich des Antigens und des Komplementes; das Komplement ist nicht nur allein, sondern auch mit Antigen zu titrieren; da aber durch derartige Bestimmungen die Wirksamkeit (Bindbarkeit!) des Komplementes nicht vollkommen geklärt wird, so ist eine genügend reichliche Dosis Komplement zu wählen. Tatsächlich werden bei einem derart reichlichen Gehalt des blutlösenden Prinzips im Sinne Wassermanns die Schwankungen der Reaktion selten oder verschwindend, so daß Sachs, Ritz und Sachs, Höhne, Hoffmann u. a. zur Behauptung kamen, daß es keine paradoxen Sera gäbe. Andererseits darf das blutlösende Prinzip aber auch nicht allzu reichlich bemessen werden, wenn man nicht zu viele Versager erhalten und auf eine größere Schärfe der W. R. verzichten will; Graetz glaubt, daß durch eine möglichst weitgehende Beschränkung des austitrierten

Komplementes, wie solche bei dem Verfahren von Sormani bzw. Kromayer und Trinchese zur Anwendung kommt, die paradoxe Reaktion ebenfalls ausgeschaltet werden könnte, und Sormani bezeichnet die paradoxen Sera als Folge fehlerhafter Methode, speziell in der Verwendung des Komplementes.

4. Modifikationen der W. R.

Von einer Reihe von Autoren sind verschiedene Modifikationen der W. R., im wesentlichen zwecks Verfeinerung, sonst zwecks Vereinfachung, vorgeschlagen worden.

Sollte hier ein gangbarer Weg gefunden werden, so wäre der Vorteil fraglos bedeutend genug, um die Aufmerksamkeit der Praktiker zu beanspruchen. Denn die W. R. läßt sowohl bezüglich Einfachheit, wie bezüglich Schärfe noch zu wünschen übrig. Was die Einfachheit angeht, so stellt die Originalmethode an Zeit und Kosten, sowie an Ausbildung und Erfahrung bedeutende Anforderungen, so daß sie fast nur in serologischen Labaratorien ausgeführt werden kann; es wäre natürlich von Vorteil, wenn die Reaktion so vereinfacht werden könnte, daß sie jedem Arzte, speziell auch dem Praktiker oder Krankenhausarzte, zugänglich wäre ähnlich wie Blut-, Urin-, Stuhl- und Mageninhaltuntersuchungen. Was die Schärfe der Reaktion angeht, so fällt letztere bekanntlich in einer großen Zahl luetischer Fälle negativ aus; sie wäre natürlich um so wertvoller, je konstanter sie Syphilis anzeigen würde.

Mit Rücksicht auf diese große praktische Bedeutung, welche Bestrebungen nach einer Modifikation der W. R. beanspruchen, wollen wir näher auf sie eingehen, uns dabei aber möglichst kurz fassen, zumal in der Literatur (vgl. Boas u. a.) Ausführliches mitgeteilt ist und uns bis auf einzelne Modifikationen eigene Beobachtungen nicht zur Verfügung stehen, die bisher veröffentlichten Modifikationen auch keine allgemeine Anerkennung gefunden haben.

Die Untersuchungen über diese Modifikationen sind umfassend genug, um ein Urteil abgeben zu lassen; zusammenfassend läßt sich sagen: Während die Erfahrungen mit der Originalmethode, deren Zuverlässigkeit immer mehr bestätigten, konnte keine der zahlreichen Modifikationen, welche zum Zwecke der Vereinfachung oder Verfeinerung der W. R. angegeben wurden, sich als gleichwertig oder auch nur als allein brauchbar erweisen. Der Grund ist kurz gesagt: Bei der Vereinfachung leidet meist die Schärfe und bei der Verschärfung meist die Spezifität.

Die überwiegende Mehrzahl der erfahrenen Fachleute lehnt alle diese Modifikationen ab, vgl. Wassermann und Meier, Sachs, Citron, Plaut, R. Müller, Kolle und seine Mitarbeiter: Sonntag und Stiner, Höhne, Boas, Thomsen, Lesser, Ledermann u. a., höchstens gestatten einige Serologen die eine oder andere Modifikation neben der Originalmethode, aber nur für den mit ihr vertrauten Untersucher und unter besonderen für die betreffende Modifikation eigens geltenden Vorsichtsmaßregeln; von einem Ersatz der Originalmethode durch ein einfacheres oder besseres Verfahren kann demnach bis jetzt noch nicht die Rede sein.

Die Modifikationen können wir einteilen in solche, welche das Komplementbindungsverfahren beibehalten und es nur in einzelnen Punkten seiner Methodik abändern und in solche, welche an seiner Stelle ein prinzipiell anderes, und zwar möglichst einfacheres Verfahren setzen.

Zur ersten Gruppe gehören zunächst die sogenannten Mikroreaktionen (Müller, Weidanz, Engel, ferner im hohlgeschliffenen Objektträger Halle und Pribram), bei denen ohne Änderung der Methodik nur die Quantität der Reagenzien herabgesetzt wird, und zwar bei gleichbleibendem Mengenverhältnis. Diese Verfahren dürfen aber nur zugelassen werden, solange die abzumessenden Mengen noch gut dosierbar sind; bei sorgsamer Technik scheint ein Herabgehen auf die Hälfte der Dosen ohne Gefahr möglich zu sein; bei Wahl von $^1/_4$ Dosen können sich unseres Erachtens schon bemerkenswerte Fehler einstellen, vgl. Schlimpert, wohingegen Sachs dabei gute Resultate erzielte; und je geringer die Dosen, desto größer und zahlreicher werden die Ungenauigkeiten; die Tropfmethoden gar sind schon wegen der schwankenden Tropfengröße für unsere Reaktion nicht brauchbar, vgl. Kromayer und Trinchese, Selter u. a., während R. Müller u. a. bei richtiger Handhabung der Technik mit der Tropfmethode gute Resultate erzielten. Wir lehnen die Mikroreaktion ab; höchstens in Fällen, wo zu wenig Patientenserum oder Liquor zur Verfügung steht, möchten wir ausnahmsweise das Arbeiten mit geringeren, jedoch nicht unter $^1/_2$ Dosen zulassen. Bei allen Arbeiten mit geringen Dosen empfehlen wir, möglichst eine Stammverdünnung herzustellen und von dieser die Einzeldosen bzw. deren Teile abzumessen, da hierbei größere Gleichmäßigkeit und geringere Fehlerhaftigkeit erreicht wird.

Die Methoden, welche eine Abänderung der Methodik mit sich bringen, haben sämtlich keine allgemeine Anerkennung gefunden; wir wollen uns daher mit ihrer Aufzählung begnügen und bemerken, daß die Hauptbedenken gegen diese Methoden sich auf die Verwendung ungenügenden (Eigen-)Ambozeptors (Bauer) und auf die Verwendung aktiven Serums (Stern, Hecht, Tschernogubow) beziehen. J. Bauer verwandte den Normalambozeptor des Patientenserum, Marg. Stern dessen Komplement, Hecht dessen Normalambozeptor und Komplement, Noguchi dessen Erythrozyten, Tschernogubow dessen Erythrozyten und Komplement; die Normalambozeptoren sind auch das im wesentlichen Wirksame bei Brieger und Renz, welche Kal.-chlor. 1 : 150, Manoiloff, welcher Hundemagensaft 1 : 100, Portmann, welcher 0,5 Aqu. dest. als Ersatz des Ambozeptors empfahl.

Neuerdings wird die 1912 von Brendel und Müller angegebene Reaktion des öfteren erwähnt. Sie stellt einen weiteren Ausbau der Modifikation nach Hecht dar; ihr Prinzip besteht darin, daß man das aktive, also Komplement enthaltende Patientenserum mit einer eigens für dasselbe Patientenserum austitrierten Menge von Hammelblutkörperchenaufschwemmung zusammenbringt, nachdem 25 Minuten lang Gelegenheit zur Komplementbindung bei 38,0 Grad mit einem erprobten Extrakt gegeben war.

Von den genannten Modifikationen dieser Gruppe hat wohl die Sternsche Methode sich allein Anhängerschaft bewahrt; sie kann aber nur unter Wahrung besonderer Vorsichtsmaßregeln und nur neben der Originalmethode Anwendung finden.

Eine Reihe anderer Vorschläge stellen keine eigentlichen Modifikationen dar, sondern nur Erweiterung oder unbedeutende Abänderung der Originalmethode; diese Verfahren, welche schon oben (s. o. Verfeinerung) besprochen sind, sind folgende: Wechselmann (Komplementoidverstopfung), Jakobaeus bzw. Mintz (Normalambozeptoren-Ausschaltung), Kromayer und Trinchese (erhöhte Serumdosen), Ballner und Decastello bzw. Detre (Ochsen- bzw. Pferdeblutkörperchen) u. a.

Die Modifikationen, welche an Stelle des Komplementbindungsverfahrens ein prinzipiell anderes (möglichst einfacheres) Verfahren setzen wollen, haben bisher zu keinem brauchbaren Resultat geführt; es seien genannt: die Konglutinationsreaktion von Streng und Karvonen, die verschiedenen Präzipitationsmethoden von Fornet und Schereschewsky, Porges und Meier, Klausner, Müller und Landsteiner, Elias-Neubauer-Porges und Salomon, Herrmann und Perutz, die optische Methode von Jacobsthal, die Epiphaninreaktion Weichardts bzw. Meiostagminreaktion Ascolis u. a.

Unter den Modifikationen, welche die komplizierte und nur in der Hand geübter und erfahrener Untersucher (Fachmänner) zuverlässige Technik der W. R. zu vereinfachen bezwecken, nimmt die v. Dungernsche vereinfachte Methode einen besonderen Platz ein; denn sie verspricht, die W. R. jedem Arzte, auch dem ohne besondere Vorkenntnisse und Einrichtungen, zugänglich zu machen, derart, daß er sie in der Sprechstunde, bzw. am Krankenbett ausführen kann. Tatsächlich stellt die Methode in der mitgeteilten Form äußerst geringe Ansprüche an Vorkenntnisse und Einrichtungen (die serologischen Arbeiten sind durch vorherige Darstellung und Einstellung der Reagenzien erledigt; das im übrigen notwendige Instrumentarium wird geliefert bis auf das zur Entnahme und Verarbeitung des Patientenblutes erforderliche und meist ja wohl vorhandene), sowie an Zeit (einige Minuten während mehrerer Stunden) und Kosten (das Besteck kostet nur wenige Mark, bei öfterer Ausführung der Reaktion weniger, da die Anschaffung der Apparatur sich erübrigt; statt besonders zu beschaffender Hammelblutkörperchen werden die des Patienten aus dessen Blut und statt des jedesmal frisch vom lebenden oder getöteten Meerschweinchen zu entnehmenden und verarbeitenden Serum wird solches fertig geliefert). Die Mehrzahl der erfahrenen Serologen lehnt aber aus theoretischen und praktischen Gründen die genannte Modifikation ab; die Einwände beziehen sich hauptsächlich auf das weniger leistungsfähige Antigen (Normalorganalkoholextrakt), Verwendung aktiven Serums, das in der angetrockneten Form unkontrollierbarer Veränderlichkeit ausgesetzte Komplement, Fortfall der meisten Kontrollen und Unmöglichkeit quantitativer Bestimmung. In der Literatur liegen bisher folgende Untersuchungen vor, und zwar mit im wesentlichen günstigem Resultat: v. Dungern, v. Dungern-Hirschfeld, Kepinow, Spiegel, Steinitz, Lang, Schultz-Zehden, Steyerthal, v. Ingersleben, Knick, Gali, Roth, Wehrli, Zilz, Schereschewsky, Steinhaus, Taußig, Guisan, Malan e Dematheis, Wohlwill, v. Crippa, Samelson, Drügg, Balzarek, Krulle, Winternitz, Grünbaum, Wesener, mit im wesentlichen ungünstigem Resultat: Plaut, Wassermann und Meier, Münz, Frühwald und Weiler, Böttcher, Kahn, Stiner, Höhne und Kalb, R. Müller, de Ridda, Marzocati, Boas u. a. Auf Grund der bisher vorliegenden Literatur und eigener (100) Paralleluntersuchungen im Vergleich mit der Originalmethode haben wir die v. Dungernsche Methode einer eingehenden Prüfung unterzogen, deren Resultate in einer besonderen Arbeit zusammengestellt sind und hier in Kürze wiedergegeben werden sollen: Bei einwandfreier Methodik kommen zwar unspezifische Ausschläge nicht vor; jedoch ist des öfteren der Versuchsausfall nicht exakt zu beurteilen, wobei nicht nur die Leistungsfähigkeit, sondern auch die Sicherheit der Reaktion gefährdet erscheint; ferner werden von den meisten Untersuchern in einer Reihe von Fällen Versager beschrieben, und zwar in Fällen von geringer Reaktionsfähigkeit (noch nicht generalisierte, latente oder behandelte Lues); nach Zahl und Art der Fälle ist der dadurch bedingte Mangel an Schärfe gegenüber der Originalmethode so groß, daß die v. Dungernsche Methode als minderwertig bezeichnet werden muß. Es folgt aus alledem, daß die v. Dungernsche Methode sich zwar durch große Einfachheit auszeichnet, aber mit Rücksicht auf die verminderte Leistungsfähigkeit und Unsicherheit nicht als allein entscheidend verwandt werden darf; sie sollte höchstens Anwendung finden zur schnellen Orientierung in Ausnahmefällen, z. B. vor dringlichen Operationen, auf Schiff, im Kriegs- und Feldlazarett usw., wenn die Originalmethode nicht sofort ausgeführt werden kann; aber auch in diesen Fällen soll baldigst die Originalmethode nachgeholt und vor jeder wichtigen Entscheidung deren Ergebnis abgewartet werden. Der praktische Arzt wird dies um so lieber tun, als er dann ein durchaus sicheres Resultat erwarten kann; er ist ja auch gewohnt, bei anderen, viel einfacheren Untersuchungen sich an zuverlässige Untersuchungsämter zu wenden und dürfte es selbst angenehm empfinden, daß er nicht die Verantwortung für eine Untersuchung tragen muß, für deren subtile Technik er weder Zeit noch Kenntnis besitzt.

II. Spezielle Versuchsanordnung und Ausführung.

1. Versuchsanordnung.

Im folgenden schildern wir die Versuchsanordnung der W. R. in der Form, in der sie bei uns ausgeführt wurde.

Jeder Versuch besteht aus dem Vor- und Hauptversuch.

a) Vorversuch.

Im Vorversuch erfolgt jedesmal die revidierende Titrierung des Ambozeptors, die Titrierung des frisch genommenen Komplementes, ebensolche mit den benutzten Antigenen, und zwar einmal ohne und einmal mit Serumzusatz.

1. Die Titrierung des Ambozeptors.

Der Titer des Ambozeptors ist aus den Angaben der Fabrik bekannt, sonst aus vorherigen Versuchen. Um ihn festzustellen bzw. nachzuprüfen, speziell auch im Verein mit den beim jeweiligen Versuch verwandten Erythrozyten und Komplement, wird eine Reihe von sechs fallenden Dosen des Ambozeptors angesetzt mit gleichbleibenden Mengen Erythrozyten (0,05) und Komplement (0,05), wobei auf das Einbeziehen der Grenzdosis Wert zu legen ist, z. B. 10,4, 2,1, 0,5 und 0,1 des mutmaßlichen Titers. Die Röhrchen werden geschüttelt und eine Stunde bei 37 Grad gelassen, dann wird das Resultat abgelesen (bei der Ambozeptor- und Komplementtitrierung ist auch der kleinste Schatten, bzw. Bodensatz zu beachten; damit das hämolytische System bei der W. R. keinesfalls ungenügend gewählt wird, ist auf exakte Beurteilung zu halten, im Zweifelsfall die nächsthöhere Dosis zu wählen) und für die weiteren Versuche die drei- bis fünfmalige, gewöhnlich die fünfmalige Grenzdosis gewählt.

z. B. bei mutmaßlichem Titer 0,001

0,01	0,004	0,002	0,001	0,0005	0,0001
0	0	0	0	L	+

Grenzdosis ist demnach 0,001; gewählt wird $5 \times 0,001 = 0,005$.

2. Die Titrierung des Komplementes.

Der Titer des Komplementes bewegt sich erfahrungsgemäß bei unserer Methodik zwischen 0,01 und 0,03, in seltenen Fällen ist er höher. Um ihn nachzuprüfen, speziell auch im Verein mit den jeweils verwandten Erythrozyten und Komplement, wird eine Reihe von sechs fallenden Dosen Komplement angesetzt bei gleich bleibenden Mengen Erythrozyten (0,05) und Ambozeptor (fünffache Menge der durch die vorherige Titrierung bestimmten Grenzdosis), wobei wiederum auf das Einbeziehen der Grenzdosis Wert zu legen ist. Die Röhrchen werden geschüttelt und eine Stunde bei 37 Grad gelassen; dann wird das Resultat abgelesen (s. u. Ambozeptortitrierung) und die mehrfache Menge der Grenzdosis, jedoch zuzüglich der die antikomplementäre Wirkung von Extrakt und Patientenserum überwindenden Dosis gewählt (s. 3. gewöhnlich 0,05, ev. mehr).

z. B.

0,05	0,04	0,03	0,02	0,01	0,005
0	0	0	0	L — 0	L — +

Grenzdosis ist demnach 0,02, gewählt wird 0,05, falls sich diese Dosis bei der folgenden Titrierung (s. 3.) als genügend erweist, sonst eine entsprechend höhere, mindestens 2—3 malige Grenzdosis.

3. Titrierung des Komplementes mit Antigen und ev. mit Antigen + Serum.

Um die antikomplementäre Wirkung der verwandten Antigene bei dem jeweiligen Komplement zu prüfen, wird eine Titrierung des Komplementes mit sämtlichen Antigenen in den Gebrauchsdosen, speziell in der höchsten vorgenommen, ferner eine ebensolche mit Zusatz eines negativen und ev. auch eines durch frühere Untersuchungen in seiner Stärke bekannten positiven Serums; zugleich wird, während durch die einfache Titrierung des Komplementes lediglich der hämolytische Titer ermittelt wird, dadurch eine möglichste Aufklärung für die Bindbarkeit des jeweils verwandten Komplementes erreicht, freilich keine absolute, da das Komplement bezüglich der Bindbarkeit bei der W. R. sich anders verhalten kann.

Zu der genannten Bestimmung werden drei Serien zu je sechs Röhrchen angesetzt, zunächst mit folgenden drei Reagenzien:

1. Die verschiedenen Antigene, nämlich das zur quantitativen Bestimmung verwandte in fallenden und die anderen Antigene in der höchsten Dosis, ev. auch alle in ansteigenden Dosen.

2. In der ersten Serie, Kochsalzlösung 1,0, in der zweiten Serie negatives Serum 0,1, in der dritten Serie positives Serum 0,1.

3. Komplement 0,05.

Nach $^1/_2$—1 Stunde wird in alle Röhrchen gleichermaßen Erythrozyten (0,05) und Ambozeptor (fünfmalige Grenzdosis) eingefüllt und nach weiterer 1 Stunde Belassung bei 37 Grad das Ergebnis abgelesen. In sämtlichen Röhrchen bis auf die des positiven Serums entsprechend dessen Reaktionsstärke muß Hämolyse eingetreten sein; sollte dies ausnahmsweise nicht der Fall sein, so muß durch Erhöhung der Komplementdosis, bei Fehlern einzelner Antigene auch durch deren Verdünnung, eine entsprechende Verbesserung hergestellt werden.

z. B. (vgl. Hauptversuch)

| Antigen I | 0,1 | 0,05 | 0,02 | 0,01 | II | III usw. |

$\{$Kochsalzlösung 1,0
$\{$bzw. Serum   0,1

Komplement   0,05

später dazu $\{$ Erythrozyten   0,05
$\{$ hämolyt. Ambozeptor 0,005.

b) Hauptversuch.

Alle Patientensera, und zwar die neu zur Untersuchung wie die zur Wiederholung kommenden, unter den letzteren stets einige sicher positive und sicher negative, werden bei dem Versuche in einer Reihe, gewöhnlich von 12 Versuchsröhrchen angesetzt, also z. B. in folgender Anordnung:

	1	2	3	4	5	6	7	8	9	10	11	12
				Extrakt-Mischung				Alkohol-			Azeton-	Äther-Extrakt
		M	M					A	B	C	α	a
Antigen	—	0,1	0,1	0,075	0,05	0,02	0,01	0,1	0,1	0,1	0,1	0,5
Serum	0.2	0,2	0,1	usw.								
Komplement	0,05											
später $\{$ Erythrozyten	0,05											
dazu $\{$ hämolyt. Ambozeptor	0,005											

Zum Schluß folgt eine Reihe Röhrchen ohne Zusatz irgend eines Serums, welche Reihe also die Nachprüfung der Antigene auf antikomplementäre Wirkung bei dem Hauptversuch darstellt; die beiden ersten Röhrchen, welche hierbei also ausfallen (sonst Serumkontrolle auf Alleinhemmung und Prüfung mit doppelter Dosis) werden zweckmäßigerweise für die Nachprüfung des hämolytischen Systems im Hauptversuch benutzt z. B. Erythrozyten + Komplement in dem einen und Erythrozyten + Komplement + Ambozeptor in dem anderen.

Zur Begründung dieser Versuchsanordnung ist außer dem im vorhergehenden bereits Gesagten (vgl. speziell Hämolyse bzw. deren Hemmung!) noch folgendes zu sagen: Jedes Serum wird mit verschiedenen, speziell auch mit verschiedenartigen Antigenen geprüft, bei uns mit Alkohol- und ev. auch Azetonluesleberextrakten, Ätherextrakt nach Lesser u. a. untersucht; bei den Alkoholluesleberextrakten sind stets mehrere z. B. drei oder mehr und eine Mischung derselben zu nehmen. Ferner wird jedes Serum einer quantitativen Bestimmung unterworfen durch Titrierung mit fallenden und ev. auch steigenden Dosen Antigen, wozu zweckmäßigerweise eine Mischung mehrerer Alkoholluesleberextrakte oder der besonders gleichmäßig wirkende Lessersche Ätherextrakt verwandt wird. Um ev. positive Ausschläge deutlicher zum Ausdruck zu bringen, wird außerdem jedes Serum in der doppelten Dosis eingestellt mit dem zur quantitativen Bestimmung verwandten Antigen, und zwar entweder im Hauptversuch oder auch nur bei verdächtigen Fällen in einem wiederholten Versuche. Das hämolytische System, speziell das Komplement, ist für alle Röhrchen das gleiche, welches in den Vorversuchen ermittelt wurde.

Was die für die W. R. notwendigen Kontrollen angeht, so sind sie in der obigen Versuchsanordnung sämtlich enthalten; es kommen in Betracht:

1. Antigenkontrolle auf Eigenhemmung. Diese Kontrolle ist bereits im Vorversuche (3) enthalten und wird im Hauptversuche wiederholt, nämlich in der letzten Röhrchenreihe, welche kein Serum enthält, und zwar mit allen im Versuch enthaltenen Antigenen und deren Dosen. In der ursprünglichen, von Wassermann angegebenen Versuchsanordnung mit wässerigem Luesleberextrakt wurde immer eine Kontrolle mit der doppelten Extraktmenge verwandt, damit eine positive Reaktion nicht durch Summation alleinhemmender Substanzen vorgetäuscht werden könnte; wie Michaelis, Boas u. a., wählen auch wir im Interesse der Schärfe der Reaktion das Antigen in einer Dosis, deren Verdoppelung in der Kontrolle Alleinhemmung ergeben würde; weiter zu gehen ist zwar unter Umständen angängig, aber nicht ratsam, da wir sonst in die unspezifische Zone geraten könnten; man beobachtet nämlich, auch wenn das Antigen in einfacher Dosis etwas Alleinhemmung zeigt, in den mit Serum versetzten Röhrchen negativer Fälle zwar meist Hämolyse, bei einzelnen Sera jedoch auch unspezifische Ausschläge.

2. Serumkontrolle auf Alleinhemmung. Wassermann verlangt eine Kontrolle mit der einfachen und doppelten Dosis Serum auf Alleinhemmung. In unserem Versuch wird diese Kontrolle bei jedem Serum mit der doppelten Dosis durchgeführt, bei Mangel an Serum wenigstens in der einfachen (nämlich in dem Röhrchen ohne Antigen).

Aus Sparsamkeitsgründen kann bei unserer Versuchsanordnung diese Kontrolle übrigens auch ganz fortgelassen werden, da sie bereits in dem Röhrchen mit der geringsten Dosis Antigen der quantitativen Bestimmung zum Ausdruck kommt, auch gewöhnlich bei den positiven Sera. Alleinhemmung des Serums in den verwandten Dosen sahen wir übrigens niemals, außer bei verdorbenen Sera, vgl. auch Boas.

3. Die Kontrolle des hämolytischen Systems. Dieselbe ist bereits in den Vorversuchen enthalten und wird im Hauptversuche wiederholt.

4. Die Kontrolle auf Wirksamkeit und Spezifität des Versuches für die Syphilisdiagnostik, d. h. ob der Versuch auf Lues positives, auf Nichtlues negatives Resultat ergibt. Diese wird dadurch gegeben, daß einige durch frühere Untersuchungen bekannte Sera in der Reihe der zur Untersuchung kommenden Sera bei gleicher Versuchsanordnung mit eingestellt werden, und zwar sicher positive, auch solche von geringer Reaktionsfähigkeit (um die Wirksamkeit zu kontrollieren!), und sicher negative, möglichst auch solche von Neigung zu Alleinhemmung (um die Spezifität zu kontrollieren!). Diese Kontrolle wird wohl heutigentags von allen gewissenhaften Untersuchern vorgenommen.

Übrigens läßt sich die Versuchsanordnung je nach den gegebenen Verhältnissen etwas variieren; man wird ev. eine andere, den Verhältnissen angepaßte Röhrchenzahl auswählen. Man kann sich z. B. mit nur sechs Röhrchen begnügen, indem man nur drei Antigene anwendet und mit einem dieser Antigene die quantitative Bestimmung in vier Dosen durchführt. Die Serumkontrolle ist dann gewöhnlich zugleich in dem Röhrchen mit der geringsten Antigendosis gegeben; andernfalls, nämlich bei stark positiven Sera, kann sie nachgeholt werden.

Bei sehr geringer Menge des Serums kann man sich ev. mit noch weniger Röhrchen begnügen z. B. mit zwei (ein Antigen in der höchsten Dosis und Serumkontrolle) oder die Reaktion in halben Dosen ansetzen.

Bei der Zerebrospinalflüssigkeit empfiehlt sich eine etwas andere Versuchsanordnung mit Rücksicht auf die hier notwendige Auswertungsmethode und zur Vermeidung unnötiger Wiederholung und Materialvergeudung:

	1	2	3	4	5	6	7 usw.
z. B. Antigen	—	M 0,1	usw.				
Liquor cerebrospin.	1,0	0,1	0,2	0,4	0,6	0,8	1,0
Komplement			0,05				

später dazu { Erythrozyten 0,05
{ hämolyt. Ambozeptor 0,005.

Je nach dem vorhandenen Material kann die Prüfung mit weiteren Antigenen angeschlossen werden; bei wenig Material wird man darauf verzichten und auch die Auswertungsmethode, d. h. die Titrierung mit steigenden Dosen Zerebrospinalflüssigkeit in abgekürzter Form, ev. nur in zwei Röhrchen (0,2 und 1,0) ausführen müssen. Mit Vorteil kann man auch hier mit halben Dosen arbeiten, vgl. auch Neue u. a.

Bei der Ausführung des Versuches sind zwei Akte zu unterscheiden. Im ersten Akt wird nacheinander Antigen, Serum und Komplement bzw. entsprechende Menge Kochsalzlösung in jedes Röhrchen eingefüllt; die Röhrchen werden dann geschüttelt und auf $1/2$—1 Stunde in den Brutschrank gestellt.

Jakobsthal, ausgehend von der Annahme, daß es sich bei der Komplementbindung der W. R. um Adsorption handelt, fand das Optimum der Komplementbindung, wenn die erste Phase des Prozesses nicht im Brut-, sondern im Eisschrank vor sich geht; er empfiehlt diese sog. Kältemethode, namentlich in Kombination mit den Sachsschen Cholesterinextrakten zwecks Verfeinerung der W. R.; er fand:

bei Cholesterinextrakten und Kälte-Methode . . . . . . 100 %
  ,,   ,,   ,, Wärme- ,, ... 94 ,,
  ,, Normalorgan-Alkoholextrakten und Kälte-Methode   86 ,,
  ,,   ,,   ,,   ,, Wärme- ,,   71 ,,
positive Resultate; die durch Verwendung der weniger feinen Methoden nicht erkannten Fälle betrafen sämtlich behandelte Lues, einer Tabes. Die Kältemethode wird weiter gelobt von Plaut, Bontemps u. a., in Kombination mit den Sachsschen Extrakten auch von Sänger, Kafka (148 + Resultate gegenüber 123 mit der Originalmethode) u. a. Guggenheimer, sowie Altmann und Zimmern fanden, daß einige Sera besser bei 37 Grad, andere besser im Eisschrank das Komplement binden, Thomsen und Boas, daß die Sera sich nicht besser bei 0 Grad binden als bei 15 bis 16 Grad, wohl aber, daß mehrere sich besser bei 15 bis 16 Grad binden als bei 37 Grad und empfehlen daher, die Röhrchen erst $3/4$ Stunde bei Zimmertemperatur und dann, um nicht die einzelnen Bindungen zu vermissen, welche am besten bei 37 Grad vor sich gehen, $3/4$ Stunden im Brutschrank. Weitere Untersuchungen in diesem Sinne, speziell auch mit verschiedenartigen Antigenen, erscheinen wünschenswert.

Im zweiten Akte werden die $1/4$ Stunde vorher (zwecks Sensibilisierung) gemischten Erythrozyten (0,05) und hämolytischer Ambozeptor (fünffache Grenzdosis) hinzugefügt; die Röhrchen werden wiederum geschüttelt und eine Stunde bzw. bis zum Eintritt der Hämolyse in den Kontrollen bei 37 Grad und dann $1/4$ Stunde bei Zimmertemperatur belassen; dann wird das Resultat abgelesen, und zwar sofort nach $1/4$ Stunde Aufenthalt im Zimmer (hier erfolgt ein ziemlich rasches Nachlösen, und zwar anscheinend um so rascher, je rascher die Lösung im Brutschrank einsetzte), sowie am nächsten Tage, nachdem die Röhrchen im Eisschrank, ev. auch im Zimmer gestanden haben, nachgesehen; damit nicht die schwachen und vorübergehenden Reaktionen der Beobachtung entgehen, empfiehlt es sich, bald nach Eintritt der Hämolyse in den Kontrollen sofort und nach $1/4$ Stunde Aufenthalt im Zimmer das Resultat abzulesen.

2. Spezielle Versuchstechnik mit Rechnungsschema.

Entsprechend der vorgenannten Versuchsanordnung gestaltet sich die Technik der Reaktion im einzelnen folgendermaßen:

Sämtliche Reagenzdosen werden mit Kochsalzlösung (0,85 $^0/_0$) auf 1 ccm aufgefüllt und sämtlich möglichst aus einer für den ganzen Versuch zusammen hergestellten, also gleichmäßigen Verdünnung genommen. Zu diesem Zwecke wird von jedem Reagens im voraus eine Berechnung der notwendigen Gesamtmenge und danach der Gesamtverdünnung aufgestellt. Dabei verfährt man zweckmäßig so, daß man die Ziffer der Dosen, welche bei dem Versuch einschließlich Vorversuch und Kontrollen gebraucht werden, nach oben abrundet.

Im folgenden geben wir ein Beispiel für ein Rechnungsschema zur Herstellung der Gesamtverdünnungen der verschiedenen Reagenzien; dasselbe ist für 10 Dosen berechnet, d. h. unter Abzug der zu Vorversuchen und Kontrollen notwendigen Mengen einzelner Reagenzien für Untersuchung von sechs Patientensera; für mehr Sera läßt sich leicht durch Multiplikation die entsprechende höhere Menge berechnen. Als Versuchsanordnung haben wir dabei eine möglichst einfache, nämlich eine solche von sechs Röhrchen für jedes Serum gewählt, und zwar zur Titrierung desselben in konstanter Dosis 0,1 bzw. 0,2, mit einem Hauptantigen in vier fallenden Dosen 0,1, 0,05, 0,02, 0,01 o. a., wobei das letzte Röhrchen zugleich die Serumkontrolle auf Alleinhemmung enthält, außerdem mit zwei anderen Antigenen in der höchsten Dosis 0,1; nach den zur Untersuchung bestimmten Sera folgt eine Reihe von sechs Röhrchen ohne Serumzusatz zur Kontrolle der Antigene in den verwandten Dosen auf Alleinhemmung; die Vorversuche sind die obengenannten, nämlich 1. Ambozeptor-, 2. Komplementtitrierung, 3. diese mit Antigen, 4. diese mit Antigen und Serum zu je sechs Röhrchen.

Die Mengen für die einzelnen Reagenzien werden nach folgendem Schema berechnet:

1. Antigen. Die 10 Dosen der verschiedenen Antigene bzw. ihrer Verdünnungen verteilen sich folgendermaßen: je 1 auf die Vorversuche 3 und 4, 1 auf Antigenkontrolle im Hauptversuch, die übrigen 6 auf jede Serumreihe.

a) Hauptantigen

$$10 \times \begin{cases} 0{,}1 & = 1{,}0 \text{ Antigen} + 9{,}0 \text{ Kochsalzlösung,} \\ 0{,}05 = 0{,}5 & 9{,}5 \\ 0{,}02 = 0{,}2 & 9{,}8 \\ 0{,}01 = 0{,}1 & 9{,}9 \end{cases}$$

zusammen 1,8

b) sonstige Antigene

$$10 \times \quad 0{,}1 \quad = 1{,}0 \qquad + 9{,}0 \text{ Kochsalzlösung.}$$

2. Serum; in jedes der sechs Röhrchen einer Serumreihe kommt die gleiche Dosis 0,1

$$6 \times 0{,}1 = 0{,}6 \text{ Serum} + 5{,}4 \text{ Kochsalzlösung,}$$
oder abgerundet $10 \times 0{,}1 = 1{,}0 \quad ,, \quad 9{,}0 \qquad ,,$

3. Komplement:

a) Vorversuch 2: Komplementtitrierung. Die hier notwendigen Dosen werden der Genauigkeit wegen nicht von der Originallösung, sondern von $^1/_{10}$ Verdünnung genommen; diese wird hergestellt durch 1,0 Komplement + 9,0 Kochsalzlösung oder sparsamer 0,5 + 9,5; von dieser $^1/_{10}$ Verdünnung, welche in 1,0 0,1 Komplement enthält, werden die folgenden Dosen abgefüllt:

$$\begin{array}{lll} \text{z. B. } 0,05 = 0,5\ ^1/_{10} & \text{Komplement} + 0,5 & \text{Kochsalzlösung,} \\ 0,04 \quad 0,4 & 0,6 \\ 0,03 \quad 0,3 & 0,7 \\ 0,02 \quad 0,2 & 0,8 \\ 0,01 \quad 0,1 & 0,9 \\ 0,005 \quad 0,05 & 0,95 \end{array}$$

b) Vorversuch im übrigen (1, 3 und 4); hier werden gebraucht zu 6 Dosen, also $3 \times 6 = 18$, abgerundet 20 zu 0,05 $20 \times 0,08 = 1,0$ Komplement + 19,0 Kochsalzlösung.

c) Hauptversuch; hier für alle Röhrchen, also für alle 6 Serum + 1 Antigenkontrolle zu je 6 Röhrchen
im ganzen also $7 \times 6 = 42$, abgerundet 50 zu 0,05
$$50 \times 0,5 = 2,5 \text{ Komplement} + 47,5 \text{ Kochsalzlösung.}$$

4. Erythrozyten. In jedes Röhrchen des Vor- und des Hauptversuches kommt die gleiche Dosis 0,05, also
für Vorversuche 4 zu je 6 Röhrchen $4 \times 6 = 24$ abgerundet 30
für Hauptversuche 6 Sera + 1 Antigenkontrolle zu je 6 Röhrchen $7 \times 6 = 42$,,   50
zusammen 66 abgerundet 80 bzw. 100
also $80 \times 0,5\ = 4,0$ Erythrozytenaufschwemmung $+ 76,0$ Kochsalz-
oder $100 \times 0,05 = 5,0$,, $+ 95,0$ lösung.

5. Hämalytischer Ambozeptor.

a) Vorversuch 1: Ambozeptortitrierung. Die hier notwendigen Dosen werden der Genauigkeit wegen nicht von der Originallösung, sondern von einer entsprechenden Verdünnung, z. B. bei Grenztiter 0,001 von einer $^1/_{100}$ Verdünnung genommen; diese wird hergestellt durch 0,1 Ambozeptor + 4,9 Kochsalzlösung oder sparsamer durch 0,05 + 4,85; von dieser $^1/_{100}$ Verdünnung, welche in 1,0 0,01 Ambozeptor enthält, werden die folgenden abgemessen:

$$\begin{array}{lll} \text{z. B. } 0,01\ = 1,0\ ^1/_{100} & \text{A.} + 0 & \text{Kochsalzlösung} \\ 0,004 \quad 0,4 & 0,6 \\ 0,002 \quad 0,2 & 0,8 \\ 0,001 \quad 0,1 & 0,9; \end{array}$$

die beiden letzten Dosen werden von einer weiteren $^1/_{10} =$ im ganzen $^1/_{1000}$ Verdünnung abgenommen, wiederum der Genauigkeit halber; diese wird hergestellt durch 1,0 $^1/_{100}$ Verdünnung Ambozeptor + 9,0 Kochsalzlösung; von dieser $^1/_{1000}$ Verdünnung, welche also in 1,0 0,001 Ambozeptor enthält, werden die folgenden Dosen abgemessen:

$$\begin{array}{ll} 0,0005 = 0,5\ ^1/_{1000} & \text{A.} + 0,5 \text{ Kochsalzlösung} \\ 0,0001 = 0,1 & 0,9 \end{array}$$

b) Vorversuche 2, 3, 4 und Hauptversuch. (Wenn allerdings zwischen Vorversuchen und Hauptversuch eine längere Zwischenzeit eingeschoben wird, sind für beide getrennte Ambozeptorlösungen herzustellen.)

In jedes Röhrchen der drei übrigen Vorversuche und des Hauptversuches kommt die gleiche Dosis, nämlich 5 × Grenztiter 0,001 = 0,005,
also

für Vorversuche 3 zu je 6 Röhrchen   3 × 6 = 18, abgerundet 20
für Hauptversuch 6 Sera + 1 An-
tigenkontrolle zu je 6 Röhrchen   7 × 6 = 42   „   50

zusammen 60, abgerundet 70 bzw. 100

also   60 × 0,05 = 3,0 Ambozeptorlösung + 57,0 Kochsalzlösung
oder 100 × 0,05 = 5,0   „   + 95,0   „

C. Beurteilung des Versuchsergebnisses.

Was die Beurteilung des Versuchsergebnisses betrifft, so
bedarf dieser praktisch außerordentlich wichtige Punkt einer eingehenden
Besprechung.

Bedingung für eine Verwertung des Untersuchungsergebnisses ist,
daß der Versuch einwandsfrei ausgefallen ist, speziell, daß alle Kontrollen stimmen; dazu muß das hämolytische System in seiner kom-
plexen Zusammensetzung völlige Lösung geben, auch in der Kontrolle
mit Antigen und Serum auf Alleinhemmung, die Röhrchen der negativen
Sera ebenfalls sämtlich Hämolyse, die Röhrchen der positiven Sera
aber in entsprechender Ausdehnung und Abstufung Hemmung der
Hämolyse.

Ist der Versuch infolge überempfindlichen (zu stark deviablen)
Komplementes nicht einwandsfrei, so sind nur die negativen Resultate
verwertbar, sonst nur die Resultate in derjenigen Antigendosis,
für welche die Kontrollen (Kontrollsera, Antigenkontrolle)
stimmen; im übrigen ist der Versuch mit einem neuen Komplement
zu wiederholen.

Die Gesichtspunkte für die Beurteilung sind folgende: In denjenigen Röhrchen, in denen Hämolyse bzw. negative Reaktion besteht,
findet sich kein Bodensatz und die Flüssigkeit ist durchsichtig und
rubinrot, indem die Blutkörperchen sämtlich gelöst sind; in denjenigen
Röhrchen, in denen totale Hemmung d. h. positive Reaktion eingetreten
ist, liegen die Blutkörperchen als eine rote Masse am Boden und die
darüberstehende Flüssigkeit ist farblos, anfangs auch trüb und mehr
oder weniger rot gefärbt, indem die Blutkörperchen nicht aufgelöst
sind und sich allmählich zu Boden senken; in denjenigen Röhrchen, in
denen die Reaktion angedeutet ist (partielle Hemmung der Hämolyse),
besteht nur ein geringer Bodensatz ungelöster Blutkörperchen, während
die darüber stehende Flüssigkeit mehr oder weniger gefärbt und trüb
ist, indem nur ein Teil der Blutkörperchen aufgelöst wurde.

Demgemäß unterscheiden und bezeichnen wir das Versuchs-
ergebnis nach folgenden drei Fällen:

+   komplette Hemmung   Deutlicher Bodensatz roter
                            Blutkörperchen; Flüssigkeit
                            farblos, anfangs auch rot und
                                   trüb.

| L, auch ± oder ∓ | inkomplette Hemmung d. h. partielle | Geringer Bodensatz roter Blutkörperchen; Flüssigkeit mehr oder weniger rot und trüb, auch später. |
| ○ oder weniger gut —, mit welchem Zeichen wir gewöhnlich ausdrücken, daß das betr. Röhrchen nicht angesetzt ist. | Hämolyse | Kein Bodensatz; Flüssigkeit durchsichtig und rubinrot. |

Die Ausdehnung der positiven Reaktion auf die verschiedenen Röhrchen der quantitativen Bestimmung bezeichnen wir durch eine entsprechende Anzahl von Kreuzen, z. B.

+ bis 0,1, ++ bis 0,05, +++ bis 0,02, ++++ bis 0,01 usw. Eine besonders kräftige Hemmung der Hämolyse in der höchsten Dosis der quantitativen Bestimmung kann gegebenenfalls durch ein Doppelkreuz zum Ausdruck gebracht werden: ⧣.

Die Bezeichnung der Reaktionsstärke seitens der einzelnen Autoren ist recht verschieden, so daß man bei Literaturstudien sich nur zurechtfindet, wenn die entsprechenden Angaben über spezielle Bezeichnungen berücksichtigt werden.

Bei unserer vorgenannten Bestimmung des Versuchsergebnisses im Verein mit der quantitativen Bestimmung ergibt unseres Erachtens die W. R. genügend verwertbare Resultate, welche auf alle den Praktiker (wenigstens hinsichtlich der Diagnose!) interessierenden Fragen, Auskunft geben, ohne dabei Unwesentliches oder Zufälliges zum Ausdruck zu bringen. Mit Rücksicht auf die schwankenden Versuchsresultate einerseits und die unwesentlichen Verschiedenheiten in den Sera (Normalambozeptoren u. a.) andererseits scheint uns eine weitergehende Gradbestimmung der Reaktion nicht nur überflüssig, sondern auch unrätlich. Daher verzichten wir auch auf die von einigen Autoren angegebenen Wertbestimmungsmethoden, welche die Schwierigkeit der Beurteilung bei inkompletter Hemmung der Hämolyse und die Willkür in der Bezeichnung der Reaktionsstärke zu vermeiden suchen. So bestimmt Finkelstein die Reaktionsstärke durch Ausmessen der Höhe des von den ungelösten Erythrozyten gebildeten Bodensatzes, welcher nach Zentrifugieren in einem einfachen Apparate an einer Höhenskala abgelesen wird, Boas in Modifikation einer Methode von Madsen durch kolorimetrische Untersuchung der Flüssigkeit an Hand einer Hämoglobinskala, Jeanselme und Vernes durch ebensolche an Hand einer Farbskala (Verdünnung von Säurefuchsin mit Pikrinsäure), Ginsburg durch Auszählen der Erythrozyten in der Thoma-Zeißschen Zählkammer an Hand einer Kontrolle mit bekanntem syphilitischem Serum.

Bei der Beurteilung des Untersuchungsergebnisses bedürfen zwei Vorkommnisse besonderer Besprechung: Die inkomplette Hemmung und die Teilreaktion.

Über die Verwertbarkeit der inkompletten Hemmung sind die Ansichten verschieden. Wassermann und Meier u. a. verlangen, daß nur totale Hemmung der Hämolyse als positive Reaktion gerechnet werden solle. Wollte man diese Forderung streng durchführen, so würde man eine Reihe positiver Reaktionen bei Syphilitikern verlieren. Dies ist aber offenbar von den Verfassern nicht gemeint. Allerdings ist eine derartige Forderung bei mancher Methodik, z. B. bei Verwendung einer beschränkten Komplementdosis, aktiver Sera (wie bei der v. Dungernschen Modifikation) usw. absolut notwendig. Dagegen ist bei entsprechender Methodik auch die inkomplette Hemmung verwertbar, namentlich wenn sie innerhalb der abgestuften Skalenreihe der quantitativen Bestimmung zwischen kompletter Hemmung und Hämolyse eingeschaltet ist. Dagegen ist sie, wenn sie in der höchsten Dosis allein vorkommt, nur mit Vorsicht zu beurteilen und vom Untersucher am besten nur als fraglich bzw. verdächtig zu bezeichnen. Sie kommt nämlich auch bei einigen anderen Krankheiten (Scharlach, vielleicht auch bei Tumoren und Narkose usw.) bisweilen vor, namentlich bei nicht ganz einwandfreier Methodik (hohe Serumdosis, Leichensera, dürftiges blutlösendes Prinzip, speziell Komplement usw.) und kann daher nur zu leicht zur Vortäuschung eines unspezifischen Resultates führen. Solche inkompletten Hemmungen finden sich übrigens bei generalisierter, manifester und unbehandelter Lues selten oder gar nicht, dagegen öfters im Beginn, in der Latenz und nach der spezifischen Behandlung; sie sind in solchen Fällen geradezu charakteristisch und haben den Wert, bei beginnender Lues den Verdacht auf Lues zu erhärten und in vorgeschrittenen Fällen sichergestellter Lues dem Praktiker wichtige Fingerzeige für die klinische Beurteilung zu geben. Diese Fälle werden bei der quantitativen Bestimmung und bei der Verwendung mehrerer Antigene schon einigermaßen präzisiert und können durch wiederholte Prüfung (speziell mit doppelter Serumdosis, beschränkter Komplementdosis u. dgl.), ev. nach einiger Zeit weiter geklärt werden. Der serologische Untersucher tut in solchen Fällen am besten, wenn er das Resultat weder als positiv, noch als negativ, sondern als fraglich bzw. verdächtig bezeichnet und eine Wiederholung der Untersuchung, sowie eine vorsichtige Verwertung an Hand der klinischen Anamnese und Beobachtung empfiehlt; ev. kann er auch hinzufügen, ob das Resultat nach der positiven ($\pm$) oder negativen ($\mp$) Seite hinneigt. Der Kliniker, welchem Anamnese und Beobachtung zur Verfügung stehen, muß zugleich darüber aufgeklärt werden, daß wenn Lues aquiriert und eine spezifische Behandlung absolviert ist, eine derartige Reaktion wohl verwertet werden kann und soll.

Auch die sog. Teilreaktion ist nur mit Vorsicht zu verwerten. Unter Teilreaktion verstehen wir die Erscheinung, daß einzelne Sera, und zwar vorwiegend solche mit geringer Reaktionsfähigkeit, speziell solche bei beginnender Generalisation, nur mit einem Teil der Antigene reagieren. An und für sich ist ein solches Vorkommnis ja kein Grund, das Untersuchungsergebnis als fraglich zu bezeichnen; denn wir wissen, daß die Antigene nicht gleichmäßig anzeigen, auch mit einem oder dem anderen Serum versagen können. Wir beurteilen daher das Untersuchungsergebnis bei Teilreaktion nach folgenden Gesichtspunkten: Ganz einwandsfrei ist das Resultat selbstverständlich, wenn das Serum mit allen Antigenen gleich reagiert. Eine Ausnahme mit nur einem

Antigen kann die Diagnose nicht ohne weiteres erschüttern, zumal wenn es sich um ein erfahrungsgemäß schwach bzw. überstark wirksames Antigen handelt. In den Fällen, in denen eine überwiegende Mehrheit weder nach der positiven, noch nach der negativen Seite vorliegt, ist das Resultat als fraglich zu bezeichnen; diese Fälle sind aber bei gut ausgebildeter Methodik, speziell bei gut eingestellten Antigenen, sehr selten und betreffen durchweg Sera mit schwacher Reaktionsfähigkeit (s. o.). Für die Praxis gilt hier ähnliches, wie das über die inkomplette Hemmung Gesagte: Solche Fälle sind als fraglich bzw. verdächtig zu bezeichnen und durch eine Wiederholung der Reaktion zu klären, speziell mit doppelter Serumdosis, ev. nach einiger Zeit, wenn die Krankheit sich weiter entwickelt hat, wenn die Behandlung einige Wochen ausgesetzt, oder aber auch, wenn eine solche (provokatorische) eingeleitet worden ist; seitens des Untersuchers ist dem Praktiker das Resultat in diesem Sinne mitzuteilen.

Inkomplette Hemmung und Teilreaktion finden sich oft vergesellschaftet, in einem Teil der Fälle auch verbunden mit der paradoxen Reaktion: bei uns in etwa 20 $^0/_0$ der positiven Fälle, davon in 4 $^0/_0$ verbunden mit paradoxer Reaktion. Betroffen sind ausschließlich die dort genannten Fälle: solche von beginnender, latenter oder behandelter Lues sowie von Tabes. Das Untersuchungsresultat wurde von uns hierbei stets als fraglich bezeichnet (vgl. Tabelle).

Anhangsweise sei hier bemerkt, daß der Untersucher die Antwort über den Ausfall der W. R. keinesfalls dem Patienten selbst in die Hand geben darf, sondern nur dem behandelnden Arzt mitzuteilen hat, welcher in der ihm richtig erscheinenden Form verfährt.

II. Klinischer Teil.

Nachdem wir im vorstehenden serologischen Teil unsere Erfahrungen hinsichtlich der Methodik der W. R. geschildert haben, wollen wir im folgenden klinischen Teil die Verwertbarkeit der Reaktion für die Praxis, speziell auf chirurgischem Gebiete, besprechen, wobei wir ebenfalls die in der Literatur niedergelegten Beobachtungen und eigene Erfahrungen zugrunde legen.

Bei der Frage nach der Verwertbarkeit der W. R. für die Serumdiagnostik der Syphilis können wir zwei allgemeine Gesichtspunkte unterscheiden, nach denen wir diese Fragen zu beurteilen haben: 1. Spezifität und 2. Konstanz, d. h. die Fragen, 1. ob die W. R. nur bei Syphilis, und 2. ob sie stets bei Syphilis vorkommt.

Eine ideale Untersuchungsmethode müßte allen beiden Forderungen genügen. Dem entspricht nun die W. R. nicht ohne Einschränkung. Sie teilt aber dieses Schicksal mit den meisten anderen Untersuchungsmethoden, welche fast nie beide, oft auch nicht eine Forderung erfüllen, aber gleichwohl mit Recht als wertvolle Hilfsmittel der Diagnostik betrachtet werden. Beispielsweise sei daran erinnert, daß der negative Bazillenbefund Tuberkulose nicht ausschließt und der positive Befund säurefester Stäbchen nicht in allen Ausscheidungen Tuberkulose beweist. Auch die W. R. bleibt nach Spezifität und Konstanz leistungsfähig genug, wie unten näher ausgeführt werden soll, um für den Praktiker brauchbar und unentbehrlich zu sein; der Wert einer solchen Untersuchungsmethode ist um so bedeutender, als es sich bei der Syphilis um eine verbreitete und besonders übertragbare, dabei aber oft nicht leicht zu erkennende und häufig vom Patienten absichtlich oder unabsichtlich verleugnete Krankheit handelt.

Es muß hier noch bemerkt werden, daß die Resultate der einzelnen Untersucher hinsichtlich Spezifität und Konstanz der W. R. außerordentlich verschieden sind, was wohl zum größten Teile auf die verschiedene Methodik zurückgeführt werden muß; eine einheitliche Sammelstatistik, am besten auf Grund einer einheitlichen Methodik, wäre zur Klärung der hier in Betracht kommenden Fragen wünschenswert.

Die Ursachen für die außerordentliche Differenz in den Angaben
der einzelnen Untersucher sind bereits in der Einleitung gestreift; außer
direkten Versehen (Verwechselung von Sera) kommen vor allem Verschiedenheiten der Methodik in Frage (Wahl der Art und Dosis der
Antigene, Serumdosis, hämolytischen Systems, spez. Komplements,
Versuchsanordnung, Verwendung von aktiven und Leichensera, sog.
Modifikationen), ferner Verschiedenheiten der Beurteilung des Versuchsergebnisses, spez. des inkompletten; schließlich ist in einer
Reihe von Fällen eine falsche klinische Diagnose anzunehmen, vor allem
das Übersehen einer luetischen Infektion für die sog. Kontrollfälle (s. u.
Spezifität).

A. Spezifität der Reaktion.

Die Frage der Spezifität, d. h., ob die W. R. nur bei Syphilis
vorkommt, ist für die klinische Verwertbarkeit als diagnostische Untersuchungsmethode von grundlegender Bedeutung. Die Frage kann kurz
in folgendem Sinne beantwortet werden: Die Reaktion ist wie dem
Wesen, so auch dem Ergebnis nach für Syphilis zwar nicht absolut
spezifisch, aber praktisch genommen charakteristisch, dies jedoch nur
in einer bestimmten Reaktionsbreite. Innerhalb dieser Reaktionsbreite
findet sie sich nämlich bei anderen Affektionen nicht, ausgenommen einzelne seltene und leicht abgrenzbare Affektionen: Lepra, Rückfallfieber,
Frambösie, Malaria, sowie Scharlach, vielleicht auch in einzelnen Fällen
vorübergehend bei weichem Schanker und nicht venerischem Geschwür mit
und ohne Leistendrüsenentzündung, ebenso möglicherweise (?) bei malignen
Tumoren (mit Fieber oder in Agone) und Narkose, bei letzteren Affektionen aber nur selten, schwach und vorübergehend. Für zahlreiche
andere Krankheiten, welche nach den Angaben einzelner Untersucher
einen unspezifischen Ausschlag bei der W. R. geben sollten, konnten
übrigens die Beobachtungen von anderen Untersuchern nicht bestätigt
werden; es ist daher in diesen Fällen wahrscheinlich, daß es sich entweder um eine mangelhafte Methodik (Wahl der Antigene, Verwendung
von aktiven, Leichensera, hoher Serumdosen, Beschränkung des blutlösenden Prinzips, vor allem des Komplementes, ungeeignete Modifikationen) oder um das gleichzeitige Vorhandensein von übersehener
Lues handelte. Die Erfahrungen zahlreicher exakter Untersucher lassen
jedenfalls Ausnahmen der Spezifität als verschwindend gering erscheinen;
so fand Boas bei fast 2000 Kontrollfällen von Gesunden und Patienten
mit den verschiedensten Krankheiten nur fünf unspezifische Ausschläge,
nämlich bei Lepra einmal, Scharlach einmal und Narkose dreimal,
Lesser unter 5000 Fällen höchstens 2—3, wobei aber Syphilis nicht
mit Sicherheit auszuschließen war, Citron unter 20 000 Fällen niemals
bei Gesunden, höchstens schwache Andeutung bei Patienten mit kachek-
tischen Krankheiten, Scheidemandel unter 250 Kontrollfällen nur
einmal bei schwerem Diabetes mit starker Acidosis, wir selbst unter über
1000 Kontrollfällen niemals. Entsprechendes gilt für die Zerebrospinalflüssigkeit, hier bis zur Dosis 1,0 vgl. Plaut, Boas und

Neve (70 Kontrollfälle), wir (50 Kontrollfälle) u. a. und wahrscheinlich auch für die meisten sonst brauchbaren Körperflüssigkeiten, speziell Transsudate, s. o.

Wegen der praktischen Wichtigkeit der Frage müssen wir hier auf die tatsächlichen und vermeintlichen Ausnahmen der Spezifität der W. R. näher eingehen, begnügen uns aber mit der kurzen Mitteilung der Ergebnisse ohne eingehende Literaturbesprechung und Beifügung der eigenen Untersuchungen.

Positive W. R. ohne Syphilis wurde bisher einwandsfrei festgestellt bei Malaria (hier anscheinend nur bei der febrilen, namentlich bei frischer, vgl. de Blasi, Baermann und Wetter, Bauer und Meier, Boas, Böhm, Ferrari und Gioseffi, Fletscher, de Haan, Meier und Bofiglio, Michaelis und Lesser, Much und Eichelberg, Nanu und Vasiliu, Schov, Serra und Gentilli, Tschiknawerow, Valerio, Zschucke u. a.), Frambösie (hier sehr oft, vgl. Baermann und Wetter, Blumenthal, Bruck, Hoffmann, Reinhart, Schüffner u. a.), Rückfallfieber (vgl. Kolle und Schatiloff, Korschun und Leibfried, R. Müller u. a.) Lepra, (vgl. Baermann und Wetter, Bicheler und Eliasberg, Boas, Bruck und Geßner, Ehlers und Bourret, Eitner, Eliasberg, Facchini, Fox, Frugoni und Pisani, Gaucher und Abrami, Jeanselme, Jundell und Sandmann, Lewin, Maslakowetz und Liebermann, Meier und Lie, Merkurjew, Mitsuda, Montesanto und Sotiriades, R. Müller, Perutz, Photinos und Michaelis, Recio, Reinhart, Rocamore, Slatisnéanu und Daniélopolu, Spindler, Steffenhagen, Suga, Thomsen und Bjarnhedinsson, Wechselmann und Meier u. a. hier bei der tuberösen Form oft, bei der anästhetischen selten). Über diese, übrigens in unserem Klima seltenen Affektionen, haben wir, wie die meisten anderen Untersucher, keine Erfahrungen (vgl. auch Boas).

Bei Pellagra und Beriberi bedarf die Frage noch weiterer Aufklärung; bei ersterer ist ab und zu von Baß, Carletti, Fox, Lucatello und Carletti, Luci und Bacelli, Vallardi u. a., bei letzterer von Böhm positive Reaktion gefunden worden.

Auch bei Lupus erath. diss. ac. soll positive Reaktion vorkommen vgl. Feuerstein, Hauck, Kerl, Reinhardt, Runge, Scheidemantel, Sonntag, Spickhoff, v. Zumbusch u. a., dagegen hatten negative Reaktion Altmann, Boas, Höhne, R. Müller, Sonntag und andere.

Ferner wurde von einigen Untersuchern bisweilen positiver Ausfall der W. R. bei weichem Schanker und nicht venerischem Geschwür mit und ohne Leistendrüsenentzündung gefunden, vgl. Alexander, Blumenthal, Gutmann, Lesser, Stümke u. a.

Die einzige in unserem Klima allgemeiner vorkommende Krankheit, bei welcher unspezifische Ausschläge ab und zu bemerkt wurden, ist der Scharlach. Zuerst, und zwar in 46 % der Fälle, konstatierten dies Much und Eichelberg, welche aber mit hohen Serumdosen (bis 0,4) arbeiteten. Die späteren sehr ausgedehnten Nachprüfungen ergaben nach Boas, welcher selbst über eine größere Untersuchungsreihe verfügt: Bei Scharlach kommt ab und zu positive W. R. vor, aber nur in einem ganz geringen Prozentsatz der Fälle, hier nur schwach und mit einzelnen Antigenen, sowie schnell vorübergehend, vgl. Boas und Hauge, Bruck und Cohn, Feuerstein, Foà und Koch, Haendel und Schultz, Halberstaedter, Müller und Reiche, Hecht, Lateiner und Wilenko, Höhne, Holzmann, Jakobowics, Jochmann und Töpfer, Mantovani, Meier, Much, R. Müller, Reinhart, Scheidemandel, Schereschewsky, Schleißner, Seligmann und Klopstock, Silvestri, Sommerfeld, Tschiknawerow, Uffenheimer, Zeißler u. a. Es ergibt sich daraus, daß unter diesen Umständen die praktische Bedeutung der W. R. nicht angetastet wird.

Bei zahlreichen anderen, vor allem konsumtiven Affektionen, ist ebenfalls das Auftreten unspezifischer Ausschläge von einzelnen Autoren behauptet worden, hat sich jedoch nicht im allgemeinen bestätigt.

Bei allen diesen Untersuchungen der Spezifität der W. R. ist vor folgenden Fehlerquellen immer wieder zu warnen:

1. Vor nicht einwandfreier Methodik (s. o.), ganz abgesehen von groben Versehen (Verwechslung, Verwendung eigenhemmender Sera u. dgl.);

2. vor klinischer Fehldiagnose: Wie häufig die syphilitische Infektion wissentlich (quivis syphiliticus mendax) oder unwissentlich, auch von Ärzten (vgl. Waelsch u. a.) verschwiegen wird, ist bekannt.

R. Müller will bei den „Kontrollfällen" auch grundsätzlich Individuen, z. B. Prostituierte, ausgeschlossen wissen, welche zufolge ihres Berufs der syphilitischen Infektion außerordentlich leicht ausgesetzt sind. Im übrigen ist zwischen Gesunden und Kranken zu unterscheiden und bei den unspezifisch reagierenden Krankheiten die näheren Umstände unspezifischer Ausschläge (in welchem Prozentsatz, in welcher Stärke, wielange und unter welchen Bedingungen) klarzustellen.

Große Untersuchungsreihen und zahlreiche Kontrollfälle (vgl. Boas, R. Müller, Massini, wir u. a.) haben in solchen Fällen stets negativen Ausschlag gesehen und bei denjenigen seltenen Kontrollfällen, welche positiv reagierten, den Nachweis gleichzeitiger Syphilis erbringen können; auch für die betreffenden Krankheiten vorgenommene Nachuntersuchungen haben ebenfalls ein nennenswertes Vorkommen unspezifischer Ausschläge bei solchen nicht bestätigt und höchstens inkomplette Reaktion in einzelnen Fällen gefunden; es seien u. a. genannt folgende Affektionen: Tuberkulose Lungenentzündung Typhus, Sepsis, Zuckerharnruhr, speziell Acidosis, Urämie, Eklampsie, Vincents Angina, Gelenkrheumatismus, Leukämie und Pseudoleukämie, maligne Tumoren, Narkose, Bleivergiftung, chronischer Alkoholismus u. a. m., vgl. Boas, R. Müller u. a.

Daß ikterische Sera an und für sich keine positive Reaktion geben, ist oben bereits bemerkt (s. o. Serum), ebenso, daß Leichensera nur mit Vorsicht zu beurteilen sind.

Als chirurgisch besonders interessant möchten wir noch hinzufügen, daß wir bei zahlreichen akuten und chronischen Wundinfektionskrankheiten, vor allem Eiterungen (30 Fälle), ferner bei einzelnen Fällen von Tetanus, Aktinomykose Echinokokkose (außer zweimal bei wahrscheinlicher latenter Lues), Sporotrichose, Bandwurm u. a., auch bei Sepsis (15) und Tuberkulose (chirurgische aller Art 75 Fälle), niemals unspezifische Ausschläge bemerkten. Wegen des besonderen chirurgischen Interesses haben wir auch die Frage der Tumor- und Narkosesera einer systematischen Nachprüfung unterzogen; die Ergebnisse dieser systematischen Untersuchungen und der in der Literatur sonst mitgeteilten sind in einer besonderen Arbeit mitgeteilt und sollen hier nur kurz wiederholt werden. Von einer Reihe von Autoren war behauptet worden, daß bei malignen Tumoren die W. R. häufiger positiv sei („Tumorreaktion"). Wenn sich diese Befunde bestätigen ließen, so wäre damit die Spezifität der W. R. in wichtigem Punkte, speziell für die Differentialdiagnose zwischen malignen Tumoren und Syphilis durchkreuzt worden. Über unspezifische Ausschläge der W. R. bei malignen Tumoren berichten: Caan, v. Dungern, Lassen, Lautenschläger, Stumme, Schenk, Weil und Braun, Paltauf, Elias, Neubauer, Porges und Salomon, Baget, Renault, Epstein, Noguchi, Newmark, Scheidemandel, R. Müller, Citron, Ballner und v. Decastello, Selter und Grouven u. a., dagegen wurde das Vorkommen unspezifischer Ausschläge nicht beobachtet von: Meier, Bauer und Meier, Heynemann und Sachs, Altmann, Förster, Bruck, Boas, Sonntag, Stiner, Blaschko, Wolfsohn, Fränkel und Much, Reinhardt u. a. und von einer Reihe von Autoren auch bei Nachprüfung an einer größeren Reihe von Fällen nicht bestätigt von Coenen, Massini (30), Brüggemann (18), Ritz und Sachs (54), Eliasberg (47), Boas (59), Fränkel (374), Tuschinsky und Iwaschenzoff (39 Karzinome und 12 Sarkome) u. a. Auf Grund der in der Literatur niedergelegten Angaben und eigener Untersuchungen in 125 Fällen von malignen Tumoren verschiedenster Art (Karzinom und Sarkom, auch inoperable, rezidivierende, mit Kachexie und Metastasen) haben wir feststellen können, daß eine solche Tumorreaktion nicht vorkommt, überhaupt eine positive Reaktion nur bei gleichzeitiger Syphilis, und zwar in ihrer Stärke entsprechend der syphilitischen Krankheitsform und -Periode. Die praktische Bedeutung dieser Feststellung für die Differentialdiagnose soll im klinischen Teil noch gewürdigt werden. Entgegengesetzte Angaben sind in der Literatur ganz vereinzelt und betreffen auch nur einen ganz geringen Prozentsatz von malignen Tumoren mit Fieber oder in Agone, beruhen wahrscheinlich auch auf besonderer Methodik (aktive, Leichensera u. a.).

Bezüglich der Narkosesera war von einigen Untersuchern (nämlich von Wolfsohn, Reicher, Rosenthal, Boas und Petersen) ab und zu eine schwache Reaktion beobachtet worden; auf Grund einer systematischen Nachprüfung an 100 Fällen von Narkosen verschiedenster Art (vorwiegend Äther-, Chloroform-, Mischnarkosen u. a.) und Tierexperimenten konnten wir feststellen, daß eine nennenswerte Reaktion

bei Narkosesera ohne gleichzeitige Syphilis nicht vorkommt. Immerhin
erscheint angesichts der Tatsache, daß von einigen Autoren in einzelnen
Fällen eine angedeutete Reaktion und auch von uns wenigstens Neigung
dazu beobachtet wurde, eine vorsichtige Beurteilung am Platze; dabei
ist namentlich in verdächtig reagierenden Fällen die Reaktion entweder
zu wiederholen oder nach der Narkose mit einer neuen Blutprobe anzustellen.

Aus allem über die Spezifität der W. R. Gesagten erhellt, daß es
für unsere Verhältnisse keine mit Syphilis verwechselbare
Krankheit gibt, welche bei exakter Methodik und vorsichtiger Beurteilung unspezifische, d. h. ausgesprochen positive Reaktion gibt,
so daß daher der Praktiker letztere für die Diagnose Syphilis verwerten
kann. Freilich sei auch hier ausdrücklich betont, daß damit nur die
allgemeine, nicht aber die lokale Diagnose gestellt ist, d. h. es
ist nachgewiesen, daß der betreffende Mensch Syphilitiker, nicht aber,
daß das in Rede stehende Leiden syphilitischer Natur ist. Vor allem
darf die Möglichkeit nicht außer acht gelassen werden, daß die Syphilis
sich mit anderen Krankheiten, besonders häufig mit Tuberkulose und
Karzinom, kombinieren kann; daher darf neben der W. R. keineswegs
das klinische Bild und die sonstigen Untersuchungsmethoden (sowohl
bezüglich der Syphilis, z. B. therapeutischer Heileffekt, Luetinreaktion
u. a., bezüglich der anderen Affektionen Bazillennachweis, Probeexzision,
biologische Reaktionen, mikroskopische und chemische Untersuchungen,
Röntgen u. a.) vernachlässigt werden. Auch die Stärke der Reaktion
ist in dieser Frage nicht allein entscheidend, wenn auch die stark positive
Reaktion auf manifeste Lues hinweist, vorausgesetzt, daß keine spezifische Behandlung stattgefunden hat.

Bezüglich der oben genannten Ausnahmen der Spezifität ist zusammenfassend zu bemerken, daß bei Gesunden oder an keiner schweren
Erkrankung Leidenden niemals unspezifische Ausschläge vorkommen
und höchstens in einer Anzahl von konsumptiven Affektionen, vor allem
bei Narkose, Vergiftung, Fieber, Kachexie u. dgl. eine erhöhte Neigung
der Sera zu unspezifischen Ausschlägen, sowie zu Eigenhemmung, zu
bestehen scheint. Die praktische Folgerung dieser Beobachtungen ist,
daß bei der W. R. besonders auf exakte Methodik und Technik sowie
vorsichtige Beurteilung zu achten ist. Für die Methodik gilt: Wahl
geeigneter Antigene, Ausschluß von aktiven und Leichensera, Verwendung nicht zu hoher Serumdosen, genügende Bemessung des blutlösenden
Prinzips, speziell des Komplements, Originalmethode u. a. m. Bei der
Beurteilung des Untersuchungsresultates sind nur eindeutige Reaktionen
zu verwerten, sonstige als fraglich bzw. verdächtig zu bezeichnen und
durch wiederholte Untersuchung, ev. mit erhöhter Serumdosis o. a. zu
klären; auch empfiehlt es sich, die Untersuchung auf W. R. nur im
Normalzustand vorzunehmen bzw. in diesem zu wiederholen, zumal anscheinend auch bei einzelnen Affektionen (Fieber, Alkoholgenuß, Agone
s. u.) die positive Reaktion unterdrückt werden kann.

Im Zusammenhang mit vorstehendem muß noch auf einige andere
Fehlerquellen der Technik aufmerksam gemacht werden: Die eingesandten

Blutproben sollen e i n w a n d s f r e i sein, speziell frei von Eiter, Beimengung differenter Substanzen u. dgl.; sie sollen auch in geeigneter Weise aufbewahrt werden, speziell vor Licht geschützt; interessant ist in dieser Beziehung eine Beobachtung von Langer, der bei einer Reihe von Sera infolge Berührung mit dem Wattetupfer, namentlich bei einem solchen von nicht entfetteter Watte, positive Reaktion vorgetäuscht sah, wie denn schon Uhlenhut komplementablenkende Stoffe aus verschiedenen Substanzen, welche bei forensischem Blutnachweis in Frage kommen, gewinnen konnte; auch unser einziger Fall von unspezifischer Reaktion unter 1500 Untersuchungen ist dadurch bemerkenswert, daß die eingesandte Blutprobe bei der Verarbeitung verunglückt und wieder aufgelöffelt war; Sternberg erwähnt auch das Vorkommen unspezifischer Ausschläge infolge des Natrium-Silikatgehaltes schlechter Glasinstrumente.

Als Nachtrag zum Vorstehenden und Übergang zum Folgenden sei hier erwähnt, daß es auch Krankheiten zu geben scheint, welche eine positive W. R. hindern können. Eine positive W. R. soll schwinden können (vgl. Boas):

1. während Temperaturerhöhung, z. B. bei Influenza (Spillmann und Lang), bei Rubeolae (Teissier und Lautersbach), bei je einem Fall von Pyelonephritis und Temperaturerhöhung unbekannter Ursache (Boas),

2. nach dem Einnehmen großer Alkoholmengen innerhalb der ersten 24 Stunden (Craig und Nichols, auch von Boas beobachtet);

3. in der Agone (in zwei Fällen von Paralyse nach Boas).

Solche Beobachtungen sind allerdings nur vereinzelt mitgeteilt; wir selbst haben sie nicht gemacht. Immerhin folgt daraus für die Praxis, daß Sera von Patienten in solchen Zuständen für die W. R. nicht zu verwenden bzw. wiederholt zu untersuchen sind.

B. Konstanz der Reaktion.

Neben der Spezifität, welche nach dem Gesagten bis auf unbedeutende Ausnahmen als vorhanden angesehen werden kann, kommt für den praktischen Wert der W. R. in zweiter Linie die Konstanz in Betracht. Die absolute Konstanz wäre natürlich ideal; eine solche besteht aber tatsächlich nicht, und ein negativer Ausfall der W. R. spricht also nicht ohne weiteres gegen Syphilis. Es besteht jedoch eine für die klinische Verwertbarkeit der Reaktion genügende Konstanz, und zwar eine bestimmten Gesetzen folgende, nämlich — um es vorweg zu nehmen — im wesentlichen von Krankheitsstadien und spezifischer Behandlung abhängige.

Ehe wir auf die einzelnen Tatsachen eingehen, wollen wir über unsere eigenen neueren Erfahrungen berichten und dann an der Hand dieser und der in der Literatur niedergelegten (vgl. Boas u. a.) eine zusammenhängende Übersicht über dieses anscheinend verwickelte, tatsächlich aber verhältnismäßig einfache und nunmehr völlig geklärte Gebiet geben.

1. Einschaltung: Tabelle unserer eigenen Erfahrungen

(1500 Fälle, davon etwa zu je $1/3$ luetische):

Diagnose:	Lues I	II	III	latens	Tabes	Para-lyse	here-ditär	zwei-felhaft	nega-tiv
Untersuchungs-resultat { +	10	29	88	35	34	12	8	5	—
?	2	—	—	37	36	—	—	17	—
—	—	—	—	53	35	—	—	29	1070
zusammen	12	29	88	125	105	12	8	51	1070
+ %	83,3 bezw. 100 %	100 %	100 %	28,0 bezw. 57,6 %	32,4 bezw. 66,6 %	100 %	100 %	ca. 10 %	0 %
verglichen mit dem + % der früheren Tabelle aus dem Jahre 1910 (750, davon etwa zur Hälfte luetische)	81,8 %	100 %	100 %	46,3 und 69,2 %	64,7 %	72,7 %	100 %	6,3 %	0 %

Bei einem Vergleich der in obiger Tabelle zusammengestellten 1500
neuen Fälle aus dem chirurgischen Materiale von etwa drei Jahren und
anderen Statistiken muß berücksichtigt werden, daß das den einzelnen
Statistiken zugrunde liegende Material ein außerordentlich verschiedenes ist, je nachdem es sich um Kliniken oder serologische Institute,
dermatologische oder andere Kliniken, Diagnostik oder Kontrolle der
Therapie usw. handelt.

Überblicken wir das Resultat unserer Untersuchungen, so ist folgendes besonders bemerkenswert: Die Reaktion zeigt eine außerordentliche Schärfe und eine völlige Spezifität; diesen Umstand ver-
danken wir wohl der vorgeschrittenen Erfahrung über die Methodik
(Verwendung mehrerer und guter Antigene, geeigneten Komplementgehaltes, wiederholter Untersuchung u. a.). Der Prozentsatz der positiv
reagierenden Fälle bei sichergestellter Syphilis ist durchgehends recht
groß, und zwar: bei generalisierter, manifester und unbehandelter Lues anscheinend konstant, so daß also bei Lues I, II,
III, metaluetischen Affektionen und hereditärer Lues wenigstens in
solchen (unbehandelten) Fällen durch die Methode die Infektion in
geradezu idealer Weise angezeigt, bzw. ausgeschlossen wird. Bei Lues I
fehlt die Reaktion zu Beginn der Erkrankung; die früheste positive
Reaktion konstatierten wir nach fünf Wochen (?). In den späteren
Stadien macht sich der Einfluß der Latenz und der spezifischen
Behandlung bemerkbar. Bei den Erkrankungen des Zentralnervensystems muß neben dem Blutserum die Zerebrospinalflüssigkeit zur Untersuchung herangezogen werden (darüber
s. u.: Tabes und Paralyse).

Bei der Zuteilung der einzelnen Fälle in die verwandten Rubriken
ist noch zu bemerken: Bei der Lues I bekamen wir nur ausgebildete
Sklerosen zur Untersuchung, woraus der große Prozentsatz der + Reak-

tionen zu erklären ist. Bei Lues I, II, III und hereditärer sind nur manifeste und nicht energisch behandelte Fälle aufgeführt, bei der Lues III auch 14 Fälle von Lues cerebrospinalis gumm. und 10 von luetischen Apoplexien, dagegen nicht eine Reihe verdächtiger Hautulzerationen und Periostitiden. Letztere, sowie fragliche Fälle von latenter Lues und Tabes sind bei den zweifelhaften Affektionen aufgenommen.

Hinsichtlich der Reaktionsstärke läßt sich eine Übersicht in tabellarischer Form nicht geben; allgemein kann man ergänzend sagen: die generalisierte, manifeste und unbehandelte Lues reagiert fast immer stark. Nur im Beginn der Erkrankung reagiert die Syphilis zunächst schwach und mit einzelnen Antigenen, ferner weniger stark in der Latenz und in der Behandlung, hier auch bei Tabes (vgl. den hohen Prozentsatz der fraglichen Reaktionen bei Lues I, vor allem aber bei Lues latens und Tabes, bei welch letzteren Affektion ihre Zahl die der positiven übertrifft). Außerdem gibt die quantitative Bestimmung, namentlich bei wiederholten Untersuchungen, wertvolle Winke für Diagnose, Prognose und Therapie.

2. Die W. R. bei den einzelnen Krankheitsstadien und Formen.

Wenn wir das Untersuchungsergebnis der Wassermannschen Reaktion bei den einzelnen Krankheitsstadien und Formen der Syphilis betrachten, so können wir folgende Einteilung vornehmen: Lues I, II, III, Latenz, Tabes und Paralyse, hereditäre Lues.

I. Lues I.

Bei Lues I schwankt der Prozentgehalt der positiv reagierenden Fälle ganz beträchtlich. Dieser Umstand erklärt sich durch die verschiedene Zeit der Untersuchung. Die Reaktion ist nämlich im Beginne der Erkrankung noch nicht vorhanden und stellt sich erst mit der Durchseuchung des Körpers in allmählich ansteigender Stärke ein. Über den Zeitpunkt des ersten Auftretens der positiven Reaktion sind die Angaben in der Literatur sehr verschieden; die Bestimmung des genannten Zeitpunktes ist auch außerordentlich schwierig, weil die Angaben des Patienten recht unzuverlässig und regelmäßige Untersuchungen von Anfang an meist nicht ausgeführt sind. Als der früheste Zeitpunkt des ersten Auftretens der Reaktion galt früher die 4. Woche, nach den neueren Untersuchungen, vgl. Boas, Bruhns und Halberstädter, Bruck, Citron, Fischer, Groß und Volk, Krefting, Ledermann, Marcus, R. Müller u. a. (vgl. Boas, R. Müller u. a.), ist es wahrscheinlich erst die 5.—6. Woche; in der Regel aber kommt die positive Reaktion bedeutend später zum Vorschein, nämlich in der 9. Woche, seltener in der 7.—8. Woche, und zwar kurz nach dem Auftreten sekundärer Symptome und nicht vor der Initialsklerose (vgl. Boas, Krefting u. a.). Bruck und Stern, sowie Lesser haben positive Reaktion ganz kurz nach dem infizierenden Koitus, also vor der Initialsklerose, gesehen, was aber nach Boas, R. Müller u. a. weiter nicht bestätigt worden ist. Die Stärke der Reaktion ist zunächst gering und nimmt allmählich zu; Stärke der Reaktion und Art des Anstiegs (meist allmählich, nur manchmal rasch in wenigen Tagen) ist individuell verschieden; oft ist die Hemmung der Hämolyse inkomplett und nur mit einzelnen Antigenen ausgesprochen. Aus dem Gesagten ergibt sich, daß ein allgemein gültiger Prozentsatz positiver Reaktionen in diesem Stadium nicht aufgestellt werden kann.

II. Lues II.

Bei Lues II, falls unbehandelt, werden 100 % oder nur um ein Geringes weniger positive Reaktionen beobachtet (vgl. Boas, R. Müller u. a. und die dort zusammengestellte Literatur); auch wir konnten bei unseren früheren und neuen Untersuchungen einen Prozentsatz von 100 konstatieren (vgl. Tabelle).

Wenn einige Untersucher, z. B. Wassermann und seine Mitarbeiter, einen weit geringeren Prozentsatz fanden, so liegt dies daran, daß sie alle Fälle von sekundärer Syphilis aufführen und keinen Unterschied machen zwischen behandelten und unbehandelten Fällen, sowie zwischen erstem Ausbruch und Rezidiv.

Daß unter dem Einfluß der Behandlung die Reaktion sich ändern und verlieren kann, wird später dargelegt werden, s. u. Einfluß der Behandlung; solche behandelte Fälle müssen besonders beurteilt werden.

Was die Rezidive angeht, so zeigen sie aus dem gleichen Grunde meist eine andere Reaktionsfähigkeit und müssen dann ebenfalls abgesondert werden.

Nachdem schon früher einige Untersucher gefunden hatten, daß die positive Reaktion beim ersten Ausbruch etwas häufiger ist als beim Rezidiv, hat Boas bei der Untersuchung seines außerordentlich großen Materiales (747 Fälle) die Fälle von sekundärer Syphilis in der Weise eingeteilt, daß er auf die eine Seite die mit erstem Ausbruch von Syphilis stellte nebst einigen wenigen mit wiederholtem Ausbruch, wo die Patienten früher nicht behandelt worden sind, im ganzen also alle absolut unbehandelten Fälle von sekundärer Syphilis, während er auf die andere Seite alle Rezidive brachte, die während früherer Ausbrüche, nicht aber während des gegenwärtigen, behandelt wurden; er fand die Reaktion bei völlig unbehandelter Syphilis II konstant (437 Fälle), bei Rezidiv von sekundärer Syphilis, welche früher behandelt worden sind, dann und wann ausbleibend (18 unter 310 Fällen); auch reagierte die unbehandelte Lues II durchgehends weit stärker als Ausbrüche, welche Rezidive einer früher behandelten Lues II sind.

Außer den Rezidiven, hier kurze Zeit nach spezifischer Behandlung, kommt eine negative Reaktion bei Lues nach R. Müller vor:

1. bei singulären oder nur sehr spärlich disseminierten, meist orbikulären Effloreszenzen makulösen oder papulösen Exanthems mit äußerst gutartigem klinischem Verlauf,

2. bei Fällen von Lues maligna körperlich auffallend herabgekommener und anämischer Menschen.

Was die Untersuchung der Zerebrospinalflüssigkeit bei Lues II angeht, so galt früher, daß sie hier stets negativ reagiert (Plaut, Boas und Lind u. a.).

Nach den weiteren Untersuchungen von Fränkel, Bergl und Klausner, Zaloziecki und Frühwald, Dreyfus, Wechselmann, Boas, Marcus, Levy, Bing, Altmann und Dreyfus, Knick und Zaloziecki u. a. kommt eine positive Reaktion in der Zerebrospinalflüssigkeit bei Lues II ohne zerebrale Symptome ab und zu, allerdings recht selten vor, dagegen sehr oft bei Neuro-Rezidiv; in letztgenannten Fällen ist daher die Zerebrospinalflüssigkeit neben dem Blutserum zu untersuchen.

III. Lues III.

Bei Lues III gilt, ebenso wie bei Lues II, daß in unbehandelten Fällen die positive Reaktion in fast 100 % zu erwarten ist. Wenn der Prozentsatz bei einzelnen Untersuchern geringer ist — er schwankt hier zwischen 100 und 90, auch weniger — so liegt das, worauf Boas hinweist, daran, daß auch hier die behandelten und unbehandelten Fälle nicht auseinandergehalten wurden. Boas, welcher seine Fälle entsprechend trennt, fand unter im ganzen 167 Fällen bei solchen mit völlig unbehandelten Tertiärsymptomen, d. h. wo die Kranken entweder überhaupt unbehandelt waren oder wo Behandlung nur während der sekundären Periode stattgefunden hatte (132 Fälle), die Reaktion fast konstant; sie fehlte nur bei drei Fällen von Hautsyphilis mit kleinen lokalisierten Manifestationen; auch S. und J. Nordentoft sahen einen Fall von tertiär-syphilitischen Geschwüren mit negativer W. R., welcher später Symptome von Dilatation der Aorta zeigte und dann wiederum negativ reagierte, aber auf spezifische Behandlung sich besserte; auch R. Müller konstatierte inkomplette bzw. negative Reaktion bei Lues III nur in wenigen Fällen, und zwar 1. bei oberflächlichen, gruppierten oder orbikulär angeordneten, ungemein gutartig verlaufenden Formen, nämlich bei den sog. Tubercula cutanea, hier aber auch nur in etwa 20 %, sowie bei isolierter Osteoperiostitis, 2. bei Lues maligna; Fischer beschreibt negative W. R. in drei Fällen von gänzlich unbehandelter tertiärer Lues, deren Natur durch die erfolgreiche spezifische Therapie sichergestellt war. Dagegen fand Boas bei solchen Fällen, in denen die tertiären Symptome früher behandelt waren (35), die Reaktion dann und wann fehlend, und zwar 9 mal. Die Fälle von unbehandelter Lues III reagierten durchgängig viel stärker als die mit behandelter; vgl. Boas, Markus u. a.; auch wir, die wir fast nur Fälle mit unbehandelten Tertiärsymptomen zur Untersuchung bekamen, können bestätigen, daß solche konstant positiv reagieren, und zwar bei der quantitativen Bestimmung (mit fallenden Dosen Antigen) ebenfalls stark; nur bei einer Reihe höchst verdächtiger Hautulzerationen und Periostiden glaubten wir die negative Reaktion nicht ohne weiteres gegen Lues verwerten zu dürfen (Lues latens?).

Die Zerebrospinalflüssigkeit reagiert bei Lues III stets negativ, nur bei luetischer Affektion des Zentralnervensystems, hier nach früheren Angaben selten, etwa bis 10 $^0/_0$, vgl. Plaut, Boas u. a., aber nach der Hauptmannschen Auswertungsmethode bis 100 $^0/_0$ positiv.

IV. Latenz.

Für die Latenz der Syphilis kann der Prozentgehalt der positiven Reaktion nur unbestimmt angegeben werden; er schwankt bei den einzelnen Untersuchern zwischen 10 und 80 $^0/_0$, beträgt durchschnittlich etwa 50 $^0/_0$, vgl. Boas, R. Müller u. a., nach unseren Untersuchungen 57,6 $^0/_0$, vgl. Tabelle. Bemerkenswert ist das häufige Vorkommen inkompletter Reaktion, bei uns häufiger als der kompletten.

Es bedingt nämlich einerseits die seit dem Ausbruch der manifesten Symptome verflossene Zeit, andererseits die durchgeführte Behandlung einen außerordentlich verschiedenen Effekt; im ganzen läßt sich sagen: Häufigkeit und Stärke der Reaktion ist in der Latenz bedeutend geringer als im manifesten Stadium.

Die meisten Untersucher teilen die latente Periode in zwei Abschnitte ein: Frühlatenz, umfassend die ersten drei bis vier Jahre, und Spätlatenz, umfassend die spätere Zeit. Aus den schon genannten Gründen unterscheiden sich beide Abschnitte bezüglich der Reaktionsergebnisse beträchtlich.

Einen Prozentsatz der positiven Reaktionen für die Frühlatenz festzustellen, hat wenig Zweck, da man je nach der Dauer der Krankheit und nach der durchgeführten Behandlung zur Zeit der Untersuchung ganz verschiedene Resultate erhalten kann. Praktisch wichtiger ist es, zu wissen, wie sich die Reaktion in der Spätlatenz verhält, wo die Reaktion gleichmäßigere Ergebnisse zeigt und deren Kenntnis für die Differentialdiagnose gegenüber andersartiger Affektion wissenswert erscheint. Hier ist im allgemeinen Häufigkeit und Stärke der Reaktion geringer als in der Frühlatenz; nach den vorliegenden Untersuchungen beträgt der Prozentsatz positiver, darunter oft auch inkompletter Reaktionen in der Spätlatenz etwa 50 $^0/_0$ oder weniger, vgl. Boas, R. Müller u. a.; wir, die wir meist Fälle der Spätlatenz zur Untersuchung bekamen, fanden einen ähnlichen Prozentsatz (s. o.).

Einzelne Untersucher unterscheiden weiter gut und schlecht behandelte Fälle. Die gut behandelten Fälle reagieren nach dem Gesagten viel seltener und schwächer als die nicht oder schlecht behandelten Fälle; nach den Untersuchungen von Basch, Citron, Lesser, Marcus, R. Müller, Bruck und Stern, Boas u. a. würde das Verhältnis der positiven Reaktion bei den gut und schlecht behandelten Fällen 1 : 3—4 betragen.

Die Zerebrospinalflüssigkeit kann bei latenter Syphilis gelegentlich positiv reagieren, speziell bei Neuro-Rezidiven oder anderen zerebralen Symptomen, vgl. Aßmann, Boas, Dreyfus, Wechselmann u. a., vielleicht auch im Vorstadium schwerer Prozesse in dem

zentralen Nervensystem, vgl. Altmann und Dreyfus, Nonne u. a.
Für derartige Fälle empfiehlt sich daher die Untersuchung der Zerebrospinalflüssigkeit neben der des Blutserums.

V. Tabes und Paralyse.

Die sog. metaluetischen Affektionen können in einem gewissen
Zusammenhange miteinander besprochen werden. Die Resultate der
einzelnen Untersucher sind hier nicht gleichmäßig und nicht unter-
schiedslos einwandfrei. Bei der Prüfung mit der W. R. sind hier verschiedene Momente zu beachten, aber nicht von allen Untersuchern
berücksichtigt worden, nämlich:

1. die Trennung in behandelte und unbehandelte Fälle,
welch beide nicht immer gleichmäßig reagieren;

2. die Anstellung von Paralleluntersuchungen mit Blutserum und Zerebrospinalflüssigkeit;

3. die Untersuchung der Zerebrospinalflüssigkeit nach
der Hauptmannschen Auswertungsmethode, nämlich in steigenden Dosen von 0,2 bis 1,0, da bei Wahl niedriger Dosen (z. B. 0,1 oder 0,2)
viele Reaktionen sich der Beobachtung entziehen.

Auf Vernachlässigung eines oder mehrerer dieser Momente ist wohl
die außerordentliche Verschiedenheit der Untersuchungsresultate der
einzelnen Autoren zurückzuführen. Weitere vergleichende Untersuchungen
erscheinen rätlich. Immerhin läßt sich folgendes Ergebnis der bisherigen Erfahrungen aufstellen:

a) Tabes dorsalis.

Bei Tabes ist die W. R. zuerst von Levaditi und Marie, bald
darauf von Schütze u. a. beschrieben worden, und zwar in der Zerebrospinalflüssigkeit; Citron, Nonne, Plaut u. a. verwandten zur Untersuchung das Blutserum, welches sie häufiger positiv fanden, als die Zerebrospinalflüssigkeit.

Der Prozentsatz der positiven Reaktionen bei Tabes schwankt
bei den einzelnen Untersuchern in weiten Grenzen. Im Blutserum beträgt der Prozentsatz meist zwischen 50 und 100, durchschnittlich 75^0,
vgl. Boas, R. Müller. Nonne und Holzmann berechnen nach einer
großen Zahl von eigenen Fällen und solchen aus der Literatur einen
Durchschnittwert von 70 %, Redlich (111 eigene Fälle) 67,5 %, Citron
60 bzw. 80 %, Boas (58 eigene und viele andere Fälle) 75 %, R. Müller
71,4 bzw. 83,4 % (468 eigene Fälle), wir 32,4 bzw. 66 %; eine Reihe
von Untersuchern einen geringeren, wenige einen höheren (z. B. Bonfiglio und Costantini, Mendel und Tobias, Wolff u. a. etwa
80—90 %). Oft ist die Reaktion schwach oder inkomplett.

Teilt man nun aber, worauf Citron bereits hinwies und was Boas
in seinen Fällen exakt darlegen konnte, die Fälle in behandelte und
unbehandelte, nicht nur bezüglich der ursprünglichen Syphilis,
sondern auch vor allem bezüglich der Tabes, so ergibt sich, daß die
positive Reaktion im Blutserum bei unbehandelten Fällen annähernd
100 %, dagegen bei den behandelten kaum 50 % beträgt, sowie
daß erstere durchgehends stärker reagieren als letztere (vgl. Boas).

Der Prozentsatz der positiven Reaktionen in dem Liquor galt früher als viel niedriger als der im Serum, vgl. Citron, Nonne, Plaut u. a. Seitdem aber nach der Hauptmannschen Auswertungsmethode untersucht worden ist, hat er sich als weit höher erwiesen. Während er nach der früheren Methode auf 5—10 $^0/_0$ berechnet wird (vgl. Holzmann), dürfte er nunmehr annähernd 100 $^0/_0$ betragen (vgl. Holzmann, Hauptmann u. a.). Wir fanden bei 17 Paralleluntersuchungen von Serum und Liquor

	—	?	+
Serum	7	6	5
Liquor . . . , .	6	2	9

und zwar dreimal bei der Auswertungsmethode des Liquor diesen bei 1,0 positiv bzw. stärker positiv als bei 0,1. Daraus ergeben sich folgende praktisch wichtigen Schlüsse:

Der Liquor reagiert in der Dosis 0,1 oder 0,2 bei Tabes selten (im Gegensatz zur Paralyse), dagegen in höheren Dosen auch fast konstant; der Liquor kann auch bei Tabes positiv reagieren, während das Blutserum negativ reagiert.

b) Paralysis progressiva.

Bei der Paralyse wurden die ersten Untersuchungen mit der W. R. von Wassermann und Plaut ausgeführt, welche den Liquor benutzten; weitere Untersuchungen mit Serum und Liquor stammen vor allem von Boas und Neve (243 eigene Fälle), Hauptmann, Lesser, Neue, Nonne, Nonne und Holzmann u. a.

Nach den meisten übereinstimmenden Untersuchungen (vgl. Holzmann, Boas), reagiert bei Paralyse das Serum in annähernd 100 $^0/_0$, der Liquor etwas weniger konstant, vgl. Holzmann 85 bis 100 $^0/_0$, Boas 95 $^0/_0$ (189 eigene und viele andere Fälle), R. Müller in 379 von 386 Fällen. Wir fanden bei 12 Fällen Blut und Liquor konstant und stark positiv. Hierbei sind nur diejenigen Untersuchungsresultate berücksichtigt, welche mit der Hauptmannschen Auswertungsmethode gefunden sind; bei Wahl einer Dosis von 0,1 reagiert die Paralyse viel seltener, bei Wahl einer Dosis 0,2 in etwa 50 $^0/_0$, also im Vergleich mit anderen syphilitischen Affektionen des zentralen Nervensystems recht häufig und stark (vgl. Boas). Während die englischen Autoren ähnliche Verhältnisse konstatierten, fanden die französischen den Liquor für die Untersuchung weit besser geeignet als das Serum, und zwar ersteren in einem ähnlichen Prozentsatz, letzteres aber in einem bedeutend niedrigeren reagierend.

Anmerkungen.

Aus den Untersuchungsresultaten der W. R. bei Tabes und Paralyse ergeben sich außer der Bedeutung der W. R. für die Diagnose dieser Krankheiten noch zwei praktisch wichtige Gesichtspunkte allgemeiner Natur:

1. Bei allen auf Syphilis verdächtigen Erkrankungen des zentralen Nervensystems soll neben dem Serum (dieses auch mit quantitativer Bestimmung) auch der Liquor untersucht werden, und zwar dieser nach der Hauptmannschen Auswertungsmethode.

2. Angesichts der Tatsache, daß die unbehandelte Tabes und Paralyse ebenso häufig wie die unbehandelte manifeste Lues II und III, nämlich konstant positiv reagiert, ist die schon von jeher ausgesprochene Vermutung (vgl. Fournier, Erb, Möbius, Strümpell u. a.), daß nämlich Tabes und Paralyse luetische bzw. metaluetische Erkrankungen sind, durch ein biologisches Experiment sichergestellt worden; es gilt also der Satz: Ohne Syphilis keine Tabes oder Paralyse.

VI. Lues hereditaria.

Für die hereditäre Syphilis ergibt sich nach den übereinstimmenden Untersuchungen zahlreicher Autoren (vgl. Boas) eine positive W. R. in manifesten und unbehandelten Fällen ebenso regelmäßig und zum mindesten ebenso stark (vielleicht stärker, vgl. Boas), wie für die erworbene Syphilis, und zwar sowohl bei den jüngeren Kindern wie auch bei den älteren (tardive Form).

Zur Methodik muß hier noch bemerkt werden, daß Lesser und Klages einen großen Teil der syphilitischen Neugeborenen nicht mit Alkoholluesleberextrakten, wohl aber mit dem Lesserschen Extrakt reagierend fanden; sie empfehlen daher hier, wie überhaupt, Untersuchung mit verschiedenen Extrakten, speziell mit durch verschiedene Extraktionsmittel (Alkohol und Äther) hergestellten.

Von großer praktischer Wichtigkeit (z. B. für Prognose und Therapie der Neugeborenen, Vorsichtsmaßregeln für die Umgebung, speziell für die Ammen usw.) wäre die Möglichkeit, bei der Untersuchung zur Zeit der Geburt aus dem Vorkommen oder Ausbleiben der W. R. sichere prognostische Schlüsse zu ziehen. Leider ist es aber nicht möglich, durch die W. R. bei der Geburt zu erfahren, ob ein Kind syphilitischer Eltern gesund oder krank ist, auch nicht durch die gleichzeitige Untersuchung des Blutes der Mutter auf W. R. und durch die anatomische Untersuchung der Nabelschnur (vgl. Boas). Die aus diesen Untersuchungen zu ziehenden Schlüsse haben nur beschränkte Bedeutung. Bei derartigen Feststellungen, bei welchen die betreffenden Kinder längere Zeit der klinischen Beobachtung und regelmäßigen Serumuntersuchungen, ferner auch das Blut der Mutter der W. R. zu unterwerfen ist, hat sich nämlich folgendes ergeben: Zwar bekommt die Mehrzahl der bei der Geburt positiv reagierenden Kinder syphilitische Manifestationen und die Mehrzahl der bei der Geburt negativ reagierenden bleibt gesund, aber es kommen nach beiden Seiten Ausnahmen vor, d. h. eine positive Reaktion kann erst einige Wochen nach der Geburt auftreten anläßlich der syphilitischen Erkrankung des Kindes, und umgekehrt verschwindet in einigen Fällen die positive Reaktion, wahrscheinlich ohne daß in diesem Falle das Kind jemals zu erkranken braucht; vgl. Bar und Daunay, Halberstädter, Müller und Reiche, Wechselmann u. a.

Die Mütter syphilitischer Kinder dürfen wohl stets als syphilitisch infiziert, und wenn sie keine Symptome darbieten, als latent syphilitisch betrachtet werden; denn sie reagieren in demselben Prozentsatz positiv wie die latent Syphilitischen überhaupt. Die meisten der von positiv reagierenden Müttern geborenen Kinder sind luetisch infiziert, aber keineswegs alle. Interessant ist eine Beobachtung von Cassoube, welcher bei Zwillingen zur Zeit der Geburt in einem Falle positive, im anderen Falle negative, acht Tage später in beiden Fällen positive Reaktion fand; vgl. auch R. Müller. Bezüglich der Erklärung der genannten Befunde sei auf die betreffenden Autoren verwiesen.

Die vergleichenden Untersuchungen der W. R. bei Mutter und Kind lassen nach Boas folgende Kombinationen von Untersuchungsresultaten aufstellen, welche der Übersicht wegen hier angeführt seien:

1. Mutter und Kind reagieren positiv; die Mutter ist nämlich syphilitisch und das Kind infiziert.

2. Mutter reagiert positiv, Kind negativ; die Mutter ist nämlich syphilitisch, aber nicht infektiös, und das Kind bleibt gesund.

3. Mutter reagiert negativ, Kind positiv; die Mutter ist nämlich syphilitisch und infektiös, aber nicht reagierend (infolge kürzlicher Behandlung, vielleicht auch infolge Geburtsakts), und das Kind wird gleichwohl infiziert.

4. Mutter und Kind reagieren negativ; die Mutter ist nämlich zwar syphilitisch, aber nicht infektiös, auch nicht reagierend, und das Kind bleibt gesund.

3. Einfluß spezifischer Behandlung auf das Reaktionsergebnis.

Ein Einfluß der spezifischen Behandlung auf den Ausfall der W. R. ist in den meisten Fällen erkennbar. Derselbe zeigt sich nicht nur qualitativ, d. h. in der Umänderung der negativen Reaktion in eine positive, sondern auch, und zwar oft schon früher, quantitativ, d. h. in einer weniger starken Reaktion; um letztere Wirkung und damit den Einfluß der Behandlung in ihrem ganzen Umfange zu erkennen, ist eine quantitative Bestimmung der Reaktion notwendig (s. o.).

Der Einfluß der spezifischen Behandlung auf den Ausfall der W. R. soll im folgenden nur durch eine kurz gefaßte Übersicht der praktisch wichtigen Tatsachen dargestellt werden, soweit sie für die Beurteilung der Reaktion hinsichtlich der Diagnose, sowie Prognose und Therapie seitens des Praktikers zu wissen notwendig ist.

Was die verschiedenen spezifischen Heilmittel der Syphilis angeht, so erweisen sie sich in genannter Beziehung alle wirksam, wenn auch nicht in gleicher Stärke und mit gleichem Dauereffekt, und zwar: ziemlich schwach und langsam wirkend das Jodkali, recht deutlich das Quecksilber in allen seinen gebräuchlichen Präparaten und Anwendungsformen, wenn auch in diesen nicht gleichmäßig, am schnellsten, kräftigsten und vielleicht (?) auch anhaltendsten der Arsenik, speziell das Salvarsan.

Der Einfluß der spezifischen Therapie zeigt sich gewöhnlich darin, daß eine positive Reaktion schwächer oder negativ wird; dabei scheint ein Unterschied bei den einzelnen Stadien der Syphilis zu bestehen, und zwar scheint Lues I und II am meisten, Lues III weniger, desgleichen auch Spätlatenz, am schlechtesten die metaluetischen und vor allem die hereditäre Affektion beeinflußt zu werden. Die durch eine spezifische Kur schwächer bzw. negativ gewordene Reaktion kann aber später wieder stärker bzw. positiv werden, auch bei wiederholtem negativem Befunde und noch nach Jahren, und zwar fast stets, wenn ein Rezidiv eintritt, und zwar hier ev. Wochen vor diesen Eintritt.

Die Wirkung auf das Reaktionsergebnis pflegt sich erst nach einiger Zeit, gewöhnlich nicht vor Wochen, einzustellen. Dabei spielt das Stadium der Erkrankung (s. o.), ferner auch der Stärkegrad der Reaktion vor der Behandlung eine Rolle. Das Optimum der therapeutischen Reaktionsbeeinflussung tritt erst allmählich ein. Die Zeit der Blutentnahme zur Beurteilung einer stattgehabten Therapie ist demgemäß zu berechnen, gewöhnlich nicht vor 10—12 Wochen nach beendeter Kur, vgl. R. Müller. Der Einfluß der Behandlung zeigt sich nicht nur in einer momentanen, sondern auch in einer Dauerwirkung; daher reagieren gut behandelte Fälle weniger häufig und weniger stark als schlecht oder nicht behandelte; Art des Heilmittels und Anzahl der Kuren sind dabei von Bedeutung.

In einigen Fällen wird umgekehrt während oder nach der Kur eine negative Reaktion positiv oder eine schwach positive stärker positiv; dies geschieht wahrscheinlich nicht wegen, sondern trotz der Behandlung (vgl. Boas). Außerdem kommt diese Erscheinung in Form der sog. biologischen Reaktivierung der W. R. durch eine sog. provokatorische Behandlung vor, und zwar sicher nach Salvarsaninjektion (vgl. Gennerich, Milian, ferner auch Faber, Goldenberg, Gurari, Heuck, Iversen, Kaliski, Lange, Marschalkó, R. Müller, Tuschinsky und Iwaschenzow, Werther u. a.), vielleicht auch nach Quecksilberbehandlung; man nimmt zur Erklärung hierfür einen ähnlichen Vorgang an, wie für stärkeres Hervortreten eines syphilitischen Ausschlages nach Salvarsaninjektion bei der sog. Herxheimerschen Reaktion. Praktische Verwendung kann die provokatorische Salvarsaninjektion unter Umständen in Fällen von latenter Lues mit negativer W. R. zur Diagnose, sowie zur Kontrolle der Therapie (hier zur Prüfung für die Dauerhaftigkeit der vermuteten Ausheilung) finden. Auch durch die Luetinreaktion, d. h. intrakutane Impfung mit abgetötetem Material von Noguchi kann die Umwandlung der negativen bzw. schwach positiven Reaktion in eine positive bzw. stärker positive erfolgen. Vgl. Ascoli, Benedek, Fagiuoli und Fisichello, Müller und Stein (nach diesen jedoch nur, wenn der Patient Reagine bildet und wenn die Luetinreaktion positiv ausfällt).

Aus dem Gesagten ergibt sich als praktische Folgerung für die Serumdiagnostik der Syphilis: Behandelte Fälle sind hinsichtlich des negativen Ausfalles und hinsichtlich der Stärke der Reaktion mit Vorsicht zu beurteilen. Ganz besonders gilt dies für Lues II und III, sowie Tabes, welche bei unbehandelten Fällen nahezu konstant positiv reagieren; hier darf also bei negativer Reaktion Syphilis nur ausgeschlossen werden, wenn keine spezifische Behandlung stattgefunden hat. Bei Verwendung der Reaktion zur Diagnose darf einige Zeit, gewöhnlich 6 Wochen vorher, keine spezifische Behandlung erfolgt sein; andernfalls ist die Reaktion bei negativem oder fraglichem Ausfall nach entsprechender Pause zu wiederholen. Umgekehrt kann es geraten sein, in verdächtigen Fällen, z. B. bei latenter Syphilis, zu versuchen, durch eine (provokatorische) Salvarsaninjektion oder Luetinreaktion einen Ausschlag hervorzurufen. Hinsichtlich Prognose und Therapie s. u.

4. Verwertbarkeit und Bedeutung der W. R. für die Klinik.

a) Verwertbarkeit und Bedeutung der W. R. für die Diagnose, speziell auf chirurgischem Gebiet.

Die Verwertbarkeit der W. R. für die Diagnose der Syphilis ergibt sich aus dem Vorstehenden, speziell aus dem, was über das Vorkommen der Reaktion bei den einzelnen Krankheitsformen und -stadien der Syphilis und über den Einfluß der spezifischen Behandlung auf das Reaktionsergebnis gesagt ist. Sowohl hinsichtlich Spezifität wie Konstanz muß danach die Untersuchungsmethode als eine sehr leistungsfähige bezeichnet werden; nochmals aber sei hier betont, daß die Voraussetzung dazu eine absolut zuverlässige Methodik und eine vorsichtige Beurteilung ist.

Im engsten Zusammenhang mit der Verwertbarkeit steht die Bedeutung der Reaktion für die Klinik. Wie bedeutungsvoll eine derart leistungsfähige Untersuchungsmethode bei einer Krankheit, wie der Syphilis, ist, ergibt sich aus der Natur der Krankheit von selbst. Handelt es sich doch bei der Syphilis um ein Leiden, welches einesteils außerordentlich weit verbreitet und leicht ansteckend, zudem für den Träger wie für dessen Umgebung, speziell Frau und Kinder mit traurigsten Folgen verbunden ist, welche anderteils in vielen Fällen absichtlich oder unabsichtlich vom Patienten geleugnet wird, dabei in allen Organen schwere Krankheitsprozesse hervorrufen kann, welche oftmals nicht erkannt und mit harmlosen oder aber mit noch bedenklicheren, ev. verstümmelnde Operationen erheischenden Affektionen verwechselt werden können; dazu kommt noch, daß die anderen Untersuchungsmethoden, wie therapeutischer Heileffekt, unter Umständen nicht erst abgewartet werden dürfen, oder wie dieser und andere, z. B. Luetinreaktion, Röntgen usw. nicht zum Ziele führen.

Mit Rücksicht auf ihre große praktische Wichtigkeit müssen wir daher die klinische Verwertbarkeit und Bedeutung der W. R. näher erörtern. Eine ganz besondere Berücksichtigung soll dabei das chirurgische Gebiet finden. Da eine scharfe Grenze für die einzelnen Spezialdisziplinen bei der W. R. als einer diagnostischen Methode nicht durchführbar ist, ordnen wir den Gegenstand nach den einzelnen Organen bzw. Krankheitsgruppen, das chirurgisch Interessante dabei jedesmal besonders hervorhebend. Die Literatur über die praktische Bedeutung der W. R. ist zu umfassend, als daß sie hier ausführlich besprochen werden könnte; jedoch werden bei den einzelnen Krankheitsgruppen die für den Praktiker interessanten und zugänglichen Arbeiten namhaft gemacht.

Der natürlichen Reihenfolge nach beginnen wir die Besprechung der praktischen Bedeutung der W. R. für die klinische Diagnose mit der Lues I und Lues II, welche zusammen vorwiegend in das Gebiet der Dermatologie gehören. Es folgt Lues III und Lues latens, in welchen Stadien die W. R. die größte Bedeutung für alle praktischen Zweige der Medizin besitzt, speziell auch für die Chirurgie, ferner für die Gynäkologie und Geburtshilfe, Augenheilkunde, Oto-, Rhino- und Laryngologie und innere Medizin. Tabes und Paralyse werden mit der tertiären Lues des Zentralnervensystems zusammen als Hauptgegenstände der Neurologie behandelt. Den Schluß bildet die Lues hereditaria, deren Bedeutung besonders für die Kinderheilkunde gewürdigt werden soll.

Lues I.

In dem ersten Stadium der Syphilis tritt der Wert der W. R. vor dem Spirochätennachweis zurück, welcher viel früher, oft mehrere Wochen eher, gelangen kann. Jedoch wird die W. R. mit Vorteil daneben herangezogen: sie ist von besonderem Werte in Fällen, wo keine Spirochäten gefunden wurden oder wo deren Nachweis nicht möglich ist, z. B. bei Phimose, bei Ausheilung oder Exstirpation eines zweifelhaften Geschwürs, wenn die Sekundärerscheinungen lange auf sich warten lassen, auch bei extragenitalem Sitz des Primäraffektes, z. B. bei skleroseähnlichen Erosionen an den Fingern von Hebammen und Ärzten, ferner an Lippen, Tonsillen, Mamma u. a.; von Wichtigkeit kann die W. R. auch bei klinisch sichergestellter Sklerose sein, um über die Einleitung einer Präventivkur zu entscheiden. Differentialdiagnostisch kommen folgende Affektionen in Betracht: Ulcera venerea, besonders solche, welche infolge einer Behandlung infiltriert und hart geworden sind, Ulcus gangraenosum, periurethrale gonorrhoische Infiltrationen, gewöhnliche Ulzerationen, welche infolge Ätzung infiltriert und hart geworden sind, Herpes genitalis, infiltrierte Krätzepapeln, Karzinom, Gumma u. a.

Hinsichtlich der Beurteilung der W. R. bei Lues I gilt: Maßgebend für die Entscheidung ist stets das Alter der Sklerose zur Zeit der Untersuchung. Positive Reaktion beweist Syphilis; sie beweist allerdings nur, daß der betreffende Mensch Syphilitiker ist, nicht aber, ob Induration vorliegt; die positive Reaktion kann nämlich auch bei Gumma, Ulcus molle, Karzinom u. a. eines bereits früher syphilitisch

Infizierten vorkommen. Die Stärke der Reaktion und der Befund bei wiederholter Untersuchung kann den Fall aber weiter klären: Bei Gumma ist die Reaktion, falls keine spezifische Behandlung stattgefunden hat, stark positiv, dagegen bei Sklerose in den ersten Wochen negativ oder schwach positiv; bei latenter Lues und bei Sklerose kann die Reaktion beide Male schwach positiv sein; während sie aber bei Latenz sich ziemlich stabil verhält, erweist sie sich bei der Sklerose als allmählich ansteigend. Erwähnt werden muß, daß von einigen Autoren bei Ulcus molle und non venereum mit und ohne Leistendrüsenentzündung vorübergehend, ev. sogar über Wochen, positive Reaktion beobachtet worden ist. Außer für die Diagnose hat die positive Reaktion auch Wert für die Einleitung einer Behandlung. Hinsichtlich der negativen Reaktion ist ebenfalls das Alter des verdächtigen Geschwürs zur Zeit der Untersuchung maßgebend: in den ersten 6 Wochen nach der Infektion, bzw. in den ersten 2—3 Wochen des Ulcus beweist negative Reaktion nichts, da zu dieser Zeit die Sklerosen wohl stets negativ reagieren; später: in der 7.—9. Woche spricht die negative Reaktion gegen Sklerose, da um diese Zeit die Primäraffekte wohl alle mehr oder weniger positiv reagieren; von der 9. Woche an ist die negative Reaktion mit größter Wahrscheinlichkeit gegen die Diagnose Syphilis zu verwerten. Die Wiederholung der Untersuchung und ein Ansteigen der Reaktion gibt weitere Aufklärung.

Lues II.

In der sekundären Periode der Syphilis hat die W. R. besonderen Wert in den Fällen, wo nur ein einzelnes oder wenige Symptome für Syphilis vorhanden sind, z. B. spärlich und fast vergangene Papeln, bzw. Exantheme, Epithelverdickungen der Mundschleimhaut, Muskelerkrankung, Periostitis, Iritis, Haarschwund, Nagelerkrankung, Kopfschmerz oder unbestimmte Schmerzen in Knochen, Gelenken, Muskeln oder Sehnen, Störungen des Allgemeinbefindens.

Von Krankheiten, welche mit sekundärer Syphilis verwechselt werden (namentlich von ungeübten Untersuchern oder bei verwischtem Krankheitsbilde, nach Salbenbehandlung u. dgl.) kommen in Betracht: Exantheme nach Medikamenten, solche nach anderen Infektionen (wie Masern und Scharlach), Herpes, Lupus vulgaris, Lupus erythem., Ekzem, Urtikaria, Akne, Erythema nodosum, Pityriasis versicolor, Pityriasis rosea, Psoriasis (!), Lichen ruber, Lichen scrophulosum, Skabies, Maculae bei Filzläusen, Kondylome, Affektionen der Schleimhaut der Mundhöhle etc., z. B. Angina katarrh., Angina Plaut-Vincent, Geschwüre usw., Nagelaffektionen, fleckförmiger cikatrizieller Haarschwund, Alopecia areata, Herpes tonsurans u. a. Bei der Beurteilung der W. R. bei Lues II muß man zwischen behandelten und unbehandelten Fällen unterscheiden. Der positive Ausfall spricht für Lues, der stark positive Ausfall für sekundäre Manifestationen, da bei latenter Lues, z. B. bei Alopecia areata, Psoriasis eines latenten Syphilitikers, vgl. Boas, die Reaktion schwächer ist. Die negative Reaktion schließt bei unbehandelten Fällen Lues aus; Ausnahmen kommen nur in seltenen

Fällen vor, nämlich 1. bei kleinen lokalisierten Manifestationen, also bei singulären oder nur sehr spärlich disseminierten, meist orbikulären Effloreszenzen mit gutartigem Verlaufe und 2. bei malignen Fällen herabgekommener und anämischer Menschen vgl. R. Müller; Entsprechendes gilt auch für die schwach positive Reaktion.

Bei behandelten Fällen, wenigstens bei solchen, bei denen die Behandlung kürzlich stattgefunden hatte, ist gewisse Vorsicht am Platze; zwar spricht die negative Reaktion auch hier mit großer Wahrscheinlichkeit gegen Syphilis; weitere Klärung ist aber durch die Wiederholung der Reaktion nach einiger Zeit (zwei Wochen) zu schaffen, da die Reaktion dann auch hier meist positiv ist.

Lues III.

Für die Beurteilung der Reaktion bei Lues III gilt Ähnliches wie bei Lues II. Man muß auch hier bei negativer Reaktion zwischen behandelten und nicht behandelten Fällen unterscheiden. Bei unbehandelter Lues III schließt, da die Reaktion nahezu konstant, und zwar stark positiv ist, negative Reaktion Syphilis mit nahezu vollkommener Sicherheit aus; nur einzelne Fälle, z. B. kleine lokalisierte Manifestationen von Hautsyphilis oder Osteoperiostitis, sowie Fälle von Lues maligna, bilden wahrscheinlich Ausnahmen; auch schwache Reaktion spricht gegen Manifestation von unbehandelter Lues III und für sonstiges Leiden bei gleichzeitiger latenter Lues. Bei behandelten Fällen hat die negative Reaktion keine entscheidende Bedeutung, und zwar noch weniger als bei Lues II, da sie bei Lues III noch häufiger fehlt; auch wenn die Reaktion bei wiederholten Untersuchungen vermißt wird, kann trotzdem das betreffende Leiden von einer behandelten und im übrigen geschwundenen Syphilis herrühren z. B. Zerstörungen im zentralen Nervensystem, Erweiterung der Aorta u. a.

Die positive Reaktion beweist zwar Syphilis, es muß aber namentlich bei Lues III besonders beachtet werden, 1. daß die positive Reaktion nichts über das Stadium der Syphilis aussagt, d. h. ob Lues I oder III oder hereditaria oder Metalues, z. B. kann eine Induration ebenso wie ein Gumma positiv reagieren, meist aber schwächer und bei nachfolgender Untersuchung stärker werdend, ferner 2. daß die positive Reaktion keine Organdiagnose stellt und die Syphilis sich mit andersartigen Affektionen, besonders häufig mit Tuberkulose und Karzinom, kombinieren kann, und zwar auch an demselben Organ, z. B. kann ein latenter Luetiker mit Karzinom des Gesichts oder der Zunge, ebenso wie ein Gummatragender positiv reagieren, meist allerdings schwächer. Für beide genannten Fälle gilt nämlich, daß die W. R. nur die allgemeine, nicht aber die lokale Diagnose gibt. Allerdings kann der Stärkegrad der Reaktion (quantitative Bestimmung), bei Affektionen des Zentralnervensystems auch die Untersuchung des Liquors weiteren Aufschluß bringen; in solchen Fällen darf die W. R. jedoch nicht allein entscheiden, vielmehr sind die klinische Beobachtung und sonstigen Untersuchungsmethoden heranzuziehen.

Lues latens.

Für die Beurteilung der W. R. im Latenzstadium der Syphilis gilt: Nur die positive Reaktion ist von entscheidender Bedeutung, und zwar hier auch die schwach positive; dabei spricht eine schwach bzw. nicht stark positive Reaktion (quantitative Bestimmung der Reaktionsstärke!) mit großer Wahrscheinlichkeit für latente und gegen manifeste Syphilis, falls diese nicht spezifisch behandelt ist. Handelt es sich also, wie nicht selten, bei einem nachweislich oder vermutlich syphilitisch Infizierten um die Differentialdiagnose eines unbehandelten, manifesten Leidens, welches, falls luetisch, stark positiv reagieren müßte, so kann auf Grund einer nur schwach positiven Reaktion als höchst wahrscheinlich angenommen werden, daß keine luetische Manifestation, sondern ein andersartiges Leiden, z. B. Karzinom, bei einem latenten Luetiker vorliegt. Diese praktisch wichtige Tatsache soll weiter unten durch Beispiele belegt werden (z. B. Zungen- oder Gesichtskarzinom eines latenten Luetikers, von anderer Seite auf Grund positiver W. R. als Gumma angesehen, von uns durch Nachweis eines schwachen Ausschlags als nicht luetisch erkannt, vgl. auch R. Müller: Fall von Lebererkrankung bei einem behandelten Luetiker, klinisch als Leberlues, aber auf Grund schwach positiver Reaktion als nicht luetisch bezeichnet).

Die negative Reaktion schließt latente Syphilis nicht aus, da sie hierbei häufig vermißt wird; auch wiederholte negative Reaktion stützt zwar die Vermutung, daß keine Syphilis vorliegt, beweist sie aber keineswegs. Bei negativer Reaktion, auch bei wiederholter, kann der Patient sehr wohl infiziert sein, übrigens auch noch schwer erkranken und Andere anstecken; des weiteren wird die Bedeutung der W. R. im Latenzstadium für Prognose und Therapie später im Zusammenhang besprochen. Handelt es sich um Beantwortung der Frage, ob ein s. Z. akquiriertes Ulkus, welches ohne Allgemeinerscheinungen blieb und unbehandelt ausheilte, luetischer Natur war, so wird auch nur positiver, bzw. schwach positiver Ausfall der Reaktion als beweisend verwertet werden können; immerhin wird, da hier unbehandelte Lues in Frage steht, auch negativer Ausfall als wichtig gelten dürfen, zumal wenn er bei wiederholter Untersuchung in längeren Zwischenräumen nachweisbar ist.

Die Erscheinungen der 1. und 2. Periode der Syphilis, sowie z. T. auch die tertiären Affektionen der Haut und Schleimhäute gehören vorwiegend in das Gebiet der Dermatologie. Über Erfahrungen mit der W. R. in der Dermatologie berichten folgende Autoren: Bauer, Bauer und Meier, Blaschko, Blumenthal, Boas, Bruck, Bruck und Stern, Buschke, Donagh, Dreuw, Feuerstein, Fischer, Fischer und Meier, Fleischmann, Frühwald, Gaston, Gaston und Lebert, Gavini, Gennerich, Groß und Volk, Hauck, Hecht, Hoehne, Hoffmann, Jesionek, Kiß, Lesser, Malinowsky, Meier, Michaelis, Milian, Mühsam, R. Müller, Neißer, Selenew, Selter und Grouven, Verotti, Werther u. a.

Im übrigen beansprucht die W. R., namentlich bei Lues III und Lues latens, ferner auch bei den metaluetischen Erkrankungen und der

Lues hereditaria das Interesse eines jeden Praktikers; hier ist es, wo die Serumdiagnostik der Syphilis ihre Triumphe feiert.

Von chirurgischer Seite liegen bisher — wohl aus begreiflichen Gründen — nur eine beschränkte Anzahl von eigenen Untersuchungen vor, nämlich von folgenden Autoren

Karewski	28	Fälle,
Coenen	70	,,
Baetzner	120	,,
Wolfsohn	62	,,
Kreuter und Pöhlmann . . .	180	,,

Diese Verff. stellten Paralleluntersuchungen nach der Originalmethode mittelst des Kolleschen Verfahrens und nach der Modifikation von Stern an, welche sie einfach und gut fanden, aber auch mit quantitativer Bestimmung ausgeführt wissen wollen.

Thilenius	96	Fälle,
Wwedenski	170	,,

Außerdem findet sich u. a. diagnostisches Material bei manchen anderen Autoren, namentlich solchen, welche Leichensera untersuchten (Pick und Proskauer, Reinhart u. a.), ferner bei Fabian u. a. m.

Alle diese Autoren sprechen ihre Zufriedenheit mit der W. R. aus. Der Prozentsatz der positiven Fälle soll hier nicht im einzelnen angegeben werden; er ist auch verschieden, je nachdem es sich um manifeste oder latente, behandelte oder unbehandelte Lues usw. handelt; die genannten Untersuchungen decken sich jedenfalls mit dem in den vorigen Ausführungen Vermerkten, namentlich in dem Punkte, daß die generalisierte, manifeste und unbehandelte Lues konstant positiv reagiert (bis auf vielleicht wenige Fälle von kleinen lokalisierten Affektionen der Haut), und daß die W. R. für Syphilis als charakteristisch gelten kann (bis auf wenige leicht ausschließbare Krankheiten, s. o. Spezifität). Des weiteren betonen die genannten Autoren in Übereinstimmung den hohen Wert der W. R. für die Syphilisdiagnostik, speziell auch auf chirurgischem Gebiet; derselbe wird um so höher bewertet, als die Anamnese und die Klinik, speziell auch die anderen Untersuchungsmethoden oft im Stiche lassen.

Im Anschluß an seine Mitteilungen über Untersuchungen mit der W. R. in der Chirurgie widmet Karewski eine besondere Abhandlung der chirurgischen Syphilis, welche den Wert der W. R. für die Chirurgie recht beleuchtet; wie er ausführt, ist es eine ganze Reihe von pathologischen Zuständen syphilitischer Natur, welche mit sehr bedenklichen Affektionen anderer Art (Tuberkulose, malignen Tumoren u. a.) verwechselt werden und einen Eingriff des Operateurs zu verlangen scheinen; auch ist von Bedeutung, daß die Lues kein Organ des menschlichen Körpers verschont; manche entstellende und verstümmelnde Operation kann vermieden werden, wenn die luetische Natur der Krankheit, welche anamnestisch und symptomatisch oft schwer zu erkennen ist, beizeiten aufgedeckt wird.

Differentialdiagnostisch kommen auf chirurgischem Gebiete vor allem die malignen Tumoren, ferner die Tuberkulose und schließlich sonstige chronische Infektionen in Betracht, worüber, ehe wir auf die Erkrankungen der einzelnen Organe eingehen, einige allgemeine Bemerkungen vorausgeschickt seien.

Von den Tumoren sind es in erster Linie die malignen, nämlich Karzinom und Sarkom, ferner Nierentumoren, Hirntumoren u. a., deren Abgrenzung gegenüber syphilitischen Erkrankungen oft auf Schwierigkeiten stößt, durch die W. R. aber unterstützt werden kann und muß. Ganz besonders ist die Serumdiagnostik von Wert für Fälle, wo eine Probeexzision nicht gemacht werden kann, oder wo die histologische Diagnose keine Entscheidung zuläßt; letzteres ist namentlich der Fall bei der Differentialdiagnose zwischen Lues und Sarkom, was schon Virchow, v. Hansemann u. a. betonten (,,Sarcoma lueticum‘‘), neuerdings Coenen, Karewski, Pick und Proskauer u. a., unter Umständen auch bei der Differentialdiagnose zwischen Gumma und Kankroid, indem, wie Karewski bemerkt, an der Grenze alter gummöser Gebilde kankroidähnliche Stellen auftreten können, so daß von den Randpartien entnommene Teile ohne Beweiskraft sind. Der therapeutische Heileffekt tritt nicht immer hervor. Bei Knochenaffektion läßt auch die Röntgenuntersuchung öfter im Stich. Über die verschiedenen bei malignen Tumoren beschriebenen Reaktionen (wie die von Abderhalden u. a.) liegen noch nicht genügend Erfahrungen vor, ob sie als zuverlässig angesehen werden dürfen. Andererseits wird man die genannten Untersuchungsmethoden um so weniger vernachlässigen dürfen, ebenso wie die für Lues charakteristischen (wie therapeutischen Heileffekt, Luetinreaktion u. a.), als maligne Tumoren und Syphilis sich kombinieren können, ev. auch in demselben Organe. Eine positive W. R. besagt nun aber nur, daß der betreffende Mensch Syphilitiker, nicht aber ob sein in Rede stehendes Leiden syphilitisch ist. Die quantitative Bestimmung kann solche Fälle weiter klären: starke Reaktion spricht für manifeste Lues, falls nicht durch Behandlung die Reaktion geschwächt ist, schwache für latente Lues; jedoch ist hierbei nur eine Wahrscheinlichkeitsdiagnose angängig. Von großer Wichtigkeit ist die durch andere und eigene Untersuchungen festgestellte Tatsache, daß eine Reaktion bei Tumoren nur vorkommt bei gleichzeitiger Syphilis, daß also die Tumoren nicht unspezifisch reagieren, da andernfalls die W. R. bei ihnen nicht brauchbar wäre. Fälle von Kombination von malignem Tumor und Syphilis sind von verschiedenen Autoren mit Rücksicht auf die differentialdiagnostische Schwierigkeit beschrieben worden, so von Coenen (zwei Fälle maligner Tumoren mit positiver W. R., welche durch hereditäre Syphilis zu erklären war), Baetzner, Bruck (Zungenkarzinom bei Luetiker), Boas (Gesichtskarzinom bei Luetiker); auch wir beobachteten mehrere Fälle von Karzinom an der Stirn, Zunge u. a. bei latenten Luetikern, wo, zum Teil auf Grund positiver W. R., antiluetisch behandelt war, aber ohne Erfolg, bis auf Grund der quantitativen Bestimmung u. a. die Lues als latent (schwach reagierend) erwiesen und schon auf diese Weise die Diagnose Karzinom wahrscheinlich gemacht wurde. Auch in demselben Organe kann sich Tumor und Syphilis kombinieren, z. B. Luesnarbe und Karzinom der Zunge, Lues und Karzinom des Kehlkopfes, der Lunge u. a.

Für die Tatsache der Kombination von Lues und malignem Tumor, speziell Karzinom ist bemerkenswert, daß die Syphilis ebenso wie andere chronische Entzündungen (vgl. Theilhaber) eine besondere Vorbereitung für die Entwickelung von malignen Tumoren zu setzen scheint, und zwar wahrscheinlich teils durch Gewebsinvolution, teils durch Gefäßveränderungen; ganz besonders wird dies von jeher für die Lokalisation in Mundhöhle, Zunge, Speiseröhre u. a. angenommen; der Ausfall der W. R. spricht zum Teil für diese Annahme, vgl. Coenen, Massini (bei Speiseröhrenkarzinom öfters positiver Ausfall), Fränkel (unter 374 Karzinomen bei 34 = 9 $^0/_0$, speziell unter 23 Zungenkarzinomen bei 11 = 45 $^0/_0$) u. a., andere Untersucher (Boas, Brüggemann, Eliasberg, Ritz und Sachs, Sonntag u. a.) fanden positive W. R. seltener. Freilich gelingt es mit Hilfe der W. R. nicht, die Frage nach dem Zusammenhang zwischen Syphilis und Karzinom restlos aufzuklären, da die W. R. nur bei der manifesten Syphilis konstant ist, dagegen fehlt, wenn die ursprüngliche Syphilis energisch behandelt oder latent bzw. geschwunden ist, wie solches in genannten Fällen oft genug der Fall sein kann.

Von welch großer Bedeutung die W. R. für die Differentialdiagnose zwischen Syphilis und malignem Tumor ist, wird durch Beispiele weiter unten erläutert werden. Hier sei im allgemeinen nur auf zwei fundamentale Tatsachen aufmerksam gemacht: Bei fälschlicher Annahme eines malignen Tumors wird ev. eine große und gefährliche, unter Umständen entstellende oder verstümmelnde Operation unternommen, oder gar in der Annahme eines inoperablen Tumors die Prognose als infaust erklärt, während tatsächlich durch eine spezifische Behandlung Heilung erzielt werden kann; solche Fälle betreffen namentlich Krankheiten von Gehirn, Magen, Speiseröhre, Zunge, Mamma, Extremitätenknochen u. a.; wie Coenen bemerkt, ist vor Einführung der W. R. wohl manchmal eine Amputation beabsichtigt oder gar ausgeführt worden wegen vermeintlichen Sarkoms, wo tatsächlich ein Knochengumma vorlag; bei Krankheiten der Speiseröhre oder des Magens wird ev. eine größere Operation ausgeführt oder eine schlechte Prognose gestellt; Karewski erwähnt auch einen Fall, wo bei verkannter luetischer Speiseröhrenverengerung die Ösophagoskopie den letalen Ausgang bedingte. Auch die Tatsache, daß manches Sarkom durch Schmierkur oder Arsen geheilt worden ist, beruht vielleicht zum Teil auf einer irrtümlichen Diagnose, welche durch die Anstellung der W. R. wahrscheinlich vermieden worden wäre, vgl. Karewski, Coenen, Fabian. Umgekehrt wird bei fälschlicher Annahme von Lues mit der antisyphilitischen Behandlung ev. kostbare Zeit verloren, während welcher der maligne Tumor weiter wachsen, Glied oder Leben gefährden oder gar inoperabel werden kann.

Für die Tuberkulose gilt Ähnliches wie für die malignen Tumoren. Auch hier muß an die Kombination von Lues und Tuberkulose gedacht werden. Die Kombination ist anscheinend besonders häufig (Letulle, Bergeron und Lépine fanden bei 346 Tuberkulösen 64 positive und 8 zweifelhafte Reaktionen; z. B. besteht oft eine Gelenk- oder Drüsentuberkulose bei einem latent Syphilitischen oder ein syphilitischer Herd neben einer Lungentuberkulose), auch an demselben Organe (z. B. in Kehlkopf, Lunge u. a.); das Vorkommen solcher Kombinationen ist bei der häufigen Verbreitung der beiden Krankheiten nicht weiter zu verwundern und wird vielleicht begünstigt durch die sexuelle Veranlagung der Schwindsüchtigen, in demselben Organ auch durch die Gewebsschädigung. Bei solcher Kombination von Lues und Tuberkulose ist die Entscheidung unter Umständen sehr schwierig, z. B. bei einer Lungenaffektion die Entscheidung, ob Lungentuberkulose bei einem latent Syphilitischen, oder aber, ob Lungensyphilis neben Tuberkulose besteht. In solchen Fällen kann ev. die quantitative Bestimmung den Fall weiter aufklären, indem ein starker Ausfall der W. R. für manifeste Lues, also bei Ausschluß anderer manifester Herde für die luetische Natur des in Rede stehenden Leidens spricht, schwacher Ausfall der Reaktion dagegen für latente Lues, vorausgesetzt, daß die Reaktionsfähigkeit nicht durch spezifische Behandlung vermindert ist; jedoch ist ein derartiger Schluß nur mit Vorsicht erlaubt; im übrigen muß vor allem die klinische Beobachtung und die sonstigen Untersuchungsmethoden berücksichtigt werden (nämlich Vor- und Familiengeschichte, Nachweis sonstiger Herde, Tuberkulosereaktion, Bazillennachweis, chemische und mikroskopische Untersuchung von Auswurf, Harn, Stuhl u. a., histologische Untersuchung, Röntgen u. a.; freilich lassen diese Untersuchungsmethoden nicht selten im Stich, z. B. Bazillennachweis, Röntgen u. a., oder sind nicht angängig, z. B. histologische Untersuchung; bei gleichzeitigem Bestehen von Lues und Tuberkulose sind sie auch nicht immer beweisend, z. B. Tuberkulinreaktion, Bazillennachweis u. a.).

Außer malignen Tumoren und Tuberkulose kommen differentialdiagnostisch gegenüber Syphilis noch sonstige chronische Entzündungen in Betracht, nämlich chronische Eiterungen, Fremdkörpertumoren, Aktinomykose, Echinokokkusherd, chronische Entzündungen unbekannter Ätiologie u. a. Für diese Affektionen gilt ähnliches wie für die Tuberkulose. Auch hier dürfen die sonstigen Untersuchungsmethoden nicht vernachlässigt werden, nämlich Nachweis der Bazillen bzw. deren Stoffe, Serumdiagnostik bei Echinokokkose und ev. auch bei Aktinomykose, Blutuntersuchung, z. B. auf Eosinophilie bei Echinokokkose, bei allen Knochenaffektionen auch Röntgenuntersuchung u. a.

Im folgenden soll an den einzelnen Organen die Differentialdiagnose zwischen den luetischen und andersartigen Affektionen auf Grund von Beispielen beleuchtet werden, soweit die W. R. sich hierbei als bedeutungsvoll erwies; eine ausführliche und umfassende Darstellung ist nicht beabsichtigt, da sie uns zu weit in das klinische Gebiet führen würde.

Haut. Hier ist zu beachten, daß in einzelnen Fällen kleiner, lokalisierter Manifestationen der Haut die W. R. negativ sein kann (s. o.).

Differentialdiagnostisch kommen gegenüber Lues in Betracht: Tumoren, vor allem maligne, nämlich Karzinom und Sarkom, z. B. Karzinom des Gesichts, der Stirn u. a. (Coenen, Karewski, Baetzner; auch wir beobachteten einige differentialdiagnostisch wichtige Fälle von Karzinom an Gesicht und Stirn bei latenten Luetikern, wo die Diagnose auf Grund positiver W. R. fälschlich auf Lues gestellt war, die quantitative Bestimmung jedoch ergab, daß es sich um latente Lues handelte), ferner Sarkom, welches, wie Lues III, an allen möglichen Stellen des Körpers vorkommt (bei uns je ein Fall an Kopf und Oberschenkel), Tuberkulose bzw. Lupus (Baetzner: Lupus des Nackens als serpiginöses Syphilid und Tuberculosa verrucosa cutis als zerfallenes Gumma imponierend, Boas: torpide Ulzeration bei gleichzeitiger Lungentuberkulose und positiver Tuberkulinreaktion, fälschlich als Tuberkulose aufgefaßt), Mycosis fungoides, Cysticercus cellulosae, Aktinomykosis, Geschwüre, namentlich chronische und hartnäckige oder solche an besonderen Körperstellen (z. B. an der Kniescheibe, Oberschenkel, Brust, Bauch, in einem unserer Fälle auch am Ellenbogen), und zwar — außer Karzinom und Lupus — Primäraffekt (s. o. Lues I), weicher Schanker, speziell serpiginöser und phagedönischer, schlecht heilendes traumatisches und variköses Ulkus, namentlich am Fuß und Unterschenkel (Kreuter 4 Fälle, Karewski, Baetzner; auch wir sahen zahlreiche derartige Fälle, wo der Verdacht auf Lues erhoben wurde, in einer Anzahl von Fällen die Reaktion positiv ausfiel, während sie jedoch in einer weiteren Anzahl trotz Erwartens ausblieb; wir möchten annehmen, daß es sich wenigstens in einem Teil der Fälle um latente Lues gehandelt hat, und daß letztere für die mangelhafte Heilungstendenz verantwortlich gemacht werden muß, so daß trotz negativer W. R. eine spezifische Therapie in solchen Fällen angezeigt erscheint).

Schleimhäute (z. B. an Lippe, Mund, Zunge, Nase, Rachen, Kehlkopf, Mastdarm u. a.). Hier kommen in Betracht maligne Tumoren, vor allem Karzinom, z. B. an Lippe, Mundwinkel, Zunge (hier ev. kombiniert mit Ulkusnarbe), Gaumen, Tonsillen, Mastdarm, seltener Sarkom, z. B. an Tonsillen (Baetzner zweimal Primäraffekt der Lippe, einmal im Anschluß an Bißwunde mit Karzinom verwechselt; Karewski erwähnt mehrere Fälle von Affektionen der Mundhöhle, welche in Rußland als Karzinom operiert waren und wo in drei Fällen das vermeintliche Rezidiv sich als Syphilom erwies; in solchen Fällen läßt ev. die mikroskopische Untersuchung im Stiche, da in den Randpartien der Syphilome kankroidähnliche Stellen vorkommen). Besonderer Erwähnung bedarf an dieser Stelle die Leukoplakie der Mundhöhle, speziell der Zunge, welche am häufigsten bei abgelaufener Lues oder beginnendem Karzinom angetroffen wird und deren Differentialdiagnose daher von großer Wichtigkeit ist; so fand Coenen: zweimal Lues, einmal Karzinom; nicht immer ist allerdings bei Lues positive Reaktion zu erwarten; R. Müller fand unter 160 Fällen bei 73 luetischen 90 $^0/_0$ und bei den übrigen z. T. verdächtigen nur 10 $^0/_0$ positive, in $^1/_3$ dieser Fälle aber inkomplette Reaktion; er macht darauf aufmerksam, daß ein günstiger Einfluß von Quecksilbereinreibungen auf oberflächliche Zungenaffektionen nicht ohne weiteres für die Diagnose Lues und bei negativer W. R. als Argument gegen diese verwertet werden dürfe). Tuberkulose bzw. Lupus, Primäraffekte (an Lippen, Zunge, Gaumen, Tonsillen u. a., bei Frauen auch fortgeleitet von den Genitalien am Mastdarm), traumatische Geschwüre (z. B. an der Zunge, welche lues- oder karzinomverdächtig aussehen können, vgl. Coenen), Abszesse (Boas: Gumma des weichen Gaumens, welches auf verschiedenen chirurgischen Abteilungen mehrmals als Abszeß inzidiert war), blutigeiterige Katarrhe bzw. Strikturen des Mastdarmes infolge von Karzinom, Tuberkulose, Aktinomykose, Dysenterie, Gonorrhoe, Fremdkörperverletzung u. a. oder als Proktitis ulcerosa (Reinhardt 1 Fall, Seligmann und Blume 2 Fälle), auch die sog. Divertikulitis.

Auch bei den primären und sekundären Erscheinungen der Lues an Haut und Schleimhäuten kommt oft genug die W. R. auch für den Nichtdermatologen in Betracht, z. B. bei extragenitalem Primäraffekt, Ulkus bei Phimose, chronischer Paronychie, Haarausfall, Geschwüre an Mund, Zunge, Rachen, Mandeln, Kehlkopf u. a.

Drüsen. Wie Karewski erwähnt, hat schon v. Esmarch hervorgehoben, daß Syphilis der Parotis und Mamma zu den ungewöhnlichen Lokalisationen der Syphilis gehöre, und daß solche Geschwülste meist als Sarkom exstirpiert und nach Rückfall immer von neuem mit dem Messer entfernt werden, natürlich vergeblich. Es kommen in Betracht bei Mamma: Karzinom, Tuberkulose, chronische Entzündung oder Abszeß (in solchen Fällen ist wohl manchmal die Operation, ev. Amputation der Mamma erwogen oder angefangen worden; bei uns reagierte eine Lues stark positiv, ein Karzinomrezidiv bei latenter Lues schwach positiv), auch Fremdkörpertumor ((Karewski 1 Fall); an der Parotis vor allem Karzinome (Baetzner, Karewski), auch Aktinomykose (Karewski); an Lymphdrüsen, z. B. des Halses, Sarkom und Tuberkulose (Reinhardt 1, Baetzner 2 Fälle). Uns leistete die W. R. wertvolle Dienste zur Differentialdiagnose bei Lymphdrüsenaffektionen, vor allem bei den tuberkulösen Lymphomata colli und Lymphosarkomen, ferner bei rätselhaften Drüsenschwellungen der Leiste, Achselhöhle u. a., speziell bei einer Lymphadenitis chronica der Achselhöhle eines Arztes, welcher sich bei einem septischen Abort infiziert hatte.

Muskeln. Hier kommen namentlich Erkrankungen in Betracht an den für Lues typischen Stellen (Kopfnicker, ferner Zunge, schließlich an allen Extremitätenmuskeln, wo das Gumma überall vorkommen und infolge diffuser Ausbreitung, Beziehung zum Knochen, raschen Wachstums als Sarkom imponieren und die Erwägung einer Gliedabsetzung veranlassen kann und auch schon veranlaßt hat, vgl. Karewski, im Sekundärstadium der Lues auch Muskelerkrankungen, welche mit den bei Lues vorkommenden rheumatoiden Schmerzen und der Myositis, speziell im M. bizeps brachii verwechselt werden können (Baetzner, luetische Myositis des M. masseter als entzündliche Kieferklemme, ausgehend vom durchbrechenden Weisheitszahne aufgefaßt; besonders wertvoll erwies sich uns die W. R. bei Myositis einer Pflegerin, welche luetischer Infektion ausgesetzt war, ferner bei Muskelsteifigkeit des Nackens nach Überstehen eines fraglichen Genitalgeschwürs), ferner Tumoren der Muskeln und Faszie, meist maligne, speziell Sarkome (vgl. Karewski, Baetzner: faustgroßes Gumma des Kniestreckmuskels, als Fibrom oder Sarkom imponierend und exulzerierter Tumor der Kopfnickergegend, welcher, da die mikroskopische Untersuchung zunächst unspezifisches Granulationsgewebe ergab, als Gumma diagnostiziert wurde, später sich aber auf Grund der W. R. und erneuter histologischer Untersuchung als Sarkom herausstellte; bei uns Tumor im M. vastus), seltener benigne, z. B. Fibrom, Angiom u. a., chronische Infektionen sonstiger Natur, Cysticerkus, Aktinomykose (bei uns ein Fall von Aktinomykose der Oberschenkelmuskulatur), chronische Entzündung und Abszesse, z. B. nach intramuskulärer Injektion, bei Fremdkörpern u. a. (Kreuter und Pöhlmann: Gumma des Kopfnickers als Abszeß aufgefaßt).

Schleimbeutel (Karewski: faustgroßer, rasch wachsender Tumor auf dem Kniescheibenband, als maligner Tumor imponierend, ferner Hygrome) und Sehnen (dazu bemerkt Karewski, daß die Achillodynie oft bedingt werde durch die gummöse Infiltration des Achillessehnenansatzes).

Knochen. Die W. R. ist bei den luetischen Affektionen des Knochensystems um so wichtiger, als das Röntgenbild oft im Stiche läßt und die Lues zwar bestimmte Knochen mit Vorliebe (Schädeldach, Jochbein, Brustbein, Schlüsselbein, Wirbel, Becken, Vorderarmknochen, Finger, Schienbein u. a.), jedoch ausnahmsweise auch andere Knochen befällt, auch multipel vorkommt. Besonders verhängnisvoll ist eine falsche Differentialdiagnose hinsichtlich malignen Tumors (spez. Sarkom und Gumma), da hier die klinische Beobachtung, Röntgen- und histologische Untersuchung des öfteren versagt, eine falsche Diagnose aber schwerwiegende Folgen nach sich ziehen kann, da die Behandlung der Knochenlues im ganzen konservativ, die des Knochensarkoms radikal ist; es darf als wahrscheinlich angenommen werden, daß namentlich in früherer Zeit manches Gumma als Sarkom operiert worden ist, und daß manche Fälle von Sarkom, welche angeblich durch Schmierkur oder Arsen geheilt wurden, tatsächlich Gummata waren vgl. Coenen, Karewski; Karewski: Gumma von Elle und Speiche, wo von anderer Seite die Absetzung des Vorderarms und ein solches des Kreuzbeins, wo eine eingreifende Operation vorgeschlagen war, ferner Geschwulst des Unterkiefers als Sarkom, solche des Rippenknorpels als Chondrom imponierend; Baetzner: Gumma des Schädeldaches; Kreuter und Pöhlmann: Gumma des Brustbeins als Sarkom aufgefaßt; auch wir sahen bei sonst gesunden oder bei latenten Luetikern zahlreiche differentialdiagnostisch schwierige Fälle, z. B. Beckenmetastase bei malignem Nierentumor, Oberschenkelsarkom und -karzinom, auch mit Spontanfraktur, Chondrosarkom des Steißbeins, Sarkome der Tibia, Klavikula u. a., ferner Knochenzyste, Ostitis fibrosa an Scheitelbein, Oberschenkel u. a. m. Tuberkulose der Knochen, sowohl multiple (Karewski zwei Fälle, Baetzner, Reinhardt, wir), wie auch singuläre, namentlich solche an den für Lues typischen Stellen, auch mit Abszeß- und Fistelbidung, speziell solche mit kostalem oder vertebralem Ausgang, z. B. Spondylitis (Karewski, wir), Daktylitis (Karewski: als Spina ventosa aufgefaßt), Affektionen des Jochbeines, Sternum, Klavikula, Rippen, Tibia, Femur u. a., ferner die epiphysären Erkrankungen und Verletzungen an den Extremitätenknochen von Kindern, namentlich bei solchen mit skrofulösem Typus, chronische Staphylokokken-Osteomyelitis (Karewski an Brust- und Schienbein, Baetzner am Mittelhandknochen und Fuß, wir am Sternum, Jochbein, Klavikula, Rippen, Tibia, Femur u. a.; besonders interessant erscheint ein Fall, welcher auf hereditäre Lues oder Sarkom verdächtig war und wo die mikroskopische Untersuchung auf Tumor und die W. R. auf Syphilis negativ ausfiel), Wundinfektionen, wenn für deren Hartnäckigkeit eine Ursache nicht erkennbar ist, z. B. Panaritium ossale und articulare (Karewski ein Fall), traumatische Periostitis z. B. an der Tibia (Coenen ein Fall; bemerkenswert ist, daß R. Müller bei isolierter Osteoperiostitis luetica vereinzelt die W. R. nicht ausgesprochen fand; auch unter unseren Fällen waren neben einer Reihe positiv reagierender einige schwach reagierende und von den negativen erschienen mehrere äußerst verdächtig, zum wenigsten auf latente Lues), schlecht heilender Knochenbruch bzw. Pseudarthrose, Spontanfrakturen bei Knochengumma oder Tabes gegenüber solchen bei Osteomyelitis, Tuberkulose, Tumor u. a. (mehrere eigene Fälle von Gumma, Tabes, Sarkom, Karzinom u. a.; die W. R. ist gewöhnlich bei latenter Lues im Serum schwach oder negativ, bei unbehandeltem Gumma stark, bei Tabes (s. das.) im Serum schwach oder negativ, aber im Liquor oft positiv). Hier muß erwähnt werden, daß die Pagetsche Knochenkrankheit von verschiedenen Autoren positiv reagierend befunden wurde, nämlich von Dufour und Bertin, Gaucher, Gougerot und St. Marc, Lesne, Souques u. a. Die luetische Natur der Pagetschen Knochenerkrankung ist namentlich von Lannelongue und Etienne vertreten worden. Andere Autoren: Maier (1), Kutscha (2) fanden die W. R. negativ; eine Sammelstatistik zur Aufklärung der Ätiologie dieser Krankheit erscheint wünschenswert.

Gelenke. Von den syphilitischen Prozessen (sekundäre und tertiäre, auch hereditäre, sowie die sog. tabischen Arthropathien) sind folgende Affektionen mit Hilfe der W. R. abzutrennen: Tuberkulose (Kreuter und Pöhlmann: Lues des Ellbogengelenks, Karewski: luetische Schultergelenksankylose mit Fistelbildung, zur Resektion überwiesen und luetische Kniegelenkskaries bei einem Kinde, welchem bereits beide Ellenbogen reseziert waren), Gonorrhöe, Gicht, hartnäckige Ergüsse nach Trauma, Rheumatismus u. a. (Baetzner zwei Fälle). Auch wir verwandten die W. R. mit Vorteil zur Differentialdiagnose der luetischen Gelenkerkrankungen, z. B. gegenüber Tuberkulose (singulär vor allem an Knie, Ellenbogen u. a. und multipel), Rheumatismus tuberculosus Poncet, multipler chronischer Gelenkversteifung unbekannter Ursache bei Erwachsenen und Kindern, Arthrititis gonorrhoica, rheumatica, urica, traumatica, syringomyel. Arthropathie u. a. Besonders erwähnenswert erscheinen folgende zwei Fälle: 1. Unfallpatient mit

schwerer Kniegelenksaffektion, angeblich nach Trauma, wo sich auf
Grund starker positiver W. R. und Angina Lues II ergab, 2. latenter
Luetiker mit schwerer Kniegelenkaffektion, bei welchem die W. R. in
Blutserum und Kniepunktat schwach positiv, später auch fraglich und
negativ ausfiel und auf Grund dieses wiederholten Befundes, Versagen
der spezifischen Therapie, Nachweis der tuberkulösen Infektion die
tuberkulöse Erkrankung des Kniegelenks festgestellt wurde. Die Syphilis
ist für das Chronischwerden rheumatischer Gelenkaffektionen beschuldigt
worden; auch bei der Arthritis deformans soll nach Heckmann die
Gelenkerkrankung gewöhnlich mittelbar durch ein Trauma hervorgerufen
werden, jedoch die tiefere Ursache Lues sein, indem die Kontusion des
Gelenkes und die darauf folgende Synovitis nicht, wie gewöhnlich, aus-
heile, sondern zu einer proliferierenden Entzündung führe; Massini
fand allerdings in 20 Fällen von Arthritis deformans die W. R. stets
negativ; nach Citron dürfen nur diejenigen Fälle von Arthritis deformans als luetisch angesehen werden, bei welchen die deformierenden
Prozesse durch eine primäre Erkrankung der Knochen und Gelenke
bedingt sind. Wir fanden bei Arthritis deformans einige Male schwach
positive Reaktion (latente Lues), meist jedoch negative. Für die Verwertung der W. R. in solchen Fällen ist bemerkenswert, daß Bofingers
Befunde von häufiger positiver Reaktion bei Gelenkrheumatismus von
Trembur, Schröter u. Busse, Zwick u. a. nicht bestätigt wurden.

Innere Organe. In den Fällen von Erkrankungen innerer Organe,
welche in das chirurgische Gebiet gehören, handelt es sich meist um
die Differentialdiagnose gegenüber malignem Tumor, seltener gegenüber
Tuberkulose, Echinokokkusansiedelung u. a.; die speziellen inneren
Krankheiten, sowie die Affektionen von Hirn und Rückenmark werden
weiter unten im Zusammenhang bei der internen Medizin und Neurologie
behandelt. An Kehlkopf, Lungen und Pleura kommen differentialdiagnostisch gegenüber luetischen Affektionen namentlich Karzinom und
Tuberkulose in Betracht; dabei ist zu beachten, daß sich dieselben hier
öfters mit Lues kombinieren (worüber oben Näheres gesagt ist). An
der Speiseröhre sind es die klinisch in Erscheinung tretenden Verengerungen, welche außer durch Lues durch Karzinom (bei uns acht
Fälle), Narbe, Spasmus u. a., auch durch Prozesse der Umgebung bedingt sein können; jede Speiseröhrenverengerung sollte mittelst der
W. R. untersucht werden, da luetische Verengerungen durch eine antisyphilitische Kur geheilt werden können, während sonst meist eine
größere Operation unternommen oder eine infauste Prognose gestellt
wird; fraglos kommen derartige bedauerliche Fehldiagnosen nicht so
selten vor; Karewski erwähnt auch einen Fall von luetischer Ver-
engerung, in welchem die von anderer Seite ausgeführte Ösophagoskopie
zur Zerreißung des Ösophagus mit tödlichem Ausgange führte. Am
Magen und Darm kommen Verwechslungen des seltenen Gumma mit
dem viel häufigeren Karzinom, ferner mit Tuberkulose, Stenose infolge
Narbe, Verwachsung u. dgl. vor; auch bei der Operation ist die Diagnose
nicht immer leicht zu stellen (wir sahen einen Fall von Magensyphilis
mit Pylorusstenose, welcher als Karzinom operiert wurde, bei der Opera-

tion Geh.-Rat Payr die Diagnose stellte und die W. R. einen stark
positiven Ausschlag ergab; die Diagnose wurde durch die Sektion bestätigt); ev. geben auch die gastrischen Krisen der Tabiker zu Verwechslungen Anlaß (s. u. Tabes). Die nicht so seltene gummöse Lebersyphilis kann zu häufiger und unangenehmer Verwechslung Veranlassung
geben, nämlich mit abdominalem Tumor, Karzinom oder Zyste der
Leber, Pankreas u. a., Echinokokkose und Cholangitis (von allen diesen
Krankheiten sahen wir differentialdiagnostisch in Betracht kommende
Fälle, vor allem mehrere Magen- und Lebertumoren, Leberechinokokkus
u. a., z. T. auch mit schwach positiver W. R. infolge latenter Lues;
Karewski erwähnt vier Fälle fieberhafter Lebersyphilis, ferner einen
Fall, wo zunächst die Gastroenterostomie ausgeführt wurde, dann nach
Anlegung einer Gallenblasenfistel und durch Jodkalitherapie Heilung ein-
trat); betreffs syphilitischer Leberzirrhose s. u. Bei allen abdominalen
Tumoren, auch bei großen, sollte die Möglichkeit nicht maligner
Natur nicht außer acht gelassen und die W. R. nicht versäumt werden;
die Diagnose ist meist sehr schwierig, ev. ex juvantibus zu stellen; aber
auch bei der Operation ist die Entscheidung nicht immer möglich; in
manchen Fällen kann die Syphilis der Leber das Bild eines malignen
Tumors, bei Verwachsungen auch eines inoperablen hervorrufen (Fabian:
ein Fall von angeblichem Karzinom der Flexura hepatica mit Metastasen,
bei der Operation als inoperabel erklärt und ein Fall von angeblichem
Sarkom der Oberbauchgegend, durch Atoxyl geheilt, Baetzner: ein
ähnlicher Fall, vgl. auch Hausmann: Die luetischen Erkrankungen
der Bauchhöhle). Umber erwähnt eine Pancreatitis luetica mit
positiver W. R. Seltener werden Gummata in den Nieren, Uterus,
Ovarien u. a. zur Verwechslung Anlaß geben, häufiger solche in Hoden
und Nebenhoden, hier gegenüber Karzinom und Sarkom, Gonorrhöe,
Tuberkulose; auch rezidivierende Hydrozele kann auf Syphilis beruhen;
daß luetische Nebenhodenaffektionen mit und ohne Fistelbildung nicht
allzu selten vorkommen und zu Fehldiagnosen Anlaß geben können,
beweisen entsprechende Beobachtungen (Karewski, Reinhardt).

Von luetischen Gefäßerkrankungen interessiert differentialdiagnostisch den Praktiker, speziell den Chirurgen, vor allem die luetische Endarteriitis, welche im Gehirn zu Erweichung oder Blutung, ev.
in Form des apoplektischen Insults (von 40 mit der W. R. untersuchten
Apoplexien waren 10 +, 30 —) und an den Extremitäten teils zu
Funktionsstörungen (vgl. Erbs intermittierendes Hinken), teils zu Er-
nährungsstörungen, ev. Spontangangrän führen kann. Auch hier erweist sich die W. R. von großem Wert für die Abgrenzung der luetischen Erkrankung gegenüber andersartigen Affektionen, nämlich gegenüber der arteriosklerotischen, embolischen oder diabetischen Gangrän
(auch unter unserem Material fanden sich Beispiele in jeglicher Hinsicht). Zu beachten ist aber hierbei, daß die luetische Affektion sich
auch mit andersartiger, nach Umber besonders gern mit diabetischer,
kombiniert, also die positive Reaktion z. B. Diabetes keineswegs ausschließt (daher darf die genaue und wiederholte Untersuchung des
Harns niemals vernachläßigt werden!), und daß auch bei luetischer

Erkrankung die W. R. vielleicht nicht immer positiv auszufallen braucht, indem die ursprüngliche Syphilis durch spezifische Behandlung oder von selbst geschwunden ist. Besonders luesverdächtig erscheint die präsenile Gangrän, welche als typische Erkrankung bei der männlichen Bevölkerung des russischen Polens, vor allem bei den Juden, beschrieben und teils auf Abusus im Zigarettenrauchen, teils auf Syphilis, auch auf hereditäre, zurückgeführt wird; Wulff beschuldigt in erster Linie das Zigarettenrauchen, Naga fand gummöse Veränderungen der Gefäßwand, während Matanowitsch bei 19 Fällen nur einmal klinische Anzeichen von Lues konstatierte. Wie Coenen beobachteten auch wir einen Fall, wo Abusus im Zigarettenrauchen und Syphilis mit + W. R. festzustellen war. Bei der Raynaudschen Krankheit erscheinen ebenfalls Untersuchungen mit der W. R. erwünscht; wir fanden einen Fall negativ.

Außer den genannten, vorwiegend chirurgischen Affektionen kommen für die differentialdiagnostische Bedeutung der W. R. eine Reihe anderer Krankheiten in Betracht, welche in das Gebiet einzelner anderer Spezialdisziplinen fallen.

Bezüglich der Gynäkologie und Geburtshilfe liegen Untersuchungen von folgenden Autoren vor: Baisch, Bimfel, Bunzel, Engelmann, Gräfenberg, Heimann, McIlroy, Opitz, Pust, Saratzeanu und Velican, Semon u. a. Differentialdiagnostisch kommt die W. R. in der Gynäkologie in Betracht vor allem bei Primäraffekt, breiten Kondylomen und gummösen Bildungen der Vulva; Jaworst erwähnt fünf Fälle von Uterusblutungen auf syphilitischer Grundlage, wo Korpuskarzinom abzutrennen war. In der Geburtshilfe ist die W. R. oft von Wert zur Aufklärung der Ursache von Fehlgeburten, welche ja sehr häufig auf Rechnung der Lues zu setzen sind (auch wir fanden bei Angabe von Fehlgeburten überwiegend positive Reaktion; da aber meist luetische, bzw. verdächtige Fälle dieser Art hier zur Untersuchung kamen, verbietet sich eine statistische Verwertung der Befunde), ferner zur Prophylaxe und Therapie des Neugeborenen (dazu soll die Untersuchung bei der Geburt und ev. schon zur Zeit der Schwangerschaft angestellt werden!), ferner zur Ammenwahl (hierbei ist Kind und Amme zu untersuchen!) u. a.

Über die W. R. bei Augenleiden berichten Best, Clausen, Cohen, Dutoit, Fleischer, Glantz, Gutmann, Harmann, Heßberg, Hölscher, Igersheimer, Kümmell, Leber, Löwenstein, Mouradian, Pignatari, Schumacher u. a. In Betracht kommen folgende Augenaffektionen: Primäraffekt an Augenlidern und Bindehaut (s. o. Haut und Schleimhäute, hier selten, vgl. Dutoit), Keratitis parenchymatosa (häufig luetisch; bei der W. R. positiv reagierend in ca. 90 % s. u., hier ist die W. R. bei hereditärer Lues konstant und stark positiv, so daß negativer Ausfall Syphilis ausschließt, was bei der Unsicherheit sonstiger Symptome und dem meist nicht zutage tretenden therapeutischen Heileffekt besonders wichtig ist), ferner bei angeborener und erworbener Iritis, Chorioiditis und Retinitis, schließlich bei der syphilitischen und metasyphilitischen (Tabes) Sehnervenatrophie und Augenmuskellähmungen. Über die Häufigkeit luetischer Ursache vgl.

weiter unten die statistischen Angaben der W. R. bei den einzelnen Krankheiten. Glantz fand unter 239 anamnestisch negativen Augenfällen 39 mal positive W. R., also in 15 % Berichtigung des negativen somatischen Untersuchungsresultates durch die W. R. Wie wertvoll die W. R. für die Diagnose Syphilis in der Augenheilkunde ist, beweist auch Gutmann an einer Reihe ausführlich mitgeteilter Fälle; er macht darauf aufmerksam, daß die W. R. namentlich vor Operationen, vor allem vor der beabsichtigten Entfernung des Augapfels bei Verdacht auf malignen Tumor wertvoll sein kann, warnt aber, auf Grund positiver Reaktion wahllos eine Quecksilberbehandlung einzuleiten, da bei tabischer Sehnervenaffektion hierdurch Schaden angerichtet werden kann. Wie R. Müller ausführt, hat die W. R. bei Augenkrankheiten nicht so häufig Lues ergeben als man früher annahm, wo die Fälle unsicherer Ätiologie als luetische angesehen wurden. Allerdings dürfe eine negative Reaktion nur bei unbehandelter Keratitis parenchymatosa mit Sicherheit, sonst nur mit Vorbehalt, namentlich bei den tabischen Affektionen, wo die Reaktion öfters negativ ist, verwandt werden. Schumacher glaubt, daß die Tuberkulose des inneren Auges sich häufig auf dem Boden einer hereditär-luetischen Augenentzündung etabliere. Bei Stauungspapille ist die W. R. für die Differentialdiagnose, ob Hirnlues oder nicht, wegen der einzuschlagenden Therapie besonders wichtig; die meisten Autoren fanden hier negative Reaktion, vgl. Igersheimer (7 Fälle), Cohn (5 Fälle), Schumacher, Heßberg. Nach Leber ist neben dem Blutserum auch Kammerwasser für die W. R. brauchbar. Best glaubt, auf Grund der W. R. von der Chorioretinitis eine der Retinitis pigmentosa verwandte Form abtrennen zu können, welche er bereits früher als nicht luetisch erklärte; Schumacher bezweifelt dies. Cohen fand die luetische Ursache der staubförmigen Glaskörpertrübungen in seinen zwei Fällen durch die W. R. bestätigt; in vier Fällen von Optikusaffektion wurde erst durch die W. R. der Nachweis der luetischen Natur erbracht.

Im folgenden seien in einer Tabelle die Resultate verschiedener Untersucher zusammengestellt, wobei jedoch die verschiedene Klassifizierung seitens der einzelnen Autoren und eine gewisse zum Zwecke der Parallelstellung vorgenommene eigenmächtige Rubrizierung unsererseits ausdrücklich vermerkt sei:

	Cohen	Fleischer	Glantz	Heßberg
Keratitis parenchymatosa	(9) 6	(10) 9	(64) 59	(44) 39
Iritis	(23) 7	(6) 1	(90) 30	(58) 10
Chorio-retinitis	(3) 2		(52) 31	
Atrophia n. opt. . . .	(6) 4		(16) 9	außer Tabes,
Augenmuskellähmungen .	(7) 3		(23) 12	hier (34) 32

	Igersheimer	Leber	R. Müller	Schumacher	Sonntag
Keratitis parenchymatosa	(104) 95 %	(31) 83,9 %	(500) 450	(28) 23	(9) 8
Iritis	(68) 6	(48) 33$^1/_3$ %	(425) 118	(66) 23	(5) 2
Chorio-retinitis	bei Kindern 60, sonst 15 %	26 %	(120) 26	(24) 6	(12) 2
Atrophia n. opt. . . .	(56) 14 bei Tabes (4) 3	} 59,3 %	(62) 24	(19) 6	(1) 0
Augenmuskellähmungen .	(64) 35 bei Tabes (10) 7		(58) 20	(19) 7	(6) 1

In der Oto-Rhino-Laryngologie berichten folgende Autoren über Untersuchungen mit der W. R.: Alexander, d'Amato, Arzt, Arzt und Großmann, Beck, Busch, Caldera, Eisenlohr, Knick, Knick und Zaloziecki, Love, Marum, Schousboe, Sobernheim, Strandberg, Weinstein, Zange u. a.

Für die Erkrankungen der oberen Luftwege wird die differential-diagnostische Bedeutung der W. R. besonders gegenüber Tuberkulose und malignen Tumoren betont, und zwar für Erkrankungen der Nase (gummöse Prozesse, Sattelnase, Ozaena), des Gaumens und Rachens (Primäraffekt an Tonsillen u. a. selten, häufig Plaques, ferner gummöse Prozesse sowie Verwachsungen und Perforationen, Leukoplakie) und des Kehlkopfes (Papeln, Geschwüre bei Gummata); am Kehlkopf kann durch eine frühzeitige Erkennung der Syphilis ev. die Tracheotomie vermieden werden. Eine Reihe ausführlich mitgeteilter Fälle bringen Weinstein, Zange u. a. (geschwürige, geschwulstartige und katarrhalische Prozesse von Nase, Rachen und Kehlkopf, Kehlkopfstenose, Angina u. a.). Bei Ozaena haben verschiedene Autoren die W. R. stets negativ gefunden, außer bei gummöser Erkrankung mit Sequesterbildung, vgl. Alexander, Eisenlohr, Sobernheim, Weinstein; es wird demnach als wahrscheinlich angenommen, daß bei Ozaena, wenigstens in einer Reihe von Fällen, Syphilis nicht die Ursache ist.

Von luetischen Ohrenkrankheiten kommen in Betracht: 1. solche des äußeren Ohres, nämlich Primäraffekt der Ohrmuschel (selten), breite Kondylome des äußeren Gehörganges, 2. solche des mittleren Ohres, nämlich durch die Tube übergreifende Ulzerationen des Nasenrachenraumes, 3. solche des inneren Ohres, oft hereditär (nervöse Schwerhörigkeit bzw. Taubheit). Über Akustikuserkrankungen im Frühstadium der Lues (Neurorezidive s. u. Neurologie) berichten Knick und Zaloziecki. Über die Rolle der Lues bei der Otosklerose lauten die Berichte verschieden: während u. a. Busch sehr oft (75 %) und Marum nicht selten die W. R. positiv fand, spielt nach Arzt, Zange u. a. die Lues bei Otosklerose keine Rolle.

Den internen Mediziner interessieren außer den schon im Hauptteil genannten Erkrankungen vor allem noch solche der Gefäße, Leber, Niere.

An erster Stelle sind die Gefäßerkrankungen als die häufigsten zu nennen. Für diese hat die W. R. die schon längst von pathologischen Anatomen (Heller und Döhle: Mesaortitis!) und Klinikern (von Strümpell u. a.) ausgesprochene Ansicht bestätigt, daß in vielen Fällen für ihre Pathogenese Syphilis in Frage kommt. Es erweist sich nämlich eine große Anzahl von Aortenaffektionen als positiv reagierend, und zwar Aortenaneurysma stets, zu einem großen Teile auch die Aorteninsuffizienz und schließlich viele der als Arteriosklerose bezeichneten Fälle, namentlich der in relativ jungen Jahren auftretenden. Das luetische Aortenaneurysma reagiert anscheinend konstant und stark. Im übrigen machen behandelte und vielleicht auch abgelaufene Fälle eine Ausnahme, letztere ev. auch wiederholt bzw. dauernd, wenn nämlich irreparable Veränderungen Platz gegriffen haben, während die sie veranlassende Syphilis durch entsprechende Behandlung geschwunden ist. Der Prozentsatz der positiv reagierenden Fälle von durch Lues bedingten Gefäßerkrankungen ist nur schwer bestimmbar, da die Diagnose vom Kliniker und zum Teil auch vom Pathologen zwar mit Wahrscheinlichkeit, nicht aber immer mit Sicherheit zu stellen ist. In praktischer Folgerung der Befunde der W. R. verlangt Deneke, daß bei jedem an Angina pectoris leidenden Patienten unter 50 Jahren, sowie bei jedem mit Aorteninsuffizienz behafteten baldigst die Ätiologie durchAnstellung der W. R. geklärt werde; die Bedeutung einer solchen Aufklärung erscheine angesichts der hohen Mortalität bei Gefäßerkrankungen besonders wichtig, zumal nach der Statistik der Gothaer Lebensversicherungsbank eine Übersterblichkeit der Syphilitiker an Gefäßerkrankungen von 116 % gefunden sei, wonach also der Syphilitiker eine mehr als doppelt so große Wahrscheinlichkeit habe, an Erkrankungen des Zirkulationssystems zu sterben als der nicht infizierte Mensch. Betreffs der W. R. bei Gefäßerkrankungen vgl. Bauer, de Besche, Blumenthal, Boas, Bruck, Citron, Collins und Sachs, Cumming und Dexter, Danielopolu, Debove, Deneke, Donath, Dreesen, Eicke, Fränkel und Much, Franz, Fulchiero und Riverdito, Goldberg, Goldscheider, Grau, Jacobaeus, Krefting, Laubry und Parvu, Ledermann, Löhlein, Massini, R. Müller, Oigaard, Oberndorfer, Orkin, Reinhold, Reitter, Roemheld, Rolly, Rostoski, Saathoff, Scheidemandel, Schlimpert, Schumann, Schütze, Seligmann und Blume, Steinitz, Stertzing, Vercesi, Weill, Zinn u. a. Zinn glaubt, daß es durch Kontrolle mit der W. R. gelingen könne, mit größerer Sicherheit den Zeitpunkt antiluetischer Behandlung zu wählen und so der Ausbildung der deutlichen Aorteninsuffizienz zuvorzukommen. Oigaard, welcher in 15 Fällen von Herz- und Gefäßkrankheiten mit syphilitischer Anamnese die W. R. nur 10 mal positiv, die antisyphilitische Behandlung aber stets erfolgreich fand, empfiehlt, sich in derartigen Fällen trotz negativer W. R. nicht von einer spezifischen Therapie abhalten zu lassen.

Eine besondere Besprechung verlangt die Kombination von Tabes und Aortenerkrankung; auch in dieser Frage hat die W. R. die klinische Beobachtung (vgl. Strümpell u. a.) bekräftigt, vgl. Deneke,

Reinhold, Schütze (von 12 Fällen reagierten 11 positiv) u. a. Auch wir hatten eine Anzahl positiver Reaktionen durch luetische Gefäßerkrankungen, davon zwei durch Aortenerkrankung bei gleichzeitiger Tabes.

Über die luetische Endarteriitis s. o.

Von Leberleiden reagieren positiv die umschriebene Gummabildung (diese konstant und stark, falls unbehandelt) und syphilitische Zirrhose. Die klinisch oft schwierige Abtrennung der letzteren von andersartiger Zirrhose gelingt durch die W. R. anscheinend fast stets vgl. Boas; wir hatten bei drei luetischen Fällen zweimal stark und einmal schwach (Behandlung!) positive, bei vier wahrscheinlich nicht luetischen konstant negative Reaktion. Neben dem Serum ist auch die Aszitesflüssigkeit brauchbar, welche fast ebenso stark zu reagieren scheint, vgl. Boas, Esmein und Parvu, wir u. a.

Bei Nierenleiden kommt außer dem seltenen Gumma die syphilitische Nephritis in Betracht; letztere reagierte stark positiv in den Fällen von Bauer, Massini u. a.

Daß bei der paroxysmalen Hämoglobinurie öfters die Lues ein prädisponierendes Moment darstellt, dafür sprechen Untersuchungen von Moro, Saathoff, Scheidemandel. Bei Morbis Banti fand W. Schmidt positive Reaktion bei einem Fall, wo hereditäre Syphilis vorlag und Salvarsan zur wesentlichen Besserung führte; Schmidt verlangt bei Morbus Banti, bei welchem schon Chiari und Marchand hereditäre Lues nachgewiesen und Fichtner vorsichtigen Versuch mit antiluetischer Kur vorgeschlagen hat, die Anstellung der W. R. und bei positivem Ausfall antiluetische Behandlung, dagegen in diesen Fällen die Operation nur als Ultima ratio. Ein Fall von uns reagierte negativ.

In einzelnen Fällen wurde auch für sonstige Affektionen der internen Disziplin auf Grund positiver W. R. syphilitische Ätiologie angenommen, so für Leukämie und Pseudoleukämie, Diabetes mellitus, Diabetes insipidus, Basedow mit Sklerodermie u. a.

Bei uns reagierten sämtliche Fälle negativ (Leukämie 1, Pseudoleukämie 5, Diabetes mellitus 6, Diabetes insipidus 1, Basedow 6).

In das Gebiet des Neurologen gehören die syphilitischen Erkrankungen des Nervensystems, nämlich Neurorezidive, Lues cerebrospinalis, Tabes und Paralyse, sowie die auf hereditärer Lues beruhenden Nervenaffektionen.

Über luetische Erkrankungen des zentralen Nervensystems bzw. Untersuchungen der Zerebrospinalflüssigkeit mit der W. R. berichten: Alt, Altmann und Dreyfus, Alzheimer, Armand-Delille, Arndt, Bab, Bauer, Beltz, Bendixsohn, Benedek, Bergl und Klausner, Boas, Boas und Lind, Boas und Neve, Browning und McKenzie, Bundschuh, Candler, Candler und Mann, Citron, Cramer, Dembrowski, Donath, Dreyfus, Edel, Eichelberg, Eichelberg und Pförtner, Ensor, Eymann und O'Brien, Fauser, Fornet und Schereschewsky, Förster, Fränkel, Frenkel und Heiden, Frühwald, Fuchs, Halbey, Hallagar, Hauptmann, Hauptmann und Hößli, Hendersen, Hoche,

Holzmann, Hößli, Hübner, Jarkowsky und Rajchmann, Kafka,
Kann, Kirchberg, Klein, Klien, Klieneberger, Knoblauch,
Krefting, Kroner, Ledermann, Lesser, Leszynsky, Levaditi
und Marie, Levaditi und Yamanouchi, Marcus, Marie Marlé,
Marinesco, Mauriac, Mendel und Tobias, Merklen, E. Meyer,
K. Meyer, Morgenroth und Stertz, Morselli, Mott, Muirhead,
Nabarro, Neue, Nonne, Nonne und Holzmann, Nuzum, Pappen-
heim, Peritz, Pesker, Plaszek, Plaut, Piotrowski, Ravaut,
Redlich, Rossi, Saar, Saathoff, Sarbó, Schönhals, Schultz,
Schultze, E., Schütze, Schwartz, Stertz, Stühmer, Stursberg,
Swift, Szescsi, O. Thomsen, R. Thomsen, Vorbrodt, Wasser-
mann und Bering, Wassermann und Plaut, Weil und Braun,
Weygandt, Williamson, Wischer, Wolff, Wollstein, Zaloziecki,
Zaloziecki und Frühwald, Zuelchaur, Zwerg.

Bei den Neurorezidiven, d. h. Erscheinungen von seiten des
Nervensystems einige Wochen nach eingeleiteter Salvarsankur (besonders häufig sind Erscheinungen von seiten des Akustikus und Fazialis,
auch Optikus!) ist die W. R. im Blutserum zunächst meist negativ,
später aber positiv, vgl. Finger, Géronne und Gutmann, Haike
und Wechselmann, R. Müller, Rille, Treupel und Lewi, Trumer
und Delbanco, Werker u. a. (c. R. Müller), dagegen in der Zerebrospinalflüssigkeit oft positiv (s. o. Lues II), weshalb in solchen Fällen
letztere stets mitzuuntersuchen ist.

Bei der Lues cerebrospinalis ist das Verhalten der W. R. noch
nicht völlig einwandsfrei festgestellt; weitere Untersuchungen mit Serum
sowohl wie mit Liquor, mit letzterem nach der Hauptmannschen
Auswertungsmethode, sind erwünscht. Nach den bisherigen Erfahrungen
können wir folgendes annehmen: Das Serum reagiert konstant und stark,
falls keine spezifische Behandlung stattgefunden hat, und zwar ebenso
wie bei der manifesten, unbehandelten Lues III sonstiger Organe. Auch
wir fanden bei 14 Fällen von Lues cerebrospinalis gummosa und 10 Fällen
von luetischer Apoplexie konstant positive Reaktion im Serum; regelmäßige Vergleichsuntersuchungen des Liquor, auch nach der Auswertungsmethode, fehlen uns bisher. Der Liquor soll nach früheren Beobachtungen selten positiv reagieren; bei Untersuchungen mit der Hauptmannschen Auswertungsmethode scheint er aber fast konstant positiv
zu sein, vgl. Hauptmann, dabei nicht sehr stark, speziell schwächer
als bei Paralyse. Jedoch sind noch weitere Untersuchungen notwendig,
ehe ein sicheres Urteil abgegeben werden kann. Nonne und Hauptmann sprechen die Vermutung aus, daß vielleicht keine feste Regel
aufgestellt werden könne, sondern daß die einzelnen Fälle verschieden
reagieren je nach Entwickelungsstadium, Lokalisation und Ausbreitung.
Man muß (auch wohl bezüglich des Ausfalles der W. R. im Serum und
Liquor) unterscheiden: umschriebene Gummabildung, diffuse Hirnhaut-
affektion, luetische Gefäßerkrankung, metaluetische Systemerkrankung
mit langsamer Degeneration gewisser Neuromsysteme. Differentialdiagnostisch kommen in Betracht: Hirntumor und chronischer
Abszeß, tuberkulöse und sarkomatöse Erkrankung der Häute, anders-

artige Gefäßerkrankungen, nämlich Arteriosklerose, Embolie u. a. mit Erweichung oder Blutung des Gehirns, ev. in Form des apoplektischen Insultes, Rückenmarktumor, Tabes und Paralyse, Myelitis, Systemerkrankung, multiple Sklerose u. a.

Es darf übrigens nicht außer acht gelassen werden, daß auch trotz Syphilis des Zentralnervensystems eine Operation notwendig sein kann, vgl. Horsley; so beschreibt Unger einen Fall von Arachnitis circumscripta der hinteren Schädelgrube mit positiver W. R., wo eine lokalisierte Meningitis syph. zur Bildung von Verwachsungen und zu einer umschriebenen Flüssigkeitsansammlung in Form einer Zyste in der Gegend des rechten Kleinhirnbrückenwinkels und zu fast völliger Erblindung geführt hatte, antisyphilitische Therapie nicht half und erst die Operation durch Beseitigung der Zyste und vielleicht auch durch Druckentlastung in Form einer Palliativtrepanation Besserung mit völliger Wiederherstellung der Sehkraft bewirkte.

Bei der Tabes hat die Reaktion einen besonderen Wert in Fällen des Anfangsstadiums, wo nur einzelne Symptome der Tabes ausgeprägt sind, wie Pupillenstarre, Sehnervenatrophie, Augenmuskelparese, lanzinierende Schmerzen, gastrische Krisen, Blasenstörungen, Arthropathie, Spontanfraktur usw., hier differentialdiagnostisch gegenüber andersartigen Augen-, Magen-, Blasen-, Gelenk- und Knochenaffektionen, ferner im übrigen gegenüber Pseudotabes alcoholica, postdiphth., diabetic., nicot. etc., Friedreichscher Ataxie, multipler Sklerose, Rückenmarkaffektionen, z. B. tiefsitzenden Tumoren in der Umgebung des Rückenmarks usw. Nuzum hat eine ganze Reihe chirurgischer Eingriffe bei verkannter Tabes zusammengestellt; in 87 unter 1000 Tabesfällen veranlaßten Symptome, insbesondere Krisen die Laparotomie, indem Magenulkus, Gallenblasenaffektion, Appendizitis u. dgl. vorgetäuscht war; er empfiehlt daher in allen Fällen von paroxysmalem Erbrechen, Parästhesien, Blasenstörungen, Spontanfrakturen usw. die Untersuchung auf Tabes, speziell auch mittelst W. R.

Wir fanden in der Chirurgie die W. R. besonders wertvoll zur Abgrenzung der Tabes bei Erkrankungen verschiedener abdominaler Organe, z. B. des Magens, der Gallenblase u. a. bei Blasenstörungen (infolge Striktur, Prostatahypertrophie mit arteriosklerotischen oder urämischen Symptomen, Gelenkaffektionen, Spontanfrakturen u. a. m.

Für die Beurteilung der W. R. bei Tabes gilt folgendes: Bei Tabes muß man, ebenso wie bei manifester Lues II und III, zwischen behandelten und unbehandelten Fällen unterscheiden. Bei den seltenen, völlig unbehandelten Fällen ist auch die negative Reaktion im Blutserum entscheidend. Bei den behandelten Fällen besagt die negative Reaktion im Blutserum nichts; diese Fälle reagieren vielmehr häufig negativ, namentlich wenn sie einer sehr kräftigen spezifischen Behandlung unterworfen waren, auch wenn diese viele Jahre zurückliegt (Citron); dieser Umstand ist nicht weiter verwunderlich, wenn man bedenkt, daß diejenigen Teile des zentralen Nervensystems, welche einmal zugrunde gegangen sind, sich nicht regenerieren, so daß das nervöse Krankheitsbild weiter besteht, auch wenn die Syphilis, welche den Anlaß zu diesen

Veränderungen gegeben hat, auf Grund der durchgeführten Behandlung geschwunden ist (Lesser). Auch Plaut fand die negative Reaktion vorwiegend bei abgelaufenen Fällen. Nonne und Holzmann dagegen nehmen dies für die Frühform an. Speziell scheint auch bei Arthropathie, Malum perforans, gastrischen Krisen, Spontanfrakturen, welche das besondere Interesse des Chirurgen in Anspruch nehmen, häufig eine negative oder doch fragliche Reaktion im Blutserum vorhanden zu sein; desgleichen bei Optikusatrophie und Augenmuskelparesen (s. Augenheilkunde).

Wir fanden die Reaktion im Blutserum bei unseren Fällen von Tabes mit:

	+	?	−	
Malum perforans	3	2	3	
Gastrischen Krisen . . .	4	—	2	
Spontanfraktur	2	1	1	(behandelt!)
Arthropathie	3	3	2	
Sehnervenatrophie . . .	2	2	—	
Augenmuskellähmung . .	1	—	—	

Neben dem Blutserum soll stets die Zerebrospinalflüssigkeit geprüft werden (und zwar nach der Hauptmannschen Auswertungsmethode), da sie auch bei negativer Reaktion im Blute positiv reagieren (u. a. in drei Fällen von Tabes mit gastrischen Krisen bei Schultze!) und ihre Untersuchung weitere Anhaltspunkte für die Diagnose bieten kann (s. u.). Bei der isolierten Pupillenstarre wurde einige Male der Liquor normal befunden, was mit abgelaufenem und lokalisiertem Luesherd, chronischem Alkoholismus, beginnender Syringomyelie oder Schädeltraumafolge erklärt wird, vgl. Nonne, Nonne und Wohlwill, Boas u. a. Die positive Reaktion im Serum oder im Liquor oder in beiden ist für die Diagnose von großer Wichtigkeit; es wird jedoch durch die positive Reaktion im Serum nur angegeben, daß der betreffende Patient Syphilitiker, nicht aber, daß er Tabiker ist (es kann sich auch um latente oder manifeste Lues handeln; bei letzterer ist die Reaktion jedoch stärker und bei beiden der Liquor negativ s. u.; positive Reaktion im Blutserum fanden wir z. B. bei einem Tabiker, welcher ein Magenkarzinom hatte; in solchen Fällen ist also vorsichtige Beurteilung der W. R. am Platz), durch die positive Reaktion im Liquor nur, daß ein syphilitisches Leiden des zentralen Nervensystems, nicht aber daß Tabes vorliegt (es kann sich auch um Paralyse oder Lues cerebrospinalis handeln!). Jedoch kann die genaue und vergleichende Untersuchung von Serum (auch mit quantitativer Bestimmung) und Liquor (stets mit der Auswertungsmethode) den Fall weiterklären: Bei Tabes ist nämlich im Gegensatz zur latenten Lues der Liquor gewöhnlich positiv, im Gegensatz zur Lues III sonstiger Organe der Liquor gewöhnlich positiv und das Serum gewöhnlich nicht stark positiv oder gar negativ, im Gegensatz zur Lues III des zentralen Nervensystems das Serum gewöhnlich nicht stark positiv oder gar negativ, im Gegensatz zur Paralyse der Liquor gewöhnlich nicht stark positiv. Ein Beispiel soll das Gesagte illustrieren: Wenn der Arzt bei der Diagnose einer Magenaffektion zwischen Magenkrebs, Magensyphilis und Tabes schwankt, so würde ein stark positiver Ausfall der Reaktion im Serum und negativer im Liquor Magensyphilis, ein schwach positiver im Serum und negativer im Liquor Magenkrebs eines latenten Luetikers, ein positiver im Serum und ebensolcher im Liquor (was freilich oft genug nicht der Fall ist) Tabes wahrscheinlich machen. Wenn also auch in dieser Weise aus dem Ausfall der W. R. in Serum und Liquor vorsichtige Schlüsse für die Diagnose möglich sind, so möchten wir doch dringend vor Vernachlässigung der klinischen Beobachtung, bei welcher der Hauptwert liegt, warnen.

Bei der Paralyse kommt die W. R. differentialdiagnostisch in Betracht gegenüber multipler Sklerose (vereinzelt ist hier ohne gleichzeitige Lues positive Reaktion im Serum beschrieben, ob mit Recht, ist fraglich, jedoch nie im Liquor, hier auch nicht bei gleichzeitiger Lues, vgl. Holzmann, Saathoff u. a.), alkoholischer Pseudoparalyse (die Beobachtung von W. R. bei chronischem Alkoholismus ohne gleichzeitige Lues, vgl. Sarbó, hat sich nicht bestätigt). Korsakows Psychose, manisch-depressiver Psychose, Hirntumor, Hirnlues in Form der sog. syphilitischen Pseudoparalyse und Tabes mit Geistesstörungen (hier kann der Befund der W. R. im Serum und Liquor zur Klärung des Falles beitragen, s. o.), posttraumatischer Psychose (diese bietet bisweilen ein der Paralyse ähnliches Krankheitsbild, was für die Unfallbegutachtung von Bedeutung ist, zumal gar nicht selten eine Paralyse im Anschluß an Trauma oder berufliche Überanstrengung in die Erscheinung tritt).

Für die Beurteilung der W. R. bei Paralyse gilt: Die negative oder inkomplette Reaktion in Serum und Liquor zugleich spricht mit größter Wahrscheinlichkeit gegen, die positive für Paralyse; jedoch ist in letzterer Hinsicht zu beachten, daß die positive Reaktion im Serum nur besagt, daß der Patient Syphilitiker, nicht aber, daß er Paralytiker ist. Positive Reaktion im Serum findet sich z. B. auch bei sonstigen Erkrankungen des zentralen Nervensystems von Luetikern z. B. bei alkoholischer Demenz, Manie usw., vgl. Boas), und daß die positive Reaktion im Liquor nur besagt, daß der Patient eine luetische Affektion des zentralen Nervensystems hat, nicht aber, ob Paralyse (positive Reaktion im Liquor findet sich z. B. auch bei sonstigen luetischen Affektionen des zentralen Nervensystems, nämlich bei Tabes, hier aber im Serum und vor allem im Liquor weniger häufig und weniger stark, ferner bei tertiärer Lues, hier zwar im Serum ebenso konstant und stark, aber im Liquor weniger häufig und weniger stark). Demnach gilt also für die Differentialdiagnose mit anderen Worten: Die positive, speziell die stark positive Reaktion in Serum und Liquor zugleich ist für die Paralyse charakteristisch.

Von hereditären luetischen Affektionen kommen für den Neurologen u. a. in Betracht namentlich Idiotie, Hydrozephalus, Chorea (s. hereditäre Lues).

Vorwiegend den Kinderarzt, aber auch den Geburtshelfer und unter Umständen jeden Praktiker, speziell den Hausarzt, interessiert die W. R. bei der hereditären Lues. Über Untersuchungen mit der W. R. bei der hereditären Lues berichten: Acht, Alexander, Andronesco und Saratzeanu, d'Artros und Teissonier, Atwood, Bab, Baisch, Bar und Dauney, Barré und Gastinel, J. Bauer, Bergmann, Bering, Bertin und Gayet, Björkenheim, Bobini, Bunzel, Carle, Cassoube, Churchill, Cohn, Cronquist, Détré und St. Géron, Dieballa, Elliot, Epstein, Francioni, Fraenkel, Gifford, Gioseffi, Grön, Gutmann, Halberstädter, Müller und Reiche, Joseph, Knoepfelmacher und Lehndorff, Krefting, Ledermann, Lesser und Klages, Linser, Marriani, Mensi, Mulzer und Michaelis, Nadosy, Opitz, Pillon, Pisani, Plaut, Rabinowitsch, Reischeg, Reubner, Rietschel, Schlesinger, Siegert, Stiner, Stroscher, Thomsen und Boas, Wechselmann, Wesener u. a. Besonderen Wert hat die Reaktion bei der hereditären Lues in Fällen, wo nur ein einzelnes Symptom von Syphilis vorliegt z. B. Keratitis parench. oder Chorioiditis, Knochen- und Gelenkaffektionen, Rhinitis u. a. Differentialdiagnostisch kommen in Frage neben der allgemeinen Schwäche die Erkrankungen der verschiedensten Organe namentlich in ihrer Abgrenzung gegenüber Tuberkulose und malignen Tumoren, z. B. solche der Augen, Ohren, Zähne, Nase, Haut, Knochen und Gelenke, Leber, Zentralnervensystems u. a.

Für die Beurteilung der W. R. bei der hereditären Lues gilt: Bei Kindern, bei denen Verdacht auf hereditäre, auch tardive Lues besteht, ist die positive Reaktion ebenso entscheidend, wie bei der erworbenen Syphilis, vorausgesetzt, daß es sich um unbehandelte Manifestationen handelt. Freilich besagt die positive Reaktion nur, daß Syphilis vorliegt, nicht aber, ob die Syphilis erworben oder angeboren ist; bezüglich der ersteren muß man daran denken, daß Kinder auch in früher Jugend infiziert werden können, z. B. durch die Amme, durch Küssen, Benutzung infizierter Gefäße, Impfen. Die negative Reaktion schließt Syphilis mit großer Wahrscheinlichkeit aus, wenn es sich darum handelt, zu entscheiden, welcher Natur eine manifeste Lokalisation ist, bei Neugeborenen allerdings erst mit Sicherheit, wenn sie sich wiederholt findet.

Aus den Untersuchungsresultaten der W. R. bei der hereditären Lues ergeben sich außer für die Diagnose noch folgende praktisch wichtigen Gesichtspunkte:

1. Die Untersuchung des Kindes bei der Geburt läßt nur einen bedingten Schluß zu, ist jedenfalls einige Zeit nach der Geburt zu wiederholen; ergänzend muß auch die Untersuchung des Blutes der Mutter auf W. R., die anatomische Untersuchung der Nabelschnur u. a. herangezogen werden. Zur Vornahme prophylaktischer Maßnahmen empfiehlt es sich, das Blut der Mutter außer zur Zeit der Geburt schon

in der Schwangerschaft zu untersuchen (in Gebäranstalten am besten obligatorisch bei allen Frauen, z. B. zur Zeit der Geburt mit dem Nabelschnurblut); zur Zeit der Geburt ist auch die Milch für die Reaktion brauchbar und wird neben dem Serum als wertvoll bezeichnet, da sie häufiger und stärker reagieren könne. Auf Grund der Untersuchung läßt sich durch zeitige Behandlung von Mutter und Kind ev. das Eintreten verhängnisvoller Folgen verhüten oder doch beschränken; auch wird die W. R. in mancher Familie erst die manifeste oder latente Affektion einzelner Familienmitglieder (des Vaters oder der Geschwister) aufdecken; auch in sozialer Hinsicht kann die W. R. von Segen sein, nämlich für die Frage der Ammenwahl, Anstaltsunterbringung, Umgebungsschutz u. dgl.

Die Ergebnisse, welche sich aus der Untersuchung des Blutes von Mutter und Kind für die Beurteilung des Gesundheitszustandes des letzteren ergeben, sind oben bereits erwähnt; sie lassen sich in folgende Sätze zusammenfassen:

Hinsichtlich des Blutes der Mutter erlaubt weder die positive noch die negative Reaktion einen entscheidenden Schluß auf den Gesundheitszustand des Kindes. Eine positive Reaktion besagt nichts weiter als daß die Mutter syphilitisch, nicht aber ob das Kind angesteckt ist; eine negative Reaktion spricht nur mit einer gewissen Wahrscheinlichkeit gegen die luetische Infektion des Kindes, namentlich wenn die Mutter die letzte Zeit vor Anstellung der Reaktion nicht spezifisch behandelt worden ist und wenn sie bei später wiederholter Untersuchung wiederum negativ reagiert.

Ergänzt werden muß die Beurteilung durch die Blutuntersuchung des Kindes, ohne daß hierbei aber immer eine Entscheidung gegeben wird. Bei der Frage der Lues congenita tarda kann die negative Reaktion allerdings als entscheidend gegen die syphilitische Natur manifesten Leidens, z. B. Keratitis parench., Tabes und Paralyse, Gumma betrachtet werden; bei Neugeborenen und deren Geschwistern schließt einmalige Reaktion, speziell zur Zeit der Geburt die luetische Infektion keineswegs aus, nur bei wiederholtem Befund in längeren Intervallen spricht sie mit großer Wahrscheinlichkeit dagegen.

2. Die W. R. hat außer über die Gesetze der Vererbung, auf welche hier nicht weiter eingegangen werden soll, auch über die syphilitische Natur mancher kongenitalen oder juvenilen Affektionen Aufklärung gebracht: Die juvenile Tabes und Paralyse beruhen danach stets auf luetischer Basis; von sonstigen nervösen Affektionen, bei welchen in einem großen Teil der Fälle die hereditäre Lues als Ursache zu beschuldigen ist, seien genannt:

Hydrozephalus. Derselbe ist in einem Teil der Fälle durch hereditäre Syphilis bedingt, vgl. Knoepfelmacher und Lehndorff, Schultze, Sonntag, Boas [von 14 ergaben 4 positive W. R.] u. a.; wir fanden unter 20 Fällen 19 negativ, auch mehrere im Liquor, nur 1 positiv.

Idiotie. Nach den Untersuchungen von Acht, Atwood, Brückner, Dean, Kellner, Clemenz, Brückner und Rautenberg, Kljutschew, Kröber, Kürner, Lippmann, Lunddahl, Raviart, Breto und **Petit** u. a. schwankt der Prozentsatz der positiven Reaktionen zwischen 7 und 30 % [vgl. **Boas**]. Unter unseren 21 Fällen war nur ein einziger positiv, welcher zugleich sonstige Manifestationen hereditärer Lues (Keratitis parenchymatosa, Knochengummata) aufwies. **Thomsen, Boas, Hjorth** und **Leschly** fanden bei 2061 Patienten mit kongenitalem Schwachsinn aus sämtlichen Idiotenanstalten Dänemarks nur 31 mal positive Reaktion. Aus allen diesen Untersuchungen ergibt sich, daß die hereditäre Syphilis bei Idiotie eine wesentliche Rolle spielt; der verschieden gefundene Prozentsatz ist wohl durch den verschiedenen Grad der syphilitischen Durchseuchung der Bevölkerung in den einzelnen Ländern zu erklären.

Chorea minor. Daß hier für viele Fälle ein syphilitischer Ursprung anzunehmen ist, wurde schon früher ausgesprochen; **Babonneux** konstatierte unter 145 Fällen 36 mal Syphilis auf Grund klinischer Anzeichen. **Milian** fand in 15 Fällen 11 mal, **Redlich** in 2 Fällen 1 mal positive Reaktion; **Flatau** beschreibt einen Fall mit positiver Reaktion nach Hirnhautentzündung, welcher nach längerer Quecksilberbehandlung Besserung und negative W. R. zeigte.

Über **Augen-** und **Ohrenleiden** hereditärluetischer Natur s. o.

b) **Verwertbarkeit und Bedeutung der W. R. für Prognose und Therapie,** einschließlich einiger besonderer praktischer Zwecke.

Die Verwertbarkeit und Bedeutung des Reaktionsergebnisses für Prognose und Therapie ist noch nicht einheitlich beantwortet; sie sollen daher im folgenden, zumal uns eigene Erfahrungen nicht zur Verfügung stehen, nur in Kürze und ohne spezielle Literaturangaben besprochen werden, soweit sie für den allgemeinen Praktiker Interesse haben.

Von großer Bedeutung ist für Prognose und Therapie eine entsprechend angepaßte Methodik der W. R., vor allem quantitative Bestimmung, sowie Verfeinerung (s. o.) der Ausschläge.

Der Einfluß der spezifischen Behandlung ist zuerst von **Citron**, nach diesem von zahlreichen Untersuchern, namentlich von Syphilidologen, geprüft worden. Die meisten Autoren fassen die positive Reaktion als das Symptom der Syphilis (und zwar Spirochäten- oder gar Krankheitsherdes) auf und ziehen daraus die Folgerung: eine positive Reaktion muß bis zu ihrem Verschwinden behandelt, in ihrem Wiedererscheinen verhütet und, sobald sie sich wieder zeigt, durch eine neue Behandlung unterdrückt werden bis zu ihrem dauernden Fortbleiben; diese Auffassung läuft also hinaus auf die alte chronisch-intermittierende Behandlung nach **Fournier**, nunmehr aber nicht rein schematisch, sondern auf Grund chronisch-intermittierender Untersuchungen. Diese Anschauung ist viel umstritten worden, hat sich aber im großen und ganzen behauptet, freilich mit der notwendigen Einschränkung, daß die positive W. R. eben nur ein einzelnes Symptom der Syphilis darstellt und die klinische Beobachtung nicht ersetzen, sondern nur ergänzen kann, d. h., sie ist zwar wertvoll, aber durchaus nicht allein maßgebend. Im besonderen gilt für Prognose und Therapie: Die positive und die negative Reaktion, letztere auch nicht bei wiederholtem Befund, sind allein entscheidend; vielmehr ist die klinische Beobachtung, u. a. auch die absolvierte Behandlung, von der größten Wichtigkeit. Die W. R., namentlich wenn sie mit der quantitativen Bestimmung ausgeführt wird, gibt jedoch für den Kliniker äußerst wertvolle Anhaltspunkte. Die positive Reaktion, namentlich wenn sie stark ausfällt, läßt die Gefahr syphilitischer Rückfälle, Ansteckung und Erkrankung der Nachkommenschaft besonders groß erscheinen; andererseits gibt es eine ganze Reihe von dauernd positiv reagierenden Patienten, welche jahrelang, vielleicht überhaupt von Krankheitserscheinungen frei bleiben und nicht infektiös sind. Das Ausbleiben der Reaktion besagt noch weniger, namentlich in den ersten Jahren der Krankheit; in der Spätlatenz ist es allerdings, namentlich bei wiederholten Untersuchungen, schon bedeutungsvoller; bisher können wir aber nur im allgemeinen sagen, daß eine negative Reaktion hier günstiger ist als eine positive, und um so günstiger, je konstanter sie sich bei wiederholten Untersuchungen vorfindet; bei wiederholt negativ reagierenden Fällen der Spätlatenz wird die Prognose als gut bezeichnet, vgl. R. Müller u. a.; die W. R. kann aber bisweilen noch nach jahrelanger Latenzdauer wieder positiv werden (nach 1—4 Jahren vgl. Halle, Hamann, Jacobi, Kopp, Lion, Löb, Dreyer, ferner auch Fönss, W. Fischer, Bruhns).

Vielleicht gelingt es durch die genannte Kontrolle der Therapie mittelst der W. R., die Syphilis wirksamer zu bekämpfen und auch die Häufigkeit der Tabes und Paralyse sowie der syphilitischen Aortenerkrankungen herabzusetzen.

Das im vorstehenden über die prognostische und therapeutische Bedeutung der W. R. Gesagte gilt auch hinsichtlich einiger besonderer praktischer Zwecke. Es kommen u. a. folgende in Frage: Für die wissenschaftliche Medizin hat die W. R. eine Reihe strittiger Fragen, namentlich bezüglich Zusammenhangs einiger Krankheiten, Gesetze der Ansteckung und Vererbung u. a. beantwortet. Besonders die pathologische Anatomie hat die W. R. mit großem Vorteil verwertet, sowohl zu Fragen der gerichtlichen Medizin und Unfallbegutachtung, wie auch für den Nachweis von syphilitischen Naturen einzelner Organveränderungen, z. B. bei der Heller-Doehleschen Mesaortitis, Hodenschwielen (wenigstens in einem Teil der Fälle), gelappten Leber, glattem Zungengrund, Mastdarmstrikturen u. a.; vgl. Abrikossow, de Besche, Boas und Eiken, Bruck, Fränkel und Much, Gruber, Guladse, Harrison, Krefting, Lesser, Löhlein, Lubarsch, Lucksch, Mann, Marchand, Nauwerck und Weichert, Pick und Proskauer, Reinhardt, Riecke, Schlimpert, Schmidt, Schmorl, Seligmann und Blume, Simmonds, Werdt, Wolff u. a.

Für die gerichtliche Medizin kommt die Beantwortung der Frage nach Ansteckung, Elternschaft, Ehescheidung, Entmündigung u. a. in Frage (nach Bohne allerdings kaum, zumal sie auf die notwendigen Fragen keine Antwort gebe, weder in straf-, noch zivil-, noch versicherungsrechtlicher Beziehung), für die Unfallbegutachtung die der Unfallfolge, z. B. bei Spontanfraktur, Paralyse u. a.

Die Frage der Einführung der W. R. bei den Lebensversicherungsgesellschaften wird verschieden beantwortet: Friedländer widerrät sie, Schottmüller möchte sie wenigstens bei größerer Versicherungssumme angewandt und ev. eine individuelle Zusatzprämie verlangt wissen; dieselbe darf jedenfalls nicht nach einer einmaligen + W. R. beurteilt werden vgl. Jakobsthal. In dieser Hinsicht sind die Statistiken der Lebensversicherungsgesellschaften von Bedeutung: Deneke bemerkt, daß erst die W. R. die ungeheuer große Zahl aller Spätfolgen der Syphilis aufgedeckt und viele Krankheiten, deren Zusammenhang mit Syphilis noch vor wenigen Jahren bestritten wurde, in ihren Rahmen einbezogen hat; in Übereinstimmung damit ergeben die Statistiken für die Syphilis eine viel zu geringe Zahl von Todesfällen, zumal die syphilitischen Nerven- und Geistes-, Herz- und Gefäßerkrankungen, Schlaganfälle, Nierenleiden u. a., auch die Gummata, sich in den Rubriken der Organerkrankungen versteckten; dagegen habe die Gothaer Lebensversicherungsbank eine Übersterblichkeit der früheren Syphilitiker von nicht weniger als 68 % ermittelt, und zwar von 60 % an bösartigen Neubildungen, 64 % an Nierenerkrankungen, 84 % an Erkrankungen des Magens und Darmes, 116 % an Erkrankungen des Zirkulationssystems, 122 % an Selbstmord, 128 % an Schlaganfall, 145 % an Geistes- und Nervenkrankheiten außer Paralyse; die Gesamtprognose der Lues sei aber wahrscheinlich noch viel ungünstiger, da die Versicherungsgesellschaften nur gut behandelte und mehrere Jahre symptomfreie Fälle aufnehmen und die syphilitische Infektion beim Abschluß der Versicherung oft verheimlicht wird. Blaschko berechnet, daß ein Drittel aller Syphilitiker an den direkten Folgen der Infektion sterben, und daß die Mortalität der Syphilitiker vom 36.—50. Jahr fast das Doppelte der Gesamtheit der Versicherten ausmacht.

Für den Ehekonsens hat die W. R. nur sehr bedingten Wert. Für die hier im Vordergrund des Interesses stehende Frage der Kontagiosität besagt weder der positive, noch der negative Ausfall der Reaktion etwas. Dagegen kann eine positive Reaktion entscheidend sein, wenn ein ärztliches Zeugnis über Freisein von Syphilis verlangt wird. Im übrigen ist der Hauptwert auf die absolvierte Behandlung und klinische Beobachtung zu legen. Jedoch ist eine dauernd positive Reaktion schon wegen der wahrscheinlich kürzeren Lebensdauer und erhöhten Gefahr für Erkrankung und Ansteckung von gewisser Bedeutung; freilich verbieten kann der Arzt die Ehe nur auf Grund einer positiven Reaktion nicht, da er selbst, wenn er annimmt, daß mit Wahrscheinlichkeit noch Rezidive zu erwarten sind, nicht deren Infektiosität behaupten kann; jedenfalls wird er aber das Hinausschieben der Heirat und bis dahin intensive Behandlung empfehlen und bei positiv bleibender Reaktion mit Rücksicht auf die verhängnisvollen Folgen für Frau und Kinder überhaupt von der Heirat abraten.

In Zusammenhang steht die Frage des Familienschutzes, welcher namentlich bei den aus dem Feldzuge heimkehrenden Soldaten zur Bewahrung ihrer Familie, wie überhaupt der einheimischen Bevölkerung in Betracht kommt; hierfür kann die W. R. von großer Bedeutung sein:

Zeißl möchte bei jedem aus dem Feldzug heimkommenden Krieger die W. R. angestellt haben neben der Untersuchung des Harnröhrensekrets; zum wenigsten ist sie für die nachweislich oder fraglich Infizierten zu verlangen. Bruhns bemerkt, daß die Untersuchung mittelst der W. R. bei größeren Gruppen anscheinend gesunder Menschen in prophylaktischer Absicht, z. B. die Blutuntersuchung sämtlicher bei Friedensschluß zur Entlassung kommender Heeresangehörigen nicht entfernt die damit verbundenen Mühen und Kosten lohnen würde. Er stellte Untersuchungen zur Auffindung der „unvermittelten" (Jadassohn) oder besser gesagt unbewußten Spätsyphilis, der Syphilis ignorée der Franzosen an. Von 1800 Personen, welche nie an Syphilis gelitten haben wollten und keine Erscheinungen primärer oder sekundärer Syphilis gezeigt hatten, hatten unter 1234 Männern 18 = 1,5 $^0/_0$ eine unbewußte Syphilis, und zwar 12 nur positive W. R. und 6 + W. R. nebst klinischen Erscheinungen, unter 566 weiblichen Personen, welche der Prostitution nicht ferne standen, 65 = 11,5 $^0/_0$ und unter 132, welche der Prostitution fern standen, 2 = 1,5 $^0/_0$. Bei dieser nach den sonstigen klinischen Erfahrungen gering erscheinenden Zahl ist aber zu bedenken, daß die W. R. auch bei schlecht behandelter Syphilis vorübergehend oder auch längere Zeit negativ gefunden werden kann. Müller spricht für Behandlung der Krieger mit positiver W. R., da es sich oft um ungenügend behandelte Luetiker handle, welche bald Rezidive erlitten und ihre Umgebung infizierten, namentlich bei der familiären Gemeinschaftlichkeit des Feldlebens. Schmidt warnt in einer Erwiderung auf Müller davor, jeden Soldaten mit positiver W. R. dem Kriegsdienst zu entziehen.

Die Bedeutung der W. R. für die Ammenwahl ergibt sich am besten aus entsprechenden Statistiken: nach der schon in der früheren Arbeit erwähnten Statistik des Dresdener Säuglingsheims (Rietschel) waren 10 $^0/_0$ aller untersuchten Ammen syphilitisch, nach neueren anderen Statistiken (vgl. Citron) gar 40 bis 50 $^0/_0$. Jede Amme sollte mit der W. R. untersucht werden. Eine positiv reagierende Amme wird man jedenfalls ausschließen. Neben dem Serum kann auch die Milch zur Untersuchung herangezogen werden. Außer der Amme muß natürlich auch das Kind untersucht werden. Mit Hilfe der W. R. wird man so in vielen Fällen Amme und Kind vor gegenseitiger Infektion schützen können.

Über die Beurteilung der Infektion bei Neugeborenen ist oben bei der hereditären Lues das Wichtigste gesagt.

Auch zur Familienuntersuchung wird namentlich der Hausarzt in gegebenen Fällen die W. R. heranziehen.

Für die Feststellung extragenitaler Ansteckung ist die W. R. namentlich in technisch-industriellen Betrieben wichtig, z. B. in Glashütten, wo bei Gemeinberührung von Blasvorrichtungen Mundschanker nicht selten ist.

Ledermann betont den Wert der W. R. für die balneologische Praxis, da viele Kranke mit Herz-, Nerven-, Leberleiden u. a. ohne genügende Diagnose in die Kurorte kommen; er befürwortet die Einrichtung serologischer Laboratorien in den Badeorten.

Für die Prostituiertenkontrolle ergeben sich besondere Schwierigkeiten, da die W. R. bei Prostituierten in einem ganz außerordentlich hohen Prozentsatze positiv ist, so daß die ärztlichen und sanitätspolizeilichen Maßnahmen auf Grund der W. R. nur schwer entschieden werden können, zumal wenn die Patientinnen sich klinisch als symptomfrei erweisen.

Eine besondere Erwähnung verdient noch die Bedeutung der W. R. in Fällen, wo Syphilis mit größtmöglicher Wahrscheinlichkeit ausgeschlossen werden soll. Eine Reihe derartiger Fragen ist bereits bei Ammenwahl, Ehekonsens u. a. besprochen worden. Auch bei Syphilidophobie kann der Nachweis einer negativen W. R. brauchbar sein. In der Chirurgie wird des öfteren von der W. R. Gebrauch gemacht werden müssen, wenn es sich darum handelt, Blut, Serum, plastisches Material z. B. Knochen u. a., Organe usw. von einem Menschen auf den anderen zu übertragen.

Zusammenfassung.

Die vorstehenden Ausführungen lassen sich in folgende für den Praktiker — teils für den Serologen bzw. Untersucher, teils für den Kliniker — wichtigen Schlußsätze zusammenfassen:

I. Die W. R. bedarf, um möglichst gute d. h. scharfe und spezifische Resultate zu erzielen, einer sorgfältigen Methodik und Technik; solche erscheint nur gewährleistet in der Hand eines serologisch ausgebildeten und erfahrenen, auch über ein genügendes Untersuchungsmaterial verfügenden Untersuchers. Diese Bedingungen sind mit Sicherheit nur bei einem Serologen in einem gut geleiteten Institut erfüllt. Der praktische Arzt kann die Reaktion nicht selbst ausführen und soll die Untersuchung auf W. R., ebenso wie andere schwierige und heikle, in einer zuverlässigen Untersuchungsstelle anstellen lassen. Die amtlichen Untersuchungsstellen müssen, wie für sonstige hygienische Untersuchungen, auch für die W. R. eingerichtet sein. Wünschenswert ist die Aufstellung einer Einheits- als Standardmethode, neben welcher sonstige Methoden ausgeführt werden können, nach welcher sie aber zu beurteilen sind.

Im einzelnen gelten für die serologische Methodik folgende Leitsätze:

1. Von entscheidender Wichtigkeit für gute d. h. scharfe und spezifische Resultate der W. R. ist neben Wahl des blutlösenden Prinzips, vor allem des Komplementes, die Wahl der Art und Dosis der Antigene. Die Antigene dürfen erst nach einer eingehenden Prüfung einer großen Zahl von Sera (etwa 100, darunter positive und negative, auch schwach reagierende und solche mit Neigung zur Alleinhemmung) benutzt werden; für die Entscheidung ist im übrigen der wässerige Lueslebereextrakt nach Wassermann maßgebend; wünschenswert ist die Aufstellung eines leicht herstellbaren und haltbaren Einheits- als Standardantiges. Wenn der Untersucher die Antigene nicht selbst herstellt, darf er sie nur von einer Stelle beziehen, wo die wissenschaftliche

Prüfung gewährleistet ist; ev. ist eine staatliche Kontrolle der Antigene ratsam. Mit Rücksicht auf den Mangel eines Einheitsantigens und die verschiedene Wirksamkeit der verschiedenen Antigene sind für die Prüfung jedes Serum mehrere Antigene notwendig. Als brauchbar erwiesen sich uns folgende Arten von Antigenen:

a) Alkohol-Luesleberextrakte (in der Hälfte der nicht allein hemmenden Dosis kräftig und spezifisch, aber nur zu mehreren und mit Vorsicht, vor allem bei genügendem Komplement verwendbar, bezogen aus dem Institut von Kolle),

b) Azeton-Luesleberextrakte (mit noch größerer Vorsicht zu verwenden, für Zerebrospinalflüssigkeit unbrauchbar),

c) Der Lessersche Extrakt, bezogen von der Tauentzienapotheke in Berlin (besonders spezifisch und gleichmäßig, dabei fast ebenso stark wie die erstgenannten).

d) Alkohol-Normalorganextrakte (spezifisch und gleichmäßig, aber weniger stark wie die erstgenannten).

Über die Alkohol-Normalorganextrakte haben wir allerdings wenig Erfahrungen, über die nach Sachs mit Cholesterin versetzten gar keine.

2. Neben dem Antigen bedarf das hämolytische System, speziell das Komplement besonderer Beachtung. Das blutlösende Prinzip muß im Interesse der Spezifität der Reaktion reichlich bemessen werden. Uns bewährte sich folgender Modus: Der Ambozeptor wird mit dem jeweils verwandten Komplement titriert und weiter in der drei bis fünffachen, gewöhnlich fünffachen Grenzdosis, verwandt. Mit dieser Ambozeptordosis wird das Komplement zur Bestimmung nicht nur der hämolytischen Wirksamkeit, sondern auch der Bindbarkeit bzw. antikomplementäre Faktoren überwindenden Dosis titriert, und zwar 1. allein, 2. ferner mit dem in dem Versuche verwandten Antigen, 3. schließlich mit diesem unter Zusatz von Serum, ev. auch eines positiven Standardserums. Erfahrungsgemäß ergibt sich nach derartigen Kontrollversuchen eine brauchbare Komplementdosis gewöhnlich nicht unter 0,05, in seltenen Fällen eine höhere, welche dann nicht unterhalb der zwei- bis dreifachen hämolytischen Grenzdosis gewählt werden soll.

3. Jedes Serum ist einer quantitativen Bestimmung auf Reaktionsstärke zu unterziehen, und zwar ebensowohl aus Gründen exakter Methodik, wie aus Gründen klinischer Verwertbarkeit. Als praktisch und für diagnostische Zwecke wertvoll erwies sich uns die Titrierung mit fallenden Dosen Antigen (andere Untersucher empfehlen eine solche mit steigenden Dosen Serum).

4. Bestrebungen zur Verfeinerung der W. R. sind im Interesse möglichster Schärfe wünschenswert, mit Rücksicht auf die Gefahr unspezifischer Ausschläge jedoch nur mit Vorsicht auszuführen; in diesem Sinne suchten wir eine Verfeinerung innerhalb der zulässigen Grenzen durch Wahl der Art und Dosis der Antigene zu erreichen. Dabei kann gleichzeitig das Serum neben der Dosis 0,1 mit Vorteil in der Dosis 0,2 verwandt werden; auch Wiederholung mit dieser Dosis, ev. nach einigen Tagen Aufbewahrung, kann vielleicht einen

etwas stärkeren Ausschlag geben. Die Ausschaltung der Normalambozeptoren erscheint bei unserer Methodik überflüssig, die Beseitigung der Komplementoidverstopfung entbehrlich. Neben dem Blutserum sind auch sonstige Körperflüssigkeiten, speziell Transsudate, verwendbar. Bei den Erkrankungen des zentralen Nervensystems ist neben dem Serum die Zerebrospinalflüssigkeit zu untersuchen, und zwar nach der Hauptmannschen Auswertungsmethode (in steigenden Dosen von 0,2 bis 0,1). Eine Beschränkung des Komplementes über die oben genannte Grenze hinaus ist im allgemeinen nicht zu empfehlen, kann aber in besonderen Fällen auf Grund der oben genannten genauen Bestimmungen versucht werden.

5. Paradoxe Reaktion im Sinne unerklärlicher und wahlloser Schwankungen der Sera bei verschiedenen Untersuchungen kommt nicht vor. Lediglich ein kleiner Prozentsatz der Sera mit geringer Reaktionsfähigkeit (bei Fällen von beginnender, latenter und behandelter Lues) können ein Schwanken zeigen, und zwar nur um die Grenze der Reaktion; dieses Schwanken ist vielleicht auch durch Serumveränderungen, hauptsächlich aber durch die nicht immer gleichmäßig zu treffende Versuchseinstellung, speziell durch verschieden wirksames Komplement, zu erklären und kann durch entsprechende Methodik zum Teil eingeschränkt werden.

6. Die sog. Modifikationen der W. R. sind unbrauchbar mit nur wenigen Ausnahmen, welche aber nicht zum allgemeinen Gebrauche, sondern nur für den mit ihnen vertrauten Untersucher, für diesen auch nicht ohne entsprechende Vorsichtsmaßregeln und nur neben der Originalmethode erlaubt sind. Die an und für sich sehr einfache Methode von v. Dungern erscheint nach anderen und eigenen Untersuchungen ebenfalls nur mit genannten Einschränkungen zulässig und im allgemeinen für die Praxis nicht empfehlenswert. In Ausnahmefällen, z. B. bei Mangel an Serum oder Liquor, kann für den geübten Untersucher das Arbeiten mit verringerten Dosen (aber nicht unter der Hälfte!) zugelassen werden.

7. Die Versuchsanordnung soll in Form der Originalmethode nach den genannten Grundsätzen erfolgen. Neben den schon genannten Vorversuchen zur Bestimmung des hämolytischen Systems dürfen die sonst erforderlichen Kontrollen nicht vernachlässigt werden, nämlich die auf Alleinhemmung aller Antigene und aller Sera; im Interesse der Sicherheit der Reaktion sind stets eine möglichst große Zahl von Sera gleichzeitig mit denselben Ingredientien und Kontrollen, und daneben in diesem Versuche eine Reihe aus früheren Untersuchungen bekannter positiv und negativ reagierender Sera, und zwar möglichst solcher von verschiedener Reaktionsfähigkeit zu untersuchen.

8. Die Beurteilung des Untersuchungsergebnisses muß mit der notwendigen Vorsicht geschehen. Inkomplette und Teilreaktionen sind zwar verwertbar, aber nur mit Vorsicht und durch eine Wiederholung in einem neuen Versuche mit anderen Reagenzien, speziell Komplement, weiter zu klären. Das Resultat ist in allen Fällen

dementsprechend, d. h. als fraglich bzw. verdächtig, zu bezeichnen. Das Untersuchungsergebnis darf nur dem behandelnden Arzte, keinesfall dem Patienten mitgeteilt werden.

II. Die W. R. ist eine für die Klinik, speziell auch für die Chirurgie unentbehrliche und wertvolle Untersuchungsmethode. Die Verwertung des Untersuchungsergebnisses darf jedoch nur unter Berücksichtigung des Krankheitsbildes einschließlich ·sonstiger Untersuchungsmethoden und unter Berücksichtigung der für die Reaktion geltenden Gesetze erfolgen; diese Gesetze sind folgende:

1. (Zur Spezifität):

Die W. R. ist zwar nicht für Syphilis spezifisch, wohl aber praktisch genommen charakteristisch. Sie findet sich sonst nur bei einigen, in unserem Klima nicht vorkommenden oder leicht ausschließbaren Krankheiten, nämlich bei Lepra, Rückfallfieber, Frambösie, Malaria u. a., sowie bei Scharlach, hier aber nur selten, schwach und vorübergehend. Behauptungen, daß auch noch zahlreiche andere Krankheiten unspezifisch reagieren könnten, haben sich im allgemeinen nicht bestätigt und beruhen wahrscheinlich auf einem Irrtume, nämlich teils auf mangelhafter Methodik, teils auf Übersehen einer gleichzeitig bestehenden Syphilis. Vielleicht kommt eine positive Reaktion vorübergehend auch bei einzelnen Fällen von weichem Schanker und nicht venerischem Geschwür, ferner vielleicht auch angedeutet bei einzelnen Fällen von malignem Tumor (mit Fieber oder in Agone) und bei Narkose u. a. vor; nach anderen und eigenen Untersuchungen ist eine nennenswerte Durchkreuzung der Spezifität der W. R. durch Tumor- und Narkosesera nicht anzunehmen. Bei einzelnen krankhaften Zuständen, nämlich bei Fieber, starkem Alkoholgenuß, Agonie, scheint auch eine positive Reaktion unterdrückt werden zu können. Es empfiehlt sich daher bei Zuständen genannter Art, die Reaktion nicht anzustellen oder doch nur mit Vorsicht zu verwerten, ev. nach einiger Zeit zu wiederholen. Auch bei Leichensera ist die Reaktion mit Vorsicht zu beurteilen.

2. (Zur Konstanz):

Im allgemeinen gilt der Satz: Die unbehandelte, manifeste und generalisierte Lues aller Stadien reagiert positiv und stark. Eine Ausnahme von dieser Regel, d. h. Veränderung der positiven Reaktion bzw. ihrer Stärke wird nur bedingt: 1. durch Beginn, 2. durch Latenz und 3. durch spezifische Behandlung. Daraus ergibt sich hinsichtlich der Beurteilung des Untersuchungsresultates für die Klinik folgendes:

Positive Reaktion bedeutet, praktisch genommen, Syphilis. Ausnahmen s. o. Jedoch ist zu beachten, daß die positive Reaktion nur besagt, daß der betreffende Patient Syphilitiker ist, d. h. die W. R. gibt nur die allgemeine, nicht aber die lokale Diagnose; dies ist in zweierlei Richtung zu berücksichtigen:

a) Lues kann sich mit einem andersartigen Leiden kombinieren; z. B. es kann Tuberkulose, Karzinom u. a. bei gleichzeitiger (latenter) Lues vorliegen.

8*

b) Der positive Ausfall der Reaktion besagt nicht, welches Stadium der Syphilis vorliegt, nämlich, ob Lues I, II, III, latens, hereditäre, Tabes, Paralyse.

Weitere Klärung kann gegeben werden:

a) durch die quantitative Titrierung: die manifeste unbehandelte Lues reagiert gewöhnlich stark, die latente. ev. auch behandelte, schwach.

b) Bei Erkrankung des zentralen Nervensystems auch durch Untersuchung der Zerebrospinalflüssigkeit. Dieselbe soll in solchen Fällen stets geprüft werden neben dem Blutserum, und zwar nach der Hauptmannschen Auswertungsmethode. Positive Reaktion im Liquor beweist luetische Affektion des zentralen Nervensystems. Die weitere Differentialdiagnose kann ebenfalls mit Vorsicht aus dem Untersuchungsbefunde von Serum und Liquor gestützt werden: Bei Paralyse reagiert Serum und Liquor stark positiv, bei Tabes Serum und Liquor weniger häufig und schwächer, das Blutserum namentlich bei Behandlung oft negativ oder schwach, der Liquor zwar häufiger positiv, aber gewöhnlich schwächer als bei der Paralyse, bei Lues cerebrospinalis Serum meist positiv und stark (falls nämlich keine spezifische Behandlung stattgefunden hat), der Liquor häufig positiv, aber ebenfalls schwächer als bei Paralyse. Daneben darf keineswegs die klinische Beobachtung, bei welcher der Hauptwert ruht, vernachlässigt werden, desgleichen nicht die sonstigen Untersuchungsmethoden, nämlich bezüglich der Syphilis therapeutischer Heileffekt, Luetinreaktion u. a., bezüglich sonstiger Krankheiten Probeexzision, Bazillennachweis, sonstige biologische Reaktionen und andere Untersuchungen u. a.

Negative Reaktion schließt Syphilis nur aus bei der unbehandelten Lues II, III, hereditaria, Tabes und Paralyse; Ausnahmen hierfür sollen nur bei kleinen lokalisierten Manifestationen und bei Fällen von maligner Lues ab und zu vorkommen. Dagegen besagt sonst die negative Reaktion nichts, wohl aber kann die inkomplette Reaktion von Bedeutung für die Diagnose sein; sie ist für nachgenannte Fälle, speziell für die Lues I, geradezu typisch, namentlich wenn die syphilitische Infektion hierbei anzunehmen ist und wenn gar eine wiederholte Untersuchung nach einiger Zeit den Fall weiter klärt. Eine Wiederholung der Reaktion soll bei negativem oder inkomplett positivem Ergebnis in allen auf Syphilis verdächtigen Fällen nach einiger Zeit vorgenommen werden, gegebenenfalls, wenn eine derartige Behandlung längere Zeit, mindestens 6 Wochen, ausgesetzt, ev. aber auch, wenn eine solche eingeleitet ist (z. B. provokatorische Salvarsaninjektion, da durch eine solche, ebenso wie durch eine Luetinimpfung, eine negative Reaktion positiv, bzw. eine schwach positive stärker werden kann).

Eine negative bzw. inkomplett positive Reaktion kommt bei syphilitischen Fällen vor:

1. bei Lues I. Die Reaktion tritt anscheinend nicht vor der 5. bis 6., in der Regel nicht vor der 7. bis 9. Woche auf, wohl nicht vor der Initialsklerose und erst kurz vor dem Ausbruch des Exanthems;

sie steigt gewöhnlich allmählich an Stärke an. Danach ist das Reaktionsergebnis zu beurteilen, d. h. vor der 5. bis 6. Woche schließt eine negative Reaktion Lues keineswegs aus; dagegen ist sie später mit einer gewissen Wahrscheinlichkeit gegen Syphilis zu verwenden; eine positive, auch eine inkomplett-positive, spricht für Syphilis, da gerade die inkomplett-positive Reaktion hier typisch ist, namentlich wenn sie bei wiederholten Untersuchungen sich als ansteigend erweist. Bei der Lues I tritt die W. R. in ihrer Bedeutung vor dem Spirochätennachweis zurück.

2. bei der latenten Lues,

3. bei der behandelten Lues. Bemerkenswert ist, daß auch Rezidive früher behandelter Lues nicht immer reagieren. Ferner ist zu bedenken, daß gewisse irreparable Veränderungen bestehen bleiben können, auch nachdem die sie veranlassende Syphilis und damit die positive Reaktion geschwunden ist, z. B. Veränderungen der Aorta, des zentralen Nervensystems u. dgl.

Für Prognose und Therapie ist die W. R. nur mit Vorsicht zu verwerten, und zwar als ein Symptom der Lues, aber nur als ein einzelnes; das Hauptgewicht ruht hier auf der klinischen Beobachtung.

Dasselbe gilt für einige besondere, praktische Zwecke, für welche die W. R. in Frage kommt, nämlich für die wissenschaftliche Medizin, Gerichtsmedizin, Unfallbegutachtung, Lebensversicherung, Ehekonsens, Familienschutz, Ammenwahl, Prostituiertenkontrolle, Zulässigkeit operativer Transplantation u. a. m.

Anhang 1: Untersuchungsformular.

Es hat sich uns, um dem mit der W. R. weniger vertrauten Praktiker eine Hilfe zu bieten und um für uns selbst gewisse für die Beurteilung des Untersuchungsresultates und eine spätere Verwertung der Befunde wichtige klinische Angaben zu gewinnen, als rätlich erwiesen, ein Untersuchungsformular mit dem für die Blutprobe bestimmten Zentrifugenröhrchen bei der Untersuchungsstelle abzugeben.

Das Untersuchungsformular enthält 1. auf der Vorderseite a) einen Fragebogen, auf welchem von dem Praktiker eine Reihe vorgedruckter Fragen beantwortet werden sollen, deren Antwort für die Beurteilung des Untersuchungsergebnisses von Wichtigkeit erscheint und b) einen abtrennbaren Anhang, welcher für die Mitteilung des Untersuchungsergebnisses bestimmt ist, 2. auf der Rückseite eine Anleitung a) für die Blutentnahme und b) für die Beurteilung des Untersuchungsergebnisses.

Wir möchten z. B. folgendes Untersuchungsformular in Vorschlag bringen:

1. Vorderseite:

a) Fragebogen:

Serumdiagnostik (W. R.)　　　　　　Kontrollnummer: ....

Name: ....

Geschlecht: ....

Beruf: ....

Alter: ....

Diagnose: ....

Art und Entnahme bzw. Herkunft des Materials:...............

Zeitpunkt der erfolgten bzw. vermuteten Infektion: ....

Ist bisher antiluetisch behandelt worden, wann und wie: ....

Wird zurzeit bzw. seit wann nicht mehr antiluetisch behandelt?
....

Bestehen derzeit luetische Symptome und welche, bzw. wann bestanden die letzten manifesten Symptome? ....

Stadium (Lues I, II, III, Latenz, Tabes, Paralyse, Heredität?) ...
....

Sonstige derzeitige Affektionen, speziell Infektionskrankheiten, Tumor, Narkose u. a.: ....

Resultate früherer Untersuchungen mit der W. R. (wann, wo, welche?): ....

Bemerkungen: ....

    Station: Datum: Unterschrift:

Mit Rücksicht auf Zeit, Kosten und sonstige Umstände (Materialbeschaffung!) kann die W. R. nur jeden Donnerstag, gegebenenfalls außerdem noch Montag ausgeführt werden; es wird um Einsendung der Blutprobe bis zum Nachmittag vorher, spätestens bis zum frühen Morgen des genannten Tages gebeten. Unter besonderen Umständen kann die Blutentnahme im Laboratorium vorgenommen werden.

Im Interesse der Brauchbarkeit der Untersuchungsmethode wird gebeten, das Formular möglichst vollständig auszufüllen und die auf der Rückseite vermerkten Vorschläge zu berüchsichtigen.

b) Untersuchungsergebnis.

    Serumdiagnostik (W. R.)   Kontrollnummer: ....

Name: ....

Reaktion: ....

Zeichenerklärung: Jedes Serum ist, wenn möglich, mit mehreren Antigenen (Resultate neben einander!) und mit quantitativer Bestimmung durch fallende Dosen eines Antigens (Resultate unter einander!) untersucht; es besagt: + Hemmung, L inkomplette Hemmung, O Hämolyse.

Resultat: positiv, fraglich, negativ.

Bemerkungen: ....

    Datum: Unterschrift:

2. Rückseite: Anleitung:

a) zur Blutentnahme: Die für Syphilis charakteristischen Reaktionskörper werden gewöhnlich im Blutserum nachgewiesen, gegebenenfalls daneben auch in dessen Transsudaten (Punktionsflüssigkeit: z. B. Aszites, Gelenkergüsse, Zugpflaster-Blaseninhalt usw.), bei luetischer Affektion des zentralen Nervensystems auch in der Zerebrospinalflüssigkeit; in letzterem Falle soll stets auch Blutserum zur Untersuchung mit eingesandt werden.

Zur Blutentnahme empfiehlt sich am meisten der Aderlaß, gewöhnlich in der Ellenbeuge, ausnahmsweise auch an Hand, Fuß, Stirn. Zur Technik: Patient sitzt oder liegt, Staubinde um den Oberarm, ev. Greifbewegungen ausführen lassen, Desinfektion der Haut mit Ätheralkohol und Nachtrocknen mit steriler Watte, Punktionsnadel, am einfachsten Spritzenkanüle, Nadel scharf, mit nicht zu stark abgeschrägter Spitze und nicht zu feiner Lichtung, mit Mandrin auszukochen und nach der Entfernung des Mandrins durchzuspritzen, Binde während des Blutabfließens abnehmen, nach der Punktion die Stelle mit Wattebausch komprimieren, Arm $^1/_2$—1 Minute hochhalten, Mullheftpflaster bzw. -Mastisolverband, bei leicht gebeugtem Ellbogen angelegt, für 1—2 Tage zu belassen, bei Hämatom für einige Stunden leicht komprimierender Verband.

Statt des Aderlasses unter Umständen Einstich z. B. mit Frankescher o. a. Nadel oder Einschnitt, am besten mit Lanzette oder zweischneidigem Skalpell in Ohrläppchen oder Fingerbeere, hier ev. an der Grenze des mittleren und äußeren Drittels der Vola des letzten Gliedes der Finger 2 bis 4 entsprechend der Stelle der Arterie, ev. auch mit Schnepper mit Ansaugung des Blutes durch Gummiball und mit Zweiwege- bzw. Dreiwegehahnvorrichtung.

Bei der Blutentnahme ist die Beimengung differenter Substanzen (z. B. Alkali, Äther u. a.) zu vermeiden. Wenig geeignet ist Menstrualblut, ungeeignet mit Eiter vermischtes Blut; Liquor und Punktionsflüssigkeiten sollen möglichst frei von Blut sein.

Leichen- und Narkoseblut ist als solches zu bezeichnen.

Die Blut- bzw. Serummenge soll nicht zu wenig, möglichst 5—10 ccm betragen, damit die Reaktion mit der wünschenswerten Genauigkeit (mit mehreren Antigenen, mit quantitativer Titrierung, mit erhöhter Serumdosis, ev. wiederholt) angestellt werden kann; in Ausnahmefällen kann jedoch die Reaktion auch mit geringerer Menge ausgeführt werden. Auch vom Liquor ist eine genügende Menge, gewöhnlich nicht weniger als die genannte, notwendig.

Das Blut ist in einem sauberen und trockenen Reagenzglas aufzufangen; der Verschluß erfolgt durch nicht entfettete Watte, besser durch Gummi oder mit Stanniol überzogenen Korkstopfen. Um unnötiges Umschütten zu vermeiden, wird zweckmäßigerweise ein von der Untersuchungsstelle bezogenes Zentrifugenglas benutzt. Das Glas ist, um Verwechslungen zu vermeiden, genau zu bezeichnen, am besten doppelt, z. B. mit Etikette und Glasstiftschrift.

Die Blutprobe soll nicht stärker geschüttelt (sonst unerwünschte Hämolyse) und baldmöglichst der Untersuchungsstelle abgeliefert werden, andernfalls kühl und dunkel, z. B. im Eisschranke, keinesfalls aber im direkten Sonnenlichte, aufbewahrt. ·

Damit das Serum bei der Blutgerinnung sich gut und reichlich abscheidet, empfiehlt es sich, den Blutkuchen durch kurzes Schütteln oder besser durch Eingehen mit dem ausgeglühten und wieder erkalteten Platindraht vom Rand des Glases abzulösen.

b) Zur Beurteilung des Untersuchungsergebnisses.

Die W. R. ist eine zuverlässige Untersuchungsmethode, vorausgesetzt, daß sie von einem serologisch ausgebildeten und erfahrenen Untersucher ausgeführt wird (am besten geschieht dies in einem serologischen Institut; der Praktiker kann im allgemeinen die Reaktion nicht selbst ausführen, sondern soll die Untersuchung auf W. R. ebenso wie andere schwierige und heikle in einer zuverlässigen Untersuchungsstelle ausführen lassen). Des weiteren ist die W. R. ein wertvolles klinisches Hilfsmittel, vorausgesetzt, daß sie unter Berücksichtigung des klinischen Krankheitsbildes, einschließlich der sonstigen Untersuchungsmethoden, und unter Berücksichtigung der erfahrungsgemäß für sie geltenden Regeln beurteilt wird.

α) Von der Methodik ist folgendes für den Praktiker wissenswert:

1. Jedes Patientenserum muß mit mehreren Antigenen geprüft werden; die einzelnen Antigene können etwas verschieden anzeigen und bei Sera mit schwacher Reaktionsfähigkeit zum Teil auch negativ.

2. Jedes Patientenserum ist durch quantitative Bestimmung (durch fallende Dosen Antigen) zu prüfen; je weiter abwärts die Reaktion zu verfolgen ist, als desto stärker reagierend kann das betreffende Serum bezeichnet werden.

3. Bei Erkrankungen des zentralen Nervensystems ist neben dem Blutserum die Zerebrospinalflüssigkeit zu untersuchen.

4. Neben dem Blutserum können gegebenenfalls auch sonstige Körperflüssigkeiten, speziell Transsudate (Punktionsflüssigkeiten) untersucht werden.

5. In zweifelhaften Fällen ist das Serum einer wiederholten Untersuchung zu unterwerfen, ev. erst nach einiger Zeit (Näheres s. unten); dabei können einzelne Sera, nämlich solche mit geringer Reaktionsfähigkeit (beginnende, latente und behandelte Syphilis) ein Schwanken des Resultates zeigen, aber nur um die Reaktionsgrenze, was durch kleine unvermeidbare Schwankungen in der Einstellung des Versuches zu erklären ist.

β) Hinsichtlich der Verwertung des Untersuchungsresultates für die Praxis gilt folgendes:

1. (Zur Spezifität):

Die W. R. ist zwar nicht für Syphilis spezifisch, wohl aber praktisch genommen charakteristisch. Sie findet sich sonst nur bei einigen, in unserem Klima nicht vorkommenden oder leicht ausschließbaren Krankheiten, nämlich bei Lepra, Rückfallfieber, Frambösie, Malaria u. a, sowie bei Scharlach, hier aber nur selten, schwach und vorübergehend. Behauptungen, daß auch noch zahlreiche andere Krankheiten unspezifisch reagieren könnten, haben sich im allgemeinen nicht bestätigt und beruhen wahrscheinlich auf einem Irrtume, nämlich teils auf mangelhafter Methodik, teils auf Übersehen einer gleichzeitig bestehenden Syphilis. Vielleicht kommt eine positive Reaktion vorübergehend auch bei einzelnen Fällen von weichem Schanker und nicht venerischem Geschwür, ferner vielleicht auch angedeutet bei einzelnen Fällen von malignem Tumor (mit Fieber oder in Agone) und bei Narkose u. a. vor; nach anderen und eigenen Untersuchungen ist eine nennenswerte Durchkreuzung der Spezifität der W. R. durch Tumor- und Narkosesera nicht anzunehmen. Bei einzelnen krankhaften Zuständen, nämlich bei Fieber, starkem Alkoholgenuß, Agonie, scheint auch eine positive Reaktion unterdrückt werden zu können. Es empfiehlt sich daher, bei Zuständen genannter Art, die Reaktion nicht anzustellen oder doch nur mit Vorsicht zu verwerten, ev. nach einiger Zeit zu wiederholen. Auch bei Leichensera ist die Reaktion mit Vorsicht zu beurteilen.

2. (Zur Konstanz):

Im allgemeinen gilt der Satz: Die unbehandelte, manifeste und generalisierte Lues aller Stadien reagiert positiv und stark. Eine Ausnahme von dieser Regel, d. h. Veränderung der positiven Reaktion bzw. ihrer Stärke wird nur bedingt: 1. durch Beginn, 2. durch Latenz und 3. durch spezifische Behandlung. Daraus ergibt sich hinsichtlich der Beurteilung des Untersuchungsresultates für die Klinik folgendes:

Positive Reaktion bedeutet, praktisch genommen, Syphilis. Ausnahmen s. o. Jedoch ist zu beachten, daß die positive Reaktion nur besagt, daß der betreffende Patient Syphilitiker ist, d. h. die W. R. gibt nur die allgemeine, nicht aber die lokale Diagnose; dies ist in zweierlei Richtung zu berücksichtigen:

a) Lues kann sich mit einem andersartigen Leiden kombinieren; z. B. es kann Tuberkulose, Karzinom u. a. bei gleichzeitiger (latenter) Lues vorliegen.

b) Der positive Ausfall der Reaktion besagt nicht, welches Stadium der Syphilis vorliegt, nämlich, ob Lues I, II, III, latens, hereditäre, Tabes, Paralyse.

Weitere Klärung kann gegeben werden

a) durch die quantitative Titrierung: die manifeste unbehandelte Lues reagiert gewöhnlich stark, die latente, ev. auch behandelte schwach;

b) bei Erkrankung des zentralen Nervensystems auch durch Untersuchung der Zerebrospinalflüssigkeit. Dieselbe soll in solchen Fällen stets untersucht werden neben dem Blutserum, und zwar nach der Hauptmannschen Auswertungsmethode. Positive Reaktion im Liquor beweist luetische Affektion des zentralen Nervensystems. Die weitere Differentialdiagnose kann ebenfalls mit Vorsicht aus dem Untersuchungsbefunde von Serum und Liquor gestützt werden: Bei Paralyse reagiert Serum und Liquor stark positiv, bei Tabes Serum und Liquor weniger häufig und schwächer, das Blutserum namentlich bei Behandlung oft negativ oder schwach, der Liquor zwar häufiger positiv, aber gewöhnlich schwächer als bei der Paralyse, bei Lues cerebrospinalis Serum meist positiv und stark (falls nämlich keine spezifische Behandlung stattgefunden hat), der Liquor häufig positiv, aber ebenfalls schwächer als bei Paralyse. Daneben darf keineswegs die klinische Beobachtung, bei welcher der Hauptwert ruht, vernachlässigt werden, desgleichen nicht die sonstigen Untersuchungsmethoden, nämlich bezüglich der Syphilis therapeutischer Heileffekt, Luetinreaktion u. a., bezüglich sonstiger Krankheiten Probeexzision, Bazillennachweis, sonstige biologische Reaktionen und andere Untersuchungen u. a.

Negative Reaktion schließt Syphilis nur aus bei der unbehandelten Lues II, III, hereditaria, Tabes und Paralyse; Ausnahmen hiervon sollen nur bei kleinen lokalisierten Manifestationen und bei Fällen von maligner Lues ab und zu vorkommen. Dagegen besagt sonst die negative Reaktion nichts, wohl aber kann die inkomplette Reaktion von Bedeutung für die Diagnose sein; sie ist für nachgenannte Fälle, speziell für die Lues I, geradezu typisch, namentlich wenn die syphilitische Infektion hierbei anzunehmen ist, und wenn gar eine wiederholte Untersuchung nach einiger Zeit den Fall weiter klärt. Eine Wiederholung der Reaktion soll bei negativem oder inkomplett positivem Ergebnis in allen auf Syphilis verdächtigen Fällen nach einiger Zeit vorgenommen werden, gegebenenfalls, wenn eine derzeitige Behandlung längere Zeit, mindestens 6 Wochen, ausgesetzt, ev. aber auch, wenn eine solche eingeleitet ist, z. B. provokatorische Salvarsaninjektion, da durch eine solche, ebenso wie durch eine Luetinimpfung, eine negative Reaktion positiv, bzw. eine schwach positive stärker werden kann.

Eine negative bzw. inkomplett positive Reaktion kommt bei syphilitischen Fällen vor:

1. bei Lues I. Die Reaktion tritt anscheinend nicht vor der 5.—6., in der Regel nicht vor der 7. bis 9. Woche auf, wohl nicht vor der Initialsklerose und erst kurz vor dem Ausbruch des Exanthems; sie steigt gewöhnlich allmählich an Stärke an. Danach ist das Reaktionsergebnis zu beurteilen, d. h. vor der 5. bis 6. Woche schließt eine negative Reaktion Lues keineswegs aus, dagegen ist sie später mit einer gewissen Wahrscheinlichkeit gegen Syphilis zu verwenden; eine positive, auch eine inkomplett-positive spricht für Syphilis, da gerade die inkomplett-positive Reaktion hier typisch ist, namentlich wenn sie bei wiederholten Untersuchungen sich als ansteigend erweist. Bei der Lues I tritt die W. R. in ihrer Bedeutung vor dem Spirochätennachweis zurück.

2. bei der latenten Lues, ·

3. bei der behandelten Lues. Bemerkenswert ist, daß auch Rezidive früher behandelter Lues nicht immer reagieren. Ferner ist zu bedenken, daß gewisse irreparable Veränderungen bestehen bleiben können, auch nachdem die sie veranlassende Syphilis und damit die positive Reaktion geschwunden ist, z. B. Veränderungen der Aorta, des zentralen Nervensystems u. dgl.

Für Prognose und Therapie ist die W. R. nur mit Vorsicht zu verwerten, und zwar als ein Symptom der Lues, aber nur als ein einzelnes; das Hauptgewicht ruht hier auf der klinischen Beobachtung.

Dasselbe gilt für einige besondere praktische Zwecke, für welche die W. R. in Frage kommt, nämlich für die wissenschaftliche Medizin, Gerichtsmedizin, Unfallbegutachtung, Lebensversicherung, Ehekonsens, Familienschutz, Ammenwahl, Prostituiertenkontrolle, Zulässigkeit operativer Transplantation u. a. m.

Anhang 2: Instrumentarium.

Im nachstehenden ist das von uns benutzte Instrumentarium für die W. R. aufgezählt, wie solches zur Einrichtung einer Untersuchungsstelle an einer Klinik notwendig ist; die Kosten stellen sich je nach dem bereits vorhandenen Laboratoriumsgerät auf etwa 200—500 Mark.

Untersuchungsformulare und Protokollbücher mit alphabetischem Register und Seitennumerierung, ferner Fettstifte, Etiketten, Fließ- und Pergamentpapier, nicht entfettete Watte usw.

Zentrifuge, elektrische, mit einer großen Anzahl kleiner (Patientenserum) und großer (Hammel- und Meerschweinchenblut) Zentrifugengläser.

Eisschrank.

Brutschrank.

Wasserbad zum Konstanthalten der Temperatur zwecks Seruminaktivierung (uns
bewährte sich der Thermoregulator nach Paul von P. Altmann).

Reagenzgläser von gewöhnlicher und einzelne von besonderer Größe (für Stamm-
verdünnungen), auch solche aus dickem und schwerem Glas (für Inakti-
vierungsbad).

Reagenzglasgestelle (uns bewährten sich besonders die Klammergestelle nach
Woithe von P. Altmann).

Pipetten, große (ca. 25 ccm) mit Gummiballonansatz für Waschen der Hammelblutkörperchen und kleine Meßpipetten zu 10 ccm mit $^1/_{10}$ und zu 1 ccm
mit $^1/_{100}$ Teilung.

Meßstandzylinder zu 5, 10, 100 und 1000 ccm.

Standgläser (einfache Wassergläser) für die Serumröhrchen mit Watteeinlage.

Trichter.

Glaskolben (sog. Kochflaschen zu 100, 250, 500 und 1000 ccm,
auch große und dickwandige Glaskolben (sog. Saugflaschen) für Hammel-
blutdefinierung).

Glasperlen.

Kleine, hohe Glasphiolen zu 1, 2 und 5 ccm für aufzubewahrende Sera.

Hohler Glasstab (Glasrohr) ca. 7—8 mm im Durchmesser für Kapillarpipetten,
dazu Saughütchen.

Lötlampe oder Wasserstrahlgebläse zum Zuschmelzen von Serumphiolen, Aus-
ziehen der Kapillarpipetten u. dgl.

Feile für Glas.

Sterilisationsapparat (sog. Fischkocher).

Phys. sterile Kochsalzlösung (0,85 $^0/_0$).

Bunsenbrenner mit Sparflamme.

Platindraht und Halter.

Einfache Wage (für Zentrifugengläser).

Instrumentarium für Meerschweinchenentblutung: feine Scheren, Pinzetten (chirurgische und anatomische), Hohlsonde.

Instrumentarium zur Blutentnahme beim Patienten: Staubinde, Verbandmaterial
(Watte, Gaze, Pflaster).
Punktionskanülen mit scharfer, nicht zu sehr abgeschrägter Spitze, mittel-
dick und Rekordspritze ev. Punktiernadeln, nach Strauß, Mulzer u. a.
Lanzette oder kleines zweischneidiges Skalpell.
Stechnadel mit verstellbarer Spitze nach Franke, Ries, Kirstein u. a.
Schnepper nach Mulzer o. a.
Blutentnahmeapparat mit Blutglas und Gummiballon mit Zweiwegesystem,
ev. mit Dreiwegehahn.

Ev. Instrumentarium zur Bereitung von Antigen, Hammelblutkörperchen und
hämolyt. Ambozeptor.

Für kleine Untersuchungsstellen empfiehlt es sich, folgende Sachen fertig zu
beziehen:
Antigen: Alkohol- und Azeton-Luesleberextrakte von den Seruminstituten
in Bern oder Dresden (Prof. Kolle), Lessersche Extrakt von der
Tauentzienapotheke in Berlin (Dr. Lesser).
Hämolytischer Ambozeptor: dgl.
ev. auch Hammelblutkörperchen in konserviertem Zustand, positive und
negative Kontrollen, Kochsalztabletten u. a.

Literaturverzeichnis.

Berücksichtigt ist die Literatur bis zum 1. Okt. 1916 unter Fortführung des
Boasschen Verzeichnisses; bei der Fülle der seit dem nunmehr zehnjährigen
Bestehen der W. R. nach Tausenden zählenden Arbeiten kann auf Vollständig-
keit der Literaturangaben kein Anspruch erhoben werden.

Erklärung: B. kl. W. = Berliner klinische Wochenschrift.
D. m. W. = Deutsche medizinische Wochenschrift.
M. m. W. = Münchener medizinische Wochenschrift.
P. m. W. = Prager medizinische Wochenschrift.
W. kl. W. = Wiener klinische Wochenschrift.
W. m. W. = Wiener medizinische Wochenschrift.
S. m. = Semaine médicale.

Abel, Diskussion in Berl. med. Ges. 8. Juni 1910. Ref. B. kl. W. 1910. Nr. 26.
S. 1246.
Abrikossow, Die W. R. an Leiden. Med. Rundschau 79. S. 508. 1913. Ref.
Z. f. d. ges. Chir. u. i. Grenzgeb. I. 1913. S. 783.
Achard, Soc. méd. des hôp. 15. Nov. 1912. Ref. S. m. 1912. Nr. 47. S. 563.
Acht, Jahresversammlung des Deutschen Vereins für Psychiatrie. 23. u. 24. April
1909. Ref. Allg. Zeitschr. f. Psychiatrie. Bd. 66. H. 3—4. S. 658—661.
Åkerberg, Almkvist und Jundell, Weitere Beobachtungen über Wassermanns
Serumreaktion. Lepra. Bd. 9. H. 2.
Alexander, Serodiagnostische Untersuchungen zur Frage der Beziehungen
zwischen Ozaena und Syphilis. Zeitschr. f. Laryngologie. Bd. 1. H. 6.
1909. S. 670.
— Technisches zur Wassermannschen Reaktion. Med. Klin. 1911. Nr. 5. S. 184
bis 186.
— Zur Frage der „verfeinerten Wassermannschen Reaktion" (Kromayer und
Trinchese). Med. Klin. 1912. Nr. 19. S. 783—785.
— Berl. derm. Ges. 10. Dez. 1912.
— Zur Frage der Verfeinerung der W. R. Derm. Zeitschr. 1914. Bd. 21.
— Die Syphilis des Gehörorgans. Wien u. Leipzig 1915.
Alt, Untersuchungen über Syphilisantistoffe bei Paralytikern. Psych.-neurol.
Woch. 1906.
— Behandlungsversuche mit Arsenophenylglyzin. M. m. W. 1909. Nr. 20.
S. 1457—1459.
— Das neue Ehrlich-Hata-Präparat gegen Syphilis. M. m. W. 1910. Nr. 11.
S. 561.
Altmann, Die Serodiagnostik der Syphilis. Dermat. Zeitschr. 1912. S. 22—45.
— und Dreyfus, Salvarsan und Liq. cerebrosp. bei Frühsyphilis. Ärztl. Verein
zu Frankfurt a. M. 20. Jan. 1913. Ref. B. kl. W. 1913. Nr. 8. S. 375.
— und Zimmern, Über den Einfluß der Temperatur auf die Komplement-
bindung bei Syphilis. Arch. f. Derm. u. Syph. Bd. 111. S. 837—868.
— — Über den Einfluß der Temperatur auf die Komplementbindung bei Syphilis.
Arch. f. Derm. u. Syph. Bd. 115. S. 496.

Alzheimer, Syphilitische Geistesstörungen. Ärztl. Verein zu München. 19. Mai 1909. Ref. B. kl. W. 1909. Nr. 24. S. 1142.
D'Amato, Die Wassermannsche Reaktion in den Fällen plötzlicher Taubheit. La Pratico Dermo-Sifilopatica. Jahrg. 8. 1911—1912. Nr. 1.
Almkvist, Klinische Beobachtungen über Wassermanns Reaktion bei Syphilis. Derm. Zeitschr. 1911.
Andersen, Die W. R. bei einem Falle von durch gangränösen Schanker eingeleiteter Syphilis. Derm. Zeitschr. 1914.
Andronesco und Saratzeano, Wert der Wassermannschen Reaktion in der Diagnostik der Erbsyphilis. Presse méd. 1912. Nr. 27.
Aoki, Über die Verwendbarkeit von alkoholischen Hühnerherzextrakten als Antigen bei meiner einfachen Komplementbindungsreaktion. Zeitschr. f. Immun. Bd. 16. S. 141—151.
Archat, Studium der physikalischen Eigenschaften des Serums Syphilitischer. Thèse Genève. 1909.
Arlart und Katluhn, Welche allgemeinen gesundheitspolizeilichen Gesichtspunkte etc. Beilage zur Zeitschr. f. Medizinalbeamte. 1911. V.
Armand-Delille, La W. R. dans le liquide céphalorachidien des paralytiques. Bull. Soc. méd. des hôp. Paris 1907.
— Technique du diagnostic par la méthode de déviation du complément. Paris 1911.
— et Launoy, Der Gebrauch der durch Formol stabilisierten Blutkörperchen bei der W. R. Paris méd. 1912. Nr. 89.
Arndt, Die Diagnose und Differentialdiagnose der progressiven Paralyse. Med. Klin. 1912. Nr. 34. S. 1377—1383.
Arning, Ärztl. Verein in Hamburg. 15. Dez. 1908. Ref. M. m. W. 1908. Nr. 51. S. 2694.
— Seroreaktion der Syphilis. D. m. W. 1909. Nr. 13. S. 605.
— Disk. Ärztl. Verein Hamburg. 11. März 1913. Ref. M. m. W. 1913, 12. S. 671.
Arruga, Serodiagnose der Syphilis. Rev. Espan. de Dermat. y Sifil. Bd. 13. Nr. 147.
— Persönliche Erfahrungen mit der Wassermannschen Reaktion etc. Rev. Espan. d. Derm. y Sif. Bd. 13. Nr. 153.
Arzt, Die Bedeutung der Wassermannschen Reaktion für die Ohrenheilkunde. (Int. Otol.-Kongreß Budapest 1910.) M. m. W. 1910. Nr. 21. S. 1143.
— und Fasal, Serologische Untersuchungsergebnisse etc. Mon. f. pr. Derm. 1910. Bd. 51. S. 393—410.
— und Großmann, Zur Frage der Bedeutung der Wassermannschen Reaktion in der Rhino- u. Laryngologie. Mon. f. Ohrenheilk. Bd. 44. H. 2.
Ascoli, Serodiagnosi Allergica. Pathologica. 1912. 96. c. Müller u. Stein.
Aßmann, Über Störungen des Nervensystems nach Salvarsanbehandlung etc. B. kl. W. 1912. Nr. 50. S. 2346—2349.
d'Astros et Teissonier, Die W. R. beim Neugeborenen und Säugling. 1. paediat. int. Kong. Paris. 6.—10 Okt. 1912. Ref. M. m. W. 1913. 6. S. 323.
Atwood, Idiotie und heredit. Syphilis. Journ. of Amer. Med. Assoc. 1910. S. 464.
Audry, Soll man die Behandlung der Syphilis nach der Wassermannschen Reaktion einrichten? Prov. méd. 1912. Nr. 26
Augmer, Die Serodiagnostik der Lues mittelst Ausflockung durch glykocholsaures Natrium. Diss. Leipzig 1910.
Azua, Sérodiagn. de la syph. Méthode avec ambozepteur antihumain et complément humain. Act. Dermo-Sifil. April—Mai 1910.
— Die spezifische Bedeutung der Serodiagnose der Syphilis. Rev. clin. de Madrid. 1910.
— Zwei zweifelhafte Fälle von positiver W. R. Rev. clin. de Madrid. 1912. Nr. 6.
Bab, Kurze Mitteilung zu dem Aufsatz von Prof. Wassermann und Dr. Plaut über syphilitische Antistoffe in der Zerebrospinalflüssigkeit von Paralytikern. D. m. W. 1906. Nr. 49. S. 1985—1986.
— Nerv oder Mikroorgonismus. M. m. W. 1907. Nr. 7. S. 315—317.

Bab, Verein für innere Medizin zu Berlin. 24. Juni 1907. Ref. D. m. W. 1907. Nr. 30. S. 1233.
— Bakteriologie und Biologie der kongenitalen Syphilis. Zeitschr. f. Geburtsh. u. Gynäkologie. 1907. Bd. 60. S. 161—211.
— Beitrag zur Bakteriologie der kongenitalen Syphilis. M. m. W. 1907. Nr. 46. S. 2265—2268.
— Das Problem der Luesübertragung auf das Kind und die latente Syphilis im Lichte der modernen Syphilisforschung. Zentralblatt f. Gynäkologie. 1909. Nr. 15. S. 527—539.
— Die luetische Infektion in der Schwangerschaft und ihre Bedeutung für das Vererbungsproblem der Syphilis. Zentralblatt f. Bakt. Bd. 51. H. 3. S. 250—275.
Babes, Sur la signification de la réaction des lépreux à la tuberculine. Compt. rend. 18. 3. 1909. S. 641.
— et Busila, L'extrait éthéré de lépromes gardé depuis des années dans l'alcool comme antigène lépreux. Compt. rend. 24 Déc. 1909. S. 847.
Babonneux, De l'origine syph. de la chorée. S. m. 1912. Nr. 50. S. 598.
Bacelli, Über den Wert einiger Präzipitationsmethoden etc. Riv. di Neuropath. Bd. 3. H. 2.
Baetzner, Die Bedeutung der Wassermannschen Serumreaktion für die Differential-diagnose der chirurgischen Syphilis. M. m. W. 1909. Nr. 7. S. 330—334.
Baily, La valeur de la méthode d'absorption dans la réaction de Wassermann. Arch. of intern. med. 1912. Nr. 5. S. 551.
Baisch, Einfluß der Lues auf die Fortpflanzung. Kongr. d. Deutsch. Gesellsch. f. Gynäk. Straßburg. 2.—5. Juni 1909. Ref. D. m. W. 1909, 28, S. 1253.
— Die Vererbung der Syphilis auf Grund serologischer und bakteriologischer Untersuchungen. M. m. W. 1909. Nr. 38. S. 1929—1933.
— Erfolge und Aussichten der Behandlung der tertiären Syphilis. Mon. f. Geb. u. Gyn. Bd. 34. H. 3.
Ballner und v. Decastello, Über die klinische Verwertbarkeit der Komplement-bindungsreaktion für die Serodiagnostik der Syphilis. D. m. W. 1908. Nr. 45. S. 1923—1927.
— und Reitmayer, Verwertbarkeit der Komplementabl.-Reaktion f. d. Diff. von Mikroorganismen usw. Arch. f. Hygiene. 1907. H. 2.
Balzarek, Zur Kenntnis des diagnostischen Wertes der v. Dungernschen Modifi-kation der W. R. im Vergleich mit der Wassermannschen Originalmethode. Med. Klin. 1913. 38.
Bandel, Die Serodiagnostik der Syphilis. Ärztl. Verein Nürnberg. 4. Febr. 1909. Ref. M. m. W. 1909. Nr. 29. S. 1513.
— Aneurisma aortae. Ärztl. Verein Nürnberg. 1. April 1909. Ref. D. m. W. 1909. Nr. 40. S. 1772.
Bar et Dauney, Valeur de la réaction de Wassermann au point de vue du diagnostic de la syphilis latente chez le nouveau-né. 20. Juni 1908. Compt. rend. 1908. T. 1. S. 1085—1087.
— — Recherches sur le séro-diagnostic de la syphilis chez la femme enceinte et l'enfant nouveau-né. L'Obstétrique 1909. S. 1—35, 192—207, 260—277.
Barré et Gastinel, Etude d'une famille d'hérédosyphilitiques. Presse méd. 1910. S. 617—619.
Bartolono, Vergleichende Untersuchungen über die Modifikationen der Wasser-mannschen Reaktion. Il. policl. Sez. prat. H. 37. 1910.
Basch, Wert der Wassermannschen Reaktion bei Syphilis. Internat. med. Kongr. Budapest 1909. Ref. Monatsschr. f. Derm. 1910. Bd. 51. Nr. 4. S. 167.
Baß, Complement fixation with lecithin as antigen in pellagra. New York med. Journ. 1909. 20. Nov. S. 1000.
Basset-Smith, Serum diagnosis of syphilis. Flemings method. Brit. med. Journ. 1910. Nr. 2567. S. 632.
— Die Diagnose der Syphilis durch die Komplementablenkungsmethode. Brit. med. Journ. 5. Nov. 1910.
Bauer, J., Über die bei der Wassermannschen Luesreaktion wirksamen Körper

und über die hämolytischen Eigenschaften der Organextrakte. Biochem. Zeitschr. 1908.

Bauer, J., Zur Methodik des serologischen Luesnachweises. D. m. W. 1908. S. 698—699.

— Zum Wesen der Wassermannschen Luesreaktion. B. kl. W. 1908. Nr. 17. S. 834—835.

— Simplification de la technique du sérodiagnostic de la syphilis. S. m. 1908. Nr. 36. S. 429—430.

— Das Colles'sche und Profetasche Gesetz im Lichte der modernen Serumforschung. W. kl. W. 1908. Nr. 36. S. 1259—1261.

— Über den Ersatz der Organextrakte bei der Wassermannschen Luesreaktion. Med. Klinik. 1909. Nr. 5. S. 193—194.

— Zur technischen Vervollkommnung des serologischen Luesnachweises. D. m. W. 1909. Nr. 10. S. 432—434.

— Zu dem Bedenken des Herrn Dr. Carl Stern gegen die Bauersche Modifikation der Wassermannschen Reaktion. B. kl. W. 1909. Nr. 14. S. 607—608.

— Über die Bedeutung der W. R. und die Technik der Blutuntersuchung. Verein d. Ärzte Düsseldorfs. 9. März 1914. Ref. Med. Klin. 1914. 17. S. 747.

Bauer, R., Luesreaktion bei Tabes. Verein f. Psychiatrie. Wien, 9. März 1909. Ref. W. kl. W. 1909. Nr. 22. S. 796.

— Über den Wert der Wassermannschen Reaktion für die interne Diagnostik und Therapie. Ges. f. inn. Med. u. Kinderheilk. in Wien. Ref. W. kl. W. 1909. Nr. 48. S. 1694.

— Lues und innere Medizin. Wien 1910.

— Die klinisch-serologische Diagnose der luetischen Nierenerkrankungen. W. kl. W. 1911. Nr. 42. S. 1458—1460.

— Postluetische Nierenerkrankung. M. m. W. 1913. Nr. 7. S. 388.

— und Hirsch, Beitrag zum Wesen der Wassermannschen Reaktion. W. kl. W. 1910. Nr. 1. S. 6—9.

— Entgegnung zu den Bemerkungen von Priv.-Doz. Dr. Siegfried Grosz und Dr. Richard Volk über die Arbeit „Beitrag zum Wesen der Wassermannschen Reaktion". W. kl. W. 1910. Nr. 4. S. 138—139.

— Beitrag zum Wesen der Wassermannschen Reaktion. IV. Mitt. W. kl. W. 1912. Nr. 4. S. 155—159.

— und Meier, Zur Technik und klinischen Bedeutung der Wassermannschen Reaktion. W. kl. W. 1908. Nr. 51. S. 1765—1771.

Bauer et Hallion, Du sérodiagnostic de la syphilis par la réaction de Wassermann et ses dérivés. S. m. 1911. Nr. 9. S. 106.

Bayet et Renault, Le sérodiagnostic de la syphilis. Journ. méd. de Bruxelles. 1909. S. 81 u. 97.

Bayly, Vergleichung des therapeutischen Wertes der verschiedenen Behandlungsarten bei Syphilis auf Grund der W. R. Lancet. 11. Nov. 1911.

Beck, Verwendbarkeit der Wassermannschen Reaktion in der Otiatrie. Zeitschr. f. Ohrenheilk. Bd. 60. H. 3—4.

— Über die Bedeutung der Syphilis für die Pathologie der Otosklerose. Mon. f. Ohrenheilk. 1910. Nr. 5.

— Über die Erkrankungen des inneren Ohres und deren Beziehungen zur Wassermannschen Serumreaktion. Mon. f. Ohrenheilk. Bd. 44. H. 1. (1910.)

Beckers, Zur Serodiagnostik der Syphilis. M. m. W. 1909. Nr. 11. S. 551—552.

Beltz, Über Liquoruntersuchungen mit besonderer Berücksichtigung der Nonne-Apeltschen Reaktion. Deutsche Zeitschr. f. Nervenheilk. Bd. 43. S. 63—80.

Benard et Joltrain, Résultats comparés de la méthode de Wassermann et d'une méthode de simplification pratique pour le diagnostic de la syphilis. S. m. 1910. Nr. 32. S. 384.

Bendixsohn, Über Erfahrungen mit der Wassermannschen Reaktion in der Psychiatrie. Med. Verein Greifswald. 10. Juli 1909. Ref. D. m. W. 1910. Nr. 3. S. 150.

— Psychiatrische Erfahrungen mit der Wassermannschen Reaktion. Zeitschr. f. Immunitätsf. Bd. IV. Nr. 3. S. 349—356.

Benedek, Über Hautreaktionen mit Noguchis Luetin bei Paralytikern. M. m. W. 1913. 37. S. 2033.

Beneke, Zur Wassermannschen Syphilisreaktion. B. kl. W. 1908. Nr. 15. S. 730—731.

Benner, Serologische und bakteriologische Untersuchungen zur Frage der Lues. Diss. Straßburg 1911.

Bergel, Experimentelle Beiträge zum Wesen der Wassermann-Neißer-Bruckschen Reaktion. M. m. W. 1912. Nr. 20.

Bergl und Klausner, Über das Verhalten des Liquor cerebrospinalis bei Luetikern. P. m. W. 1912. Nr. 32.

Bergmann, Erfahrungen mit der Wassermannschen Reaktion. Med. Klinik. 1909. Nr. 33. S. 1238—1241.

Bering, Die praktische Bedeutung der Serodiagnostik bei Lues. M. m. W. 1908. Nr. 48. S. 2476—2479.

— Über Syphilis congenita. Med. Ges. Kiel. 4. Nov. 1909. Ref. M. m. W. 1909. Nr. 51. S. 2664—2665.

— Was leistet die Seroreaktion für die Diagnose, Prognose und Therapie der Syphilis. Arch. f. Dermat. u. Syph. 1909. Bd. XCVIII. H. 2—3. S. 301 bis 322.

— Welche Aufschlüsse gibt uns die Seroreaktion über das Colles-Baumessche und das Profetasche Gesetz? D. m. W. 1910. Nr. 5. S. 219—221.

— Über das Schicksal hereditär-syphilitischer Kinder. Arch. f. Derm. u. Syph. Bd. 106. S. 17—42.

Bernhardt, Über neuere Modifikationen (Karvonen, Manoiloff) und zur Technik der W. R. Derm. Woch. 1912. Bd. 55. Nr. 29. S. 907—919.

Bernheim-Karrer, Demonstration eines Falles von hereditärer Syphilis in der 2. Generation. Mit Disk. Zürich. Ärzteverein. 26. Febr. 1916. Ref. Med. Klin. 1916. 27. S. 735.

Bertarelli, Über die W. R. und ihre Technik. Pensiero Med. Nr. 28. 1911.

Bertin et Gayet, Syphilis héréditaire et réaction de Wassermann. Revue de méd. 1910. Nr. 9. S. 757.

— et Petit, Le sérodiagnostic de la syphilis. Echo méd. Lille. 1908. S. 656.

Besançon et Gastinel, Positiver Wassermann in einem Pleuraexsudate. Bull. méd. 1912. S. 885.

de Besche, Den Wassermannske syfilisreaktion. Norsk Magazin for Laegevidens-kaben. 1908. S. 1095—1110.

— Wassermanns Serodiagnose mit Leichenserum. B. kl. W. 1910. Nr. 26. S. 1259.

Best, Serumreaktion bei luetischen Augenerkrankungen. Ges. f. Natur- u. Heilkunde Dresden. 23. Jan. 1909. Ref. M. m. W. 1909. Nr. 17. S. 884.

Bettencourt, Sérodiagnostic de la syphilis. Arch. do real. Instit. bact. Lissabon 1908. Ref. Zentralbl. f. Bakt. 1909. Nr. 17. S. 545.

Biach, Über „Luesnachweis durch Farbenreaktion". W. kl. W. 1909. S. 606.

— Psoriasis vulgaris und Wassermannsche Reaktion. W. m. W. 1910. Nr. 20.

Bickel, Komplementbindung—Alexintiter. M. m. W. 1912. Nr. 15. S. 804—806.

Biehler und Eliasberg, Komplementablenkungsversuche bei Lepra. Leprakonferenz. Bergen 1909. Ref. Mon. f. Derm. 1909. Bd. 49. Nr. 7.

— — Komplementbindung bei Lepra mit leprösem Antigen. D. m. W. 1911. Nr. 7. S. 304—305.

Bimfel, Zur Serodiagnostik in der Geburtshilfe. W. kl. W. 1909. Nr. 36. S. 1238.

Birt, Eine einfache Modifikation der Wassermannschen Reaktion. Journ. of royal army med. corps. Okt. 1910.

Bitter, Brauchbarer, leicht zu beschaffender Organextrakt zur Anstellung der W. R. Med. Ges. Kiel. 22. Mai 1913. Ref. M. m. W. 1913. 29. S. 1627. u. M. m. W. 1913. 33.

Bittorf und Schidorsky, Experimentelle Untersuchungen über das Wesen der W. R. B. kl. W. 1912. Nr. 42. S. 1990.

Bizzozero, Über den Einfluß der Jodkalibehandlung auf die Wassermannsche Reaktion. Med. Klin. 1910. Nr. 31. S. 1222.

Björkenheim, Syphilis, Serodiagnostik mit Rücksicht auf Lues congenita. Ergebn. d. Geburtsk. u. Gynäk. III. Jahrg. S. 83—116. Finska Läkarsellskapets Handlingar. Jan. bis März 1911.

Blanck, Die Bewertung der Wassermannschen Reaktion für die Behandlung der Syphilis. B. kl. W. 1909. Nr. 36. S. 1652—1654.

— und Friedmann, Über thermoreversible Zustandsänderungen der bei der Wassermannschen Reaktion verwendeten alkoholischen Leberextrakte. Zeitschrift f. Immunitätsf. Bd. IV. Nr. 1—2. S. 108—114.

Blaschko, Berl. med. Gesellsch. 19. Febr. 1908. Ref. D. m. W. 1908. Nr. 11. S. 480.

— Die Bedeutung der Serodiagnostik für die Pathologie und Therapie der Syphilis. B. kl. W. 1908. Nr. 14. S. 694—699.

— Die Bedeutung der Serodiagnostik der Syphilis für die Praxis. Med. Klinik. 1908. Nr. 31. S. 1179—1182.

— Über die klinische Verwertung der Wassermannschen Reaktion. D. m. W. 1909. Nr. 9. S. 383—390.

— Die Serodiagnostik der Syphilis. XVI. international. Med. Kongreß. Sektion XIII. S. 55—73.

— Betrachtungen über die individuelle Prognostik bei Syphilis. Arch. f. D. u. Syph. 1912. Bd. 113. S. 143—168.

— Berl. med. Ges. 8. Juni 1910. Ref. B. kl. W. 1910. 26. S. 1246.

De Blasi, Dante, Sulla deviatione del complemento nella malaria umana. Ann. d'Igiene sper. (nuove serie). Vol. 17. S. 677.

Blumenfeld, Serodiagnostik bei Syphilis. W. kl. W. 1908. S. 966.

Blumenthal, Serumdiagnose bei Syphilis. Gesellsch. der Charitéärzte. 19. Dez. 1907. Ref. B. kl. W. 1908. Nr. 11. S. 572.

— Über 3000 Fälle von Wassermannscher Reaktion. Verein d. Ärzte Halle a. S. 15. Dez. 1909. Ref. Med. Klinik. 1910. Nr. 5. S. 197—198.

— Serodiagnose der Syphilis. Derm. Zeitschr. 1910. Bd. 17. H. 1—2.

— W. R. und experimentelle Kaninchensyphilis. B. kl. W. 1911. Nr. 32. S. 1462 bis 1463.

— Über die antikomplementäre Wirkung alkoholischer syphilitischer Leberextrakte. Zeitschr. f. Immun. Bd. 16. S. 347—357.

— Über die Bedeutung der W. R. bei der Syphilis während der ersten der Infektion folgenden Jahre. Derm. Zeitschr. Bd. 96. S. 154.

— Berl. derm. Ges. 10. Dez. 1912. Ref. Derm. Ztg. 1913. 3.

— Verschärfung der W. R. Ges. d. Charitéärzte. Berlin. 5. März 1914. Ref. D. m. W. 1914. 30. S. 1546 u. B. kl. W. 1914. 28.

— und Hercz, Versuche zur Verschärfung der W. R. Derm. Zeitschr. Bd. 19. S. 769—782.

— und Meyer, Über den Ausfall der W. R. bei experimenteller Kaninchensyphilis. Arch. f. Derm. u. Syph. 1912. Bd. 113. S. 169—186.

— und Roscher, Über die Bedeutung der Wassermannschen Reaktion bei der Syphilis während der ersten der Infektion folgenden Jahre. Med. Klinik. 1909. Nr. 7. S. 241—244.

— und Wile, Über komplementbindende Stoffe im Harn Syphilitischer. B. kl. W. 1908. Nr. 22. S. 1050—1051.

Boas, Die Wassermannsche Reaktion bei „aktiven" und „inaktiven" Sera. B. kl. W. 1909. Nr. 9. S. 400—402.

— Betydningen af Wassermanns Reaktion for Behandlingen af Syfilis. Hospitalstidende. 1909. Nr. 10. S. 308—312.

— Die Bedeutung der Wassermannschen Reaktion für die Therapie der Syphilis. B. kl. W. 1909. Nr. 13. S. 588—589.

— Wassermanns Reaktion. Habilitationsschrift. Kopenhagen 1910 u. dsgl. 2. Aufl. Berlin 1914.

— Wassermanns Reaktion, beleuchtet durch ca. 4000 Fälle. Nord. med. Archiv. 1911. Abt. II. Anhang. S. 40—46.

— und Eiken, Die Bedeutung der W. R. mit Leichenblut ausgeführt. Arch. f. Derm. u. Syph. 1913. H. 2. Bd. 116. S. 313—324 und Hospitalstidende 1913. 32.

Boas und Hauge, Zur Frage der Komplementablenkung bei Scarlatina. B. kl. W. 1908. Nr. 34. S. 1566—1567.
— und Lind, Untersuchungen der Spinalflüssigkeit bei Syphilis ohne Nervensymptome. Zeitschr. f. d. ges. Neur. u. Psych. 1911. S. 689—691. Hospitalstidende. 1911.
— und Neve, Die Wassermannsche Reaktion bei Dementia paralytica. B. kl. W. 1910. Nr. 29. S. 1368.
— — Untersuchungen über die Weil-Kafkasche Hämolysinreaktion in der Spinalflüssigkeit. Zeitschr. f. d. ges. Neur. u. Psych. 1912. Bd. 10. S. 607—615.
— — Weitere Untersuchungen über die Weil-Kafkasche Hämolysinreaktion in der Spinalflüssigkeit. Zeitschr. f. d. ges. Neur. u. Psych. 1913. Hospitalstidende. 1913.
— — Untersuchungen über die Weil-Kafkasche Hämolysinreaktion der Spinalflüssigkeit. Hospitalstidende 1916. 8. Ref. M. m. W. 1916. 23. S. 832.
— und Petersen, Wassermanns Reaktion med Serum fra narkotiserede Patienter. Hospitalstidende. 1911. Nr. 16.
Bobini, Etude sur la syphilis postconceptionelle et l'hérédité syphilitique. Paris 1912.
Bodin et Chevrel, Valeur de la réaction de précipitation avec le glycocholate de soude (méthode de Porges) pour le diagnostic de la syphilis. Bull. de la Soc. franç. de Derm. et de Syph. 1910. S. 203.
Bodlaender, Über das Wesen der W. R. Korresp.-Bl. f. Zahnärzte. 1912. H. 1.
Bofinger, W. R. bei syphilitischen und nichtsyphilitischen Krankheiten. D. militärärztl. Zeitschr. 1913. 10.
Böhm, Malaria und Wassermannsche Reaktion. Deutsch. tropen-mediz. Gesellsch. Ref. M. m. W. 1909. Nr. 16. S. 829.
— Malaria und die Wassermannsche Reaktion. Malaria, Internat. Arch. 1909. Bd. I. H. 3.
Bohne, Die Bedeutung der W. R. für den Gerichtsarzt. Vierteljahrsschrift f. gerichtl. Mediz. 1913. Bd. XLV. Supplementsh. 1. S. 34—40. Ref. M. m. W. 1913. 23. S. 1281.
— Diskussion. Ärztl. Verein Hamburg. 11. März 1913. Ref. D. m. W. 1913. 12. S. 670.
du Bois, W. R. chez les peladiques. Annales de Derm. et de Syph. 1910. S. 554—559.
Boisseau et Prat, Syphilis héréditaire dystrophique (osseuse et oculaire) de seconde génération. Réaction de Wassermann positive. Annales de Dermatologie et Syph. 1911. S. 331—339.
Bolduan, The Development and Character of the Wassermann Test. The Journ. of the Americ. med. Associat. 1908. Vol. 51. S. 1894.
Bonfiglio, Nella reazione del Wassermann all estratto acquozo di organi sifilitici puo venire sostituito l'estratto alcoolico di cuore di cavia. Riv. Ital. di Neuropat. Bd. 2. 1909. H. 11.
— und Costantini, Ref. Rev. neur. 1912. II. S. 391. c. Redlich.
Bontemps, Diskussion. Ärztl. Verein Hamburg. 25. März 1913. Ref. D. m. W. 1913. 29. S. 1436.
Bordet et Gengou, Sur l'existence de Substances sensibilatrices dans la plupart des sérums antimicrobiens. Ann. de l'Instit. Pasteur. 1901. S. 289—302.
Borelli e Messineo, La reazione del Wassermann con vari liquidi organici e col siero dei vescicatori. Acad. med. Torino. 14. Mai 1909. Ref. Zeitschr. f. Immunitätsf. Bd. 1. S. 427—428.
— — Über den Einfluß des Arsens und des Merkur auf die Wassermannsche Reaktion und ihren therapeutischen Wert bei der Syphilis. Bioch. e terap. sper. Anno II. Fasc. II.
Bormann, Der praktische Wert der W. R. Petersb. m. W. 1910. Nr. 20.
Borodenko, Zur Frage der Möglichkeit des Ersatzes der syphilitischen Extrakte durch künstliche Mischungen. Russk. Zeitschr. f. Hautkr. Ref. Mon. f. Derm. 1909. Nr. 2. S. 68.
Borzeski, Bedeutung der W. R. für die Behandlung der Syphilis. Przegl. lekarski. 1913. 1. Ref. D. m. W. 1913. 10. S. 478.

Borzeski und Nitsch, Bauersche Modifikation der W. R. etc. Przegl. lekarski.
    1910. Nr. 31—33.
Bosellini, Die W. R. nach Verabreichung von Salvarsan. Gaz. int. di med. e
    chir. 1911. Nr. 47.
Böttcher, Vergl. Bemerkungen über die Wassermannsche Originalmethode und
    die v. Dungernsche Modifikation. Psych-neur. W. 1911. 20.
Bottler, Über die Brauchbarkeit von Rinderherzextrakten mit Cholesterinzusatz
    bei der W. R. Arch. f. Derm. u. Syph. 1913. Bd. 116. H. 1.
Braendle, Die W. R. und ihre Bewertung. Deutsche Ärzte-Zeitung. 1911. H. 9.
Brauer, In welcher Weise wirkt das Quecksilber bei der antiluetischen Behand-
    lung auf den Ausfall der Seroreaktion. M. m. W. 1910. Nr. 17. S. 905.
— Über die Serodiagnose der Syphilis etc. Samml. zwangl. Abh. aus dem Ge-
    biete der Derm. Bd. 2. H. 1.
Braun, Über den Nachweis der Antigene mittelst der Komplementbindung.
    B. kl. W. 1907. Nr. 48. S. 1535.
— Wert der W. R. W. m. W. 1910. Nr. 7.
— und Husler, Eine neue Methode zur Untersuchung der Lumbalpunktate.
    D. m. W. 1912. No. 25. S. 1179—1180.
Braunstein, Über die Schürmannsche Farbenreaktion bei Lues. Zeitschr. f.
    klin. Mediz. 1909. S. 345—348.
Brendel und Müller, Ausbau der Hechtschen Modifikation der W. R. M. m. W.
    1912. Nr. 32. S. 1754—1757.
Breton et Raviart, Réaction et aliénation mentale. Revue de méd. 1908.
Brezowsky, Erfahrungen mit der Wassermannschen Reaktion. Ref. Mon. f.
    Derm. 1909. Nr. 7. S. 335.
— Weitere Mitteilungen über die Serumreaktion bei Syphilis. Internat. med.
    Kongr. Budapest 1909. Ref. Mon. f. prakt. Derm. 1910. Bd. 51. Nr. 4.
    S. 167.
Brieger und Renz, Chlorsaures Kali bei der Serodiagnose der Syphilis. D. m. W.
    1909. Nr. 50. S. 2203—2204.
— Chlorsaures Kali bei der Serodiagnose der Syphilis. D. m. W. 1910. Nr. 2.
    S. 78.
Browning, The technique of the W. R. Lancet 1914. Nr. 11 u. 12. Ref. Med.
    Klin. 1914. 14. S. 607.
Browning and McKenzie, The Biological Syphilis-reaction, its significance and
    method of application. Lancet 1909. Nr. 4474. S. 1521—1524.
— On the Complement-containing Serum as a Variable Factor in the Wasser-
    mann-Reaction. Zeitschr. f. Immunitätsf. Bd. 2. S. 459—468. (1909.)
— Modifications of serum and organextract due to physical agencies and their
    effect on the Wassermann syphilis reaction. Journ. of Path. and Bact.
    Vol. 13. 1909. S. 325.
— On the Wassermann reaction, and especially its significance in relation to
    general paralysis. Review of Neurology and Psychiatry. 1909. S. 391—401.
— — Gemeinsame Mitteilung über Syphilis, neue diagnostische und Behandlungs-
    methoden. Glasg. med. Journ. Nov. 1910.
— Die W. R. bei mit Trypanosomen von Nagana infizierten Kaninchen etc.
    Journ. of Path. and Bact. 1911. Bd. 15. S. 82.
Bruck, C., Die Serodiagnostik der Syphilis nach Wassermann, Neißer und Bruck.
    Archiv f. Dermatologie u. Syphilis. 1908. Bd. XCI. S. 337—354.
— Über die klinische Verwertbarkeit der Komplementbindungsreaktion. D. m. W.
    1908. Nr. 50. S. 2178.
— Die Serodiagnose der Syphilis. Berlin 1909. S. 1—166.
— Die Serodiagnose der Syphilis. B. kl. W. 1910. Nr. 7. S. 298.
— Über das angebliche Vorkommen der Syphilisreaktion bei Psoriasis vulgaris.
    W. kl. W. 1910. Nr. 19. S. 704.
— und Cohn, Scharlach und Serumreaktion auf Syphilis. B. kl. W. 1908. Nr. 51.
    S. 2268—2269.
— und Geßner, Über Serumuntersuchungen bei Lepra. B. kl. W. 1909. Nr. 13.
    S. 589—590.

Bruck, C. und Hidaka, Über Fällungserscheinungen beim Vermischen von Syphilisseren mit alkoholischen Luesleberextrakten. Zeitschr. f. Immun. Bd. 8. H. 4. S. 476—484.
— und Stern, Die Wassermann-A.-Neißer-Brucksche Reaktion bei Syphilis. D. m. W. 1908. Nr. 10. S. 401—404. Nr. 11. S. 459—461. Nr 12. S. 504 bis 508.
— — Über das Wesen der Syphilisreaktion. Zeitschr. f. Immunitätsf. Bd. 6. H. 4. S. 592.
— — Quecksilber und Syphilisreaktion. W. kl. W. 1910. S. 535.
Bruck, Fr., Die Wertlosigkeit der positiven W. R. für die lokale Diagnose. Med. Klin. 1912. Nr. 32. S. 1318.
Brückner, Über die ursächlichen Beziehungen der Syphilis zur Idiotie. M. m. W. 1910. Nr. 37. S. 1944—1946.
— Diskussion. Ärztl. Verein Hamburg. 25. März 1913. Ref. D. m. W. 1913. 29. S. 1437.
— et Galasesco, La réaction de Hecht. Simplification de la réaction de Wassermann. Compt. rend. Nr. 21. S. 988.
— — Syphilis et insuffisance aortique. Soc. de Biol. 15. u. 22. Jan. 1910. Ref. S. m. 1910. Nr. 5. S. 57.
Brüggemann, Beitrag zur Serodiagnose maligner Tumoren. Mitt. aus d. Grenzgeb. d. Med. u. Chir. Bd. 25. H. 5.
Bruhns, Moderne Syphilisbehandlung. Med. Klin. 1912. 26.
— Die Heranziehung der W. R., Spinalpunktion und Kutanreaktion für die Behandlung der Spätsyphilis. Med. Klin. 1916. 11. S. 281.
— Über unbewußte Spätsyphilis nebst Mitteilungen über Ausfall der W. R. an 1800 angeblich nicht mit Syphilis infizierten Menschen. B. kl. W. 1916. Nr. 30. S. 833.
— und Halberstaedter, Zur praktischen Bedeutung der Serodiagnostik bei Syphilis. B. kl. W. 1909. S. 149—152.
Bulloch, On the nature of haemolysis and its relation to bakteriolysis. Transact. of the Path. Soc. of London. Vol. 52. Part. III. 1901. S. 208—245.
Bulson, Die Noguchische Serumreaktion für Syphilis als Hilfsmittel zur Diagnose der Syphilis in der Augenheilkunde. Journ. of Amer. Med. Assoc. 1910. S. 181.
Bundschuh, Beitrag zur diagnostischen Anwendung der W. R. in der Psychiatrie. Allg. Zeitschr. f. Psych. Bd. 70. H. 2—6. 1913.
Bunzel, Untersuchungen auf komplementbindende Substanzen im Blut von Schwangeren und Wöchnerinnen. Kongr. d. Deutsch. Ges. f. Gynäk. Straßburg 2.—5. Juni 1909. Ref. D. m. W. 1909. Nr. 28. S. 1253.
— Zur Serodiagnostik der Lues in der Geburtshilfe. W. kl. W. 1909. Nr. 36. S. 1230—1232.
— 210 Fälle von Schwangeren und Wöchnerinnen und die Wassermannsche Reaktion. M. m. W. 1909. Nr. 30. S. 1562.
Bürger und Beumer, Zur Lipoidchemie des Blutes. B. kl. W. 1912. Nr. 3. S. 112—114.
Busch, Wassermannsche Seroreaktion bei nervöser Schwerhörigkeit und Otosklerose. Passow-Schaefer, Beiträge zur Anatomie etc. des Ohres, der Nase etc. 1909. Bd. III. H. 1—2. S. 42.
— Wassermannsche Reaktion bei nervöser Schwerhörigkeit und Otosklerose. Berl. otolog. Gesellsch. 14. Mai 1909. Ref. B. kl. W. 1909. Nr. 24. S. 1140.
— Erwiderung auf die Arbeit Zanges: Chronische progressive Schwerhörigkeit und W. R. Zeitschr. f. Ohrenheilk. Bd. LXII. 1911. H. 4. S. 371—374.
Buschila, Eine Änderung in der Reaktionsmethode von Bauer-Hecht. Rev. stiintz. med. Okt. 1910.
Buschke, Diagnose und Therapie der Syphilis auf Grund der neueren Forschungsergebnisse. B. kl. W. 1910. Nr. 19.
— Serodiagnostische Methode nach Wassermann, Neißer-Bruck. Lehrb. d. Haut- u. Geschlechtskrankh. von Riecke. II. Aufl.
— und Harder, Über die provokatorische Wirkung von Sublimatinjektionen

und deren Beziehungen zur Wassermannschen Reaktion bei Syphilis. D. m. W. 1909. Nr. 26. S. 1139—1142.

Butler, The specificity of complement fixation. Journal of the Americ. Medical Association. 1908. Nr. 50. S. 1988.

— The serum diagnosis of syphilis and its clinical value. New York Medical Journ. 1909. Nr. 5. S. 207—213.

— Präzipitatreaktion mit Lezithin. New York med. Journ. 1909. Ref. Mon. f. Derm. 1909. Nr. 7.

— Die Serum- und Präzipitationsreaktionen bei Syphilis und ihre klinische Bedeutung. Journ. of Amer. med. Assoc. 1910. S. 114.

— Untersuchungen an tropischen Ulzera mittelst der W. R. 3. Kongr. d. Ostasiat. Tropenmed. Ges. Seignon 8.—15. Nov. 1913. Ref. M. m. W. 1914. 3. S. 159.

Caan, Über Komplementablenkung bei Hodgkinscher Krankheit. M. m. W. 1910. Nr. 19. S. 1002.

— Über Komplementablenkung bei Karzinom. M. m. W. 1911. Nr. 14. S. 731 bis 732.

Caffarna, Rachitis und W. R. Gazz. osped. o. Clin. 1912. Nr. 61.

v. Calcar, Zur Serodiagnose der Syphilis. B. kl. W. 1908. Nr. 4. S. 178.

Calcaterra, Über die W. R. bei nichtsyphilitischem Serum und über Lezithin als Antigen. Zentralbl. f. Bakt. Bd. LX. S. 319.

Caldera und Gaggia, Ein Beitrag zur Serodiagnose der Stinknase. Arch. f. Laryng. u. Rhin. Bd. 26. S. 45—48.

Calmette, Methode simple de H. Noguchi pour le sérodiagnostic de la syphilis. Presse médicale. 1909. Nr. 26. S. 226—227.

— Breton et Couvreur, Application pratique de la réaction de Wassermann du diagnostic de la syphilis chez les nouveau-nés. S. m. 1911. Nr. 9. S. 106.

Campa, Die Syphilisdiagnose und die W. R. Rev. esp. d. Derm. y Sif. Bd. 14. Nr. 157.

Campana, Serodiagnose der Syphilis mit Urin. Rif. med. 1908. Nr. 34.

Campbell, Die Boassche Modifikation der W. R. Glasg. med. Journ. Sept. 1912.

Candler, W. R. in general paralysis. Lancet 1911. S. 1320—1323.

— and Mann, Relability of the results obtained by the W. R. on serum and cerebrospinal fluids, obtained post mortem. Brit. med. Journ. 1912. Nr. 2671. S. 537—539.

Capelli, Area celsi und Syphilis. Mon. f. pr. Derm. 1912. Bd. 55. S. 1311.

— e Gavazzeni, Über den praktischen Wert der Wassermannschen Reaktion. Riv. crit. Vol. 10. Nr. 28. Ref. Mon. f. Derm. 1909. Nr. 5. S. 230.

Carle, Deuxième note sur l'influence comparée des générateurs dans l'hérédo syphilis. Annales de Derm. et de Syph. 1911. S. 72—84.

Carletti, W. R. und Pellagra. Gazz. d. Osped. e d. Clin. 1911. Nr. 69.

Carthy, Mc., The early diagnosis of syphilis. Dublin Journ. of mental science. 1911. S. 81—89.

Casoni, Einfluß von Medikamenten auf die W. R. Rif. med. 1910. Nr. 40.

Cassoube, Verschiedener Ausfall der W. R. bei Zwillingen. Bull. de la Soc. de péd. de Paris. 1913. 3. S. 179. Ref. B. kl. W. 1913. 20. S. 935.

— W. R. beim Kind und — bei der Mutter. Bull. de la soc. de péd. de Paris 1914. S. 166. Ref. B. kl. W. 1914. 21. S. 990.

Castelli, Technic of the Wassermann reaction: Its practication, application with reference to diagnosis, prognosis and treatment of nervous disease. Journ. of the Americ. Medic. Assoc. 1908. Vol. 51. Nr. 22. S. 1894.

— The Wassermann reaction. Journ. of the Amer. med. Assoc. Vol. LIII. 18. Sept. 1909. S. 936.

Castor et Girauld, Sérodiagnose chez un malade atteint de chancre syphilitic de l'amygdale. Presse méd. 1908. S. 347.

Caulfeild, A modification of technic of complement-fixation. Journ. of med. research. Dez. 1908. S. 507.

Cavini, Beitrag zur Frage des praktischen Wertes der W. R. Il policl. Febr. 1911.

Cherry, An explanation of the positive W. R. following some cases of anestesia. New York. Med. Journ. 1912. S. 230—232.

Chiari, Über Morbus Banti. P. m. W. 1902. 24.

Chirivino, Die Schürmannsche Chromoreaktion für die Diagnose der Syphilis. Rif. med. 1910. Nr. 7.

Chislet, Syphilis and congenital mental defect. Journ. of mental sciences. Bd. 57.

Chlenoff, Serumdiagnose der Syphilis. Russk. Wratsch. 1908.

Chmelnitzky, Die Serodiagnose der Syphilis. Prakt. Wratsch. 1908. Nr. 43—44. Ref. Fol. Serol. 1909. S. 233.

Christian, Seradiagnosis of syphilis. Boston med. and surg. Journ. 1908. Bd. 159. S. 307. Ref. Fol. Serol. 1908. Bd. 1. H. 5.

Churchill, W. R. bei Kindern. Amer. Journ. of diseases of children. Juni 1912.

Cipolla, Klinischer Beitrag zur W. R. Mon. f. prakt. Derm. 1910. Bd. 51. H. 9. S. 411.

Citron, Über Komplementbindungsversuche bei infektiösen und postinfektiösen Erkrankungen (Tabes dorsalis etc.) sowie bei Nährstoffen. D. m. W. 1907. Nr. 29. S. 1165—1171.

— Die Serodiagnostik der Syphilis. B. kl. W. 1907. Nr. 43. S. 1370—1373.

— Erwiderung auf die Bemerkungen E. Weils. D. m. W. 1907. Nr. 43. S. 1790 bis 1791.

— Erwiderung auf die Arbeit von Weil und Braun: Über Antikörper bei Lues, Tabes und Paralyse. B. kl. W. 1907. Nr. 50. S. 1629.

— Demonstration einer neuen Methode zur Serodiagnostik der Lues. Berl. med. Gesellsch. 19. Febr. 1908. Ref. B. kl. W. 1908. Nr. 9. S. 469—470.

— Die Bedeutung der modernen Syphilisforschung für die Bekämpfung der Syphilis. Berl. med. Gesellsch. 26. Febr. 1908. Ref. B. kl. W. 1908. Nr. 10. S. 518—522.

— Bemerkungen zu dem Aufsatz Fr. Lessers: Zu welchen Schlüssen berechtigt die Wassermannsche Reaktion? Med. Klinik. 1908. Nr. 12. S. 418.

— Über Aorteninsuffizienz und Lues. B. kl. W. 1908. Nr. 48. S. 2142—2146.

— Komplementbindung. Eulenburgs Realenzyklopädie. 4. Aufl. 1908.

— Klinische Bakteriologie, Protozoologie und Immunodiagnostik in Brugsch-Schittenhelm, Lehrbuch der klinischen Untersuchungsmethoden. 1908.

— Über die Grundlagen der biologischen Quecksilbertherapie der Syphilis. Med. Klinik. 1909. Nr. 3. S. 86—91.

— Die Technik der Bordet-Gengouschen Komplementbindungsmethode in ihrer Verwendung zur Serodiagnostik der Infektionskrankheiten, speziell der Syphilis, sowie zur Eiweißdifferenzierung. Handbuch der Technik und Methodik der Immunitätsforschung (Kraus und Levaditi). Bd. 2. S. 1076 bis 1135.

— Verein der Ärzte Wiesbaden. 23. April 1909. Ref. B. kl. W. 1909. Nr. 34. S. 1589.

— Intern. Kongr. Budapest. Sektion f. inn. Med. 30. Aug. 1909. Ref. M. m. W. 1909. Nr. 37. S. 1916.

— Disk. Berl. med. Gesellsch. 15. Juni 1910. Ref. B. kl. W. 1910. Nr. 26. S. 1248.

— Die Bedeutung der W. R. für die Therapie der Syphilis. Therap. Monatsheft. Juli 1911.

— Zur Therapie der Angina Plaut-Vincenti. B. kl. W. 1913. Nr. 14. S. 627—629.

— Disk. Med. Gesellsch. Berlin. Ref. Med. Klin. 1914. 12.

— Die Methoden der Immunodiagnostik und Immunotherapie. Leipzig 1912.

— Die Bedeutung der biologischen Reaktion für die Diagnose und Therapie der Syphilis (W. R.) 85. Vers. d. Naturf. u. Ärzte. Wien 21.—27. Sept. 1913. Ref. D. m. W. 1913. 44. S. 2173.

— und Munk, Das Wesen der Wassermannschen Reaktion. D. m. W. 1910. Nr. 34. S. 1560.

— — Das Wesen der W. R. Erwiderung auf die Bemerkungen des Herrn Dr. Ludwig Mayer in Nr. 38 dieser Wochenschrift. D. m. W. 1910. Nr. 39. S. 1813—1814.

— und Reicher, Untersuchungen über das Fettspaltungsvermögen luetischer Sera und die Bedeutung der Lipolyse für die Serodiagnostik der Lues. B. kl. W. 1908. Nr. 30. S. 1398—1400.

Ciuffo, Sul alcun prop. biol. del sangue de sifilitico. Giorn. ital. d. mal. ven.
    1908. Ref. Derm. Zentralbl. 1909. Nr. 25.
— und Usuolli, Klinische und experimentelle Untersuchungen über die W. R.
    Bioch. e Ter. sper. Jahrg. I. Nr. 9.
Clausen, Ätiologische, experimentelle und therapeutische Beiträge zur Kenntnis
    der Keratitis interstitialis. Graefes Archiv. Bd. 83. H. 3.
Clemenger, The diagnosis of syphilis by some laboratory methods. Brit. med.
    Journ. 1909. S. 377.
Clemens, Med. Ges. in Chemnitz. 25. Nov. 1909. Ref. M. m. W. 1910. Nr. 8.
    S. 430.
Clough, Klinische Erfahrungen mit der Wassermannschen Reaktion am John
    Hopkins-Hospital. John Hopk. Hosp. Bull. 1910. Nr. 228. Ref. Zentralbl.
    f. Chir. 1910. 9.
Coca und Espérance, A modification of the technic of the W. R. Zeitschr. f.
    Imm. Bd. 14. S. 139—158.
Coenen, Die praktische Bedeutung des serologischen Syphilisnachweises in der
    Chirurgie. Beitr. z. klin. Chir. Bd. 56. 1908. H. 1—2. S. 265—295.
— Die W.-N.-B.-Syphilisreaktion im Dienste der Chirurgie. Payr-Küttners Er-
    gebnisse d. Chir. u. Orthop. Bd. 3. (1911.)
Cohen, Die Serodiagnose der Syphilis in der Ophthalmologie. B. kl. W. 1908.
    Nr. 18. S. 877—882.
— The value of the serodiagnosis in ophthalmology. Arch. of Ophth. 1910.
    Vol. 39. S. 93.
Cohn, Kritische Bemerkungen zur praktischen Verwertung des Wassermannschen
    Verfahrens. B. kl. W. 1910. Nr. 36. S. 1681.
— Disk. in Berl. med. Ges. 15. Juni 1910. Ref. B. kl. W. 1910. Nr. 26. S. 1247.
Collins and Sachs, The value of the Wassermann Reaction in cardiac and vascular
    disease. Amer. Journ. of the med. science. 1909. Nr. 450. S. 344—350.
Comessali, Die W. R., die Meiostagminreaktion (Ascoli-Izar), und die Reak-
    tion der Globuline (Nonne-Apelt) bei inneren Krankheiten syphilitischen
    Ursprungs. Acc. med. Padua. 1910. Ref. Arch. f. Derm. u. Syph. Bd. 112.
    S. 199—201.
Constantini, Le détournement du complement dans l'infection syphilitique.
    Polich. séz. méd. 1908. Ref. Fol. Serol. 1908. Nr. 5.
Contino, Recherches des anticorps syphilitiques dans les larmes de syphilitiques
    ayant des manifestations oculaires. La clin. ocul. Juni 1911.
Corbus, Zwei Jahre Erfahrung mit der W. R. in der Praxis. Journ. of Amer.
    Med. Assoc. 1910. S. 849.
— Vierjährige Erfahrung mit der W. R. in der Praxis. Journ. of Amer. Med.
    Assoc. Okt. 1912.
Craig, Komplementfixation mit einem kristallinischen Antigen, welches aus syphi-
    litischen Lebern gewonnen wurde. Journ. of Amer. Med. Assoc. 1910.
    S. 1264.
— Die Auslegung der Resultate der W. R. Journ. of Amer. Med. Assoc. Chicago
    1913. 8. Ref. M. m. W. 1913. 22. S. 1224.
— und Nichols, Die Wirkung des Alkoholgenusses auf den Ausfall der W. R.
    bei Syphilis. Journ. of Amer. Med. Assoc. 1911. S. 474.
Cramer, Friedreichsche Ataxie. Mediz. Gesellsch. Göttingen. Ref. D. m. W.
    1909. S. 1211.
Crippa, Ein Beitrag zur Beantwortung der Frage: Ist die Modifikation der W. R.
    nach v. Dungern verläßlich? W. m. W. 1912. Nr. 43.
Cronquist, Über Pemphigus vegetans. Arch. f. Derm. u. Syph. Bd. 106. S. 143
    bis 182.
— Welche Urteile sind wir berechtigt auf Grund der Ergebnisse der W. R. über
    Colles' und Profetas Gesetze zu fällen? Arch. f. Derm. u. Syph. Bd. 115.
    S. 1—9. Almänna svenska läkartidningen. 1913. S. 137—147.
Csiki und Elfer, Über die Wirkung des Sublimats bei der Wassermannschen
    Reaktion. W. kl. W. 1910. Nr. 24.
Cumming und Dexter, Die Beziehungen zwischen Aortitis und Syphilis und die
    Wichtigkeit der Diagnose. Journ. of Amer. Med. Ass. 10. Aug. 1912.

Cumming and Smithies, Deviation of complement with failure of complete haemolysis (Wassermannsche Reaktion) in certain non syphilitic human sera. Journ. of Amer. med. Assoc. April 1909. S. 1330.

Daniélopolu, Séroréaction de la syphilis dans les affections de l'aorte et des artères. Compt. rend. 1908. S. 971—982.

Daniels, Über die Spezifität der W. R. Nederl. Tijdschr. v. Geneesk. 1911. Nr. 24.

— Über die Bedeutung der Verwendung von Antigenen verschiedener Herkunft bei der W. R. Zeitschr. f. Imm. Bd. 10. S. 206—215.

Danis, Porgessche Reaktion. Journ. de Bruxelles. 1911. Nr. 30.

Davis, Serumdiagnosis of syphilis. Brit. Journ. of Dermat. 1909. Nr. 1.

Dax, Über Pagetsche Knochenerkrankung. Verh. d. Ver. bayr. Chir. 3. Vers. München. 12. Juli 1913. Beitr. z. klin. Chir. Bd. 88. S. 643. (1914.)

Dean, An examination of the blood serum of idiots by the Wassermann reaction. Lancet. 1910. Nr. 4534. S. 227.

— Über die Serumdiagnose der Syphilis. Royal Society of Med. 15. Febr. 1910. Ref. B. kl. W. 1910. Nr. 14. S. 656.

— Vergleich der ursprünglichen W. R. mit ihren Modifikationen. Brit. med. Journ. 1910. S. 1437.

Debove, Aortainsuffizienz. Latente Syphilis. Journ. de prat. 1910. Nr. 17.

— La W. R. Quinzaine Thérap. 1911. S. 501—507.

Delbanco, Disk. Ärztl. Verein Hamburg. 25. März 1913. Ref. D. m. W. 1913. 29. S. 1435.

Delisle, Serodiagnose der Syphilis. W. R. Med. Rec. 1910. Nr. 6.

Dembowski, Zur Kenntnis des Ausfalls der W. R. im Lumbalpunktate etc. D. m. W. 1911. Nr. 36. S. 1651—1655.

Dembrow, Assmann und Fabry, Die W. R. Arch. f. Derm. u. Syph. Bd. 105. S. 325—326.

Deneke, Aortainsuffizienz. Ärtzl. Verein in Hamburg. 1. Juni 1909. Ref. M. m. W. 1909. Nr. 24. S. 1259.

— Zur Klinik der Aortitis luetica. Dermat. Studien. Bd. 21. S. 348—363.

— Über syphilitische Aortenerkrankung. D. m. W. 1913. Nr. 10. S. 441—447.

Desmoulière, L'antigèn dans la W. R. Comptes rendus de l'acad. des sciences. 1912. Nr. 18, 19, 22. 1913. 27. Jan. Annal. des mal. vén. Okt. 1912.

Desneux, Schätzung der Intensität der W. R. Journ. de Bruxelles. 1912. Nr. 3.

— Dujardin et Renaux, Eine neue Methode, die Sensibilität der W. R. zu bestimmen. Journ. de Bruxelles. 1911. Nr. 34.

Detre, Über den Nachweis von spezifischen Syphilisantisubstanzen und deren Antigenen bei Luetikern. W. kl. W. 1906. Nr. 21. S. 619—620.

— und Brezowsky, Die Serumreaktionen der Syphilis. W. kl. W. 1908. Nr. 49. S. 1700—1704 u. Nr. 50. S. 1743—1747.

Détré et Saint-Géron, Sur le pouvoir hémolytique du sérum des enfants en bas âge etc. S. m. 1912. S. 119.

Deval, Seroreaktion auf Syphilis nach der Methode von Wassermann, modifiziert von Noguchi. Presse méd. 1909. Nr. 4.

Dexter et Cummer, La présence d'un ambocepteur antimouton dans le sérum etc. Arch. of Int. Med. 1912. Nr. 5.

— — Stoner, Osborn, Die W. R. Cleveland Med. Journ. April 1911.

Dieballa, v., Heredodegeneration und kongenitale Lues. Deutsche Zeitschrift f. Nervenheilk. 1909. Bd. 37. S. 149—160.

Dohi, Über den Einfluß von Heilmitteln auf die Immunsubstanzen des Organismus. Zeitschr. f. exp. Path. u. Ther. 1909. Bd. 6. S. 171.

— Über die hämolytische Wirkung des Sublimats. Zeitschr. f. exper. Path. u. Ther. 1909. Bd. 5. S. 626.

— Experimentelle Studien über das Wesen der Wassermann-Neißer-Bruckschen Reaktion bei Syphilis. Neißer, Beiträge zur Path. u. Ther. der Syph. S. 514—529.

— und Ito, Med. Ges. in Tokio. Ref. D. m. W. 1909. Nr. 41. S. 1816.

Doktor, Zur Frage der Komplementgewinnung. W. kl. W. 1916. Nr. 24.

Dommer, W. R. ohne Lues. Ges. f. Natur- u. Heilk. Dresden. 18. u. 25. Okt. 1913. Ref. D. m. W. 1914. Nr. 3. S. 159.

Donagh, Die W. R. vom Standpunkte der Praxis aus betrachtet. Lancet. 2. April
    1910.
— Der Wert der Wassermannschen Reaktion. Brit. Journ. of Derm. Mai 1910.
— The action of salvarsan and neosalvarsan on the W. R. Brit. med. Journ.
    Nr. 2684.
— A rationel method of treating syphilis. Brit. med. Journ. Nr. 2693. S. 299
    bis 301.
Donald, Ein Vergleich zwischen Flemings (Hechts) Modifikation und der
    W. R. Lancet 1912. S. 1752.
Donath, Bedeutung der Komplementreaktion. B. kl. W. 1909. Nr. 7. S. 326.
— Der heutige Stand der Serodiagnostik bei ʹSyphilis. Verein d. Ärzte Halle,
    3. Febr. 1909. Ref. M. m. W. 1909. Nr. 18. S. 946.
— Über die Wassermannsche Reaktion bei Aorteninsuffizienz und die Bedeutung
    der provokatorischen Quecksilberbehandlung für die serologische Diagnose
    der Lues. B. kl. W. 1909. Nr. 45. S. 2015—2018.
— Lues und Metalues des zentralen Nervensystems. Orv. Mjsag. 1911. Nr. 51.
Dreesen, Über das Vorkommen und die Bedeutung der W. R. bei internen Er-
    krankungen. Med. Klin. 1912. Nr. 51. S. 2067—2069.
Dreuw, Über die Bewertung der Wassermannschen Reaktion. D. m. W. 1910.
    Nr. 4. S. 166—169.
— Blutgewinnung bei der Wassermannschen Reaktion. D. m. W. 1910. Nr. 5.
    S. 221.
— Disk. in Berl. med. Ges., 15. Juni 1910. Ref. B. kl. W. 1910. Nr. 26. S. 1249
    bis 1250.
— Wassermannsche Reaktion und Prostituierten-Untersuchung. D. m. W. 1911.
    Nr. 32. S. 1482—1483.
Dreyer, Über W. R. bei Bleivergifteten. D. m. W. 1911. Nr. 17. S. 785—788.
— Über die Latenzdauer der W. R. Med. Klin. 1913. Nr. 18. S. 708.
— und Meirowsky, Serodiagnostische Untersuchungen bei Prostituierten. D. m.
    W. 1909. Nr. 39. S. 1698—1701.
— und Walker, Neues zur Theorie der W. R. Biochem. Zeitschr. Bd. 54. Heft 1.
    S. 11. (1913.) Ref. B. kl. W. 1913. Nr. 39. S. 1826.
Dreyfus, Die Bedeutung der modernen Untersuchungs- und Behandlungsmethoden
    für die Beurteilung isolierter Pupillenstörungen nach vorausgegangener
    Syphilis. M. m. W. 1912. Nr. 30. S. 1647—1652.
— Die Methoden der Untersuchung des Liquor cerebrospinalis. M. m. W. 1912.
    Nr. 47. S. 2567—2570.
Drügg, Untersuchungen mit der v. Dungerschen Vereinfachung der W. R.
    D. m. W. 1913. Nr. 7. S. 306—307.
Dubois, Valeur clinique du sérodiagnostic. Ann. polichl. centr. 1908. S. 94.
Dufour, Maladie osseuse de Paget; W. R. positive. S. m. 1913. S. 45.
— Hemichorée syphilitique. S. m. 1913. Nr. 9. S. 104.
— et Bertin, Maladie osseuse de Paget. Ref. B. kl. W. 1913. S. 660.
Duhot, Bemerkungen zu der Kontrolle der W. R. durch die Salvarsaninjektion.
    Ann. de la policl. 1911. Nr. 10.
Dujardin, Einige Betrachtungen über die Abortivbehandlung der Syphilis und
    den Wert der W. R. als Wegweiser für die antisyphilitische Behandlung.
    Journ. méd. de Bruxelles. 1910. Nr. 20.
v. Dungern, Wie kann der Arzt die Wassermannsche Reaktion ohne Vorkenntnisse
    leicht vornehmen? M. m. W. 1910. S. 507.
— Über Serodiagnostik der Geschwülste mittelst Komplementsbindungsreaktion.
    M. m. W. 1912. Nr. 2.
— und Hirschfeld, Über unsere Modifikation der Wassermannschen Reaktion.
    M. m. W. 1910. Nr. 21. S. 1124.
Dutoit, Die ätiologische Bedeutung der Syphilis bei Augenkrankheiten. D. m.
    W. 1912. Nr. 34. S. 1599—1601.
Eberth und Brüllowa, Über die Vorzüge der Azetonextrakte bei der Ausführung
    der W. R. Wratsch. Gaz. 1912. Nr. 9.
Edel, Die Wassermannsche Reaktion bei der progressiven Paralyse und paralyse-

ähnlichen Erkrankungen. Psych. Verein Berlin. 19. Dez. 1908. Ref. Allg. Zeitschr. f. Psych. 1909. Bd. 66. S. 217—223.

Edel, Jahresversammlung d. Deutsch. Ver. f. Psych., 23. u. 24. April 1909. Ref. Allg. Zeitschr. f. Psych. 1909. Bd. 66. S. 658.

— und Piotrowski, Beitrag zur Verwertung der W. R. bei progressiver Paralyse. Neurol. Zentralbl. 1915. Nr. 5.

Ehlers, Den dansk-franske Spedalskhedsexpedition. Ugeskr. for Laeger. 1909. Nr. 29. S. 813—817.

— und Bourret, Wassermanns Reaktion ved. Lepra. Ugeskr. for Laeger. 1909. S. 1347—1352.

— — Reaction de Wassermann dans la lèpre. Bull. de la Soc. de Path. Exot. T. II. 1909. Nr. 9. S. 520—524.

Ehrlich, H., Ein Beitrag zur W. R. W. m. W. 1910. Nr. 22.

Ehrmann, Berl. med. Gesellsch. 16. Juni 1909. Ref. S. m. 1909. Nr. 25. S. 300.

— und Stern, H., Mitteilungen zur Wassermannschen Reaktion. B. kl. W. 1910. Nr. 7. S. 282—285.

Eich, Frankf. Zeitschr. f. Path. Bd. 7. 1911.

Eichelberg, Die praktische Verwertbarkeit der Wassermannschen Reaktion auf Lues und das Vorkommen derselben bei Scharlach. M. m. W. 1908. Nr. 22. S. 1206.

— Ärztl. Verein Hamburg, 24. März 1908. Ref. B. kl. W. 1908. Nr. 20. S. 980.

— Ärztl. Verein Hamburg, 17. Nov. 1908. Ref. Med. Klinik. 1909. Nr. 1. S. 35.

— Med. Gesellsch. Göttingen, 14. Jan. 1909. Ref. D. m. W. 1909. Nr. 27. S. 1211.

— Die Serumreaktionen auf Lues mit besonderer Berücksichtigung ihrer praktischen Verwertbarkeit für die Diagnostik der Nervenkrankheiten. Deutsche Zeitschr. f. Nervenheilk. 1909. Bd. 36. S. 319—341.

— Jahresvers. d. Deutsch. Ver. f. Psych., 23. und 24. April 1909. Ref. Allg. Zeitschr. f. Psych. 1909. Bd. 66. S. 658—659.

— Praktische Bedeutung der Wassermann-Neißerschen Serumreaktion auf Lues. D. m. W. 1909. Nr. 27. S. 1211.

— Die Bedeutung der Untersuchung der Spinalflüssigkeit. Med. Klin. 1912. Nr. 209. S. 1187—1191.

— und Pförtner, Die praktische Verwertbarkeit der verschiedenen Untersuchungsmethoden des Liquor cerebrospinalis für die Diagnostik der Geistes- und Nervenkrankheiten. Monatsschr. f. Psych. u. Neurol. 1909. Heft 6. S. 486 bis 497.

Eicke, Zur Sero- und Liquordiagnostik bei Syphilis. Derm. Zeitschr. 1914. S. 911.

Eiken, Die W. R. bei Kaninchen nach Behandlung mit Extrakt aus luetischer Leber. Zeitschr. f. Immunitätsf. Bd. 24. H. 2. 1915.

Eisenberg und Nitsch, Über die Wassermannsche Probe mit künstlichem Antigen. Zeitschr. f. Immunitätsf. Bd. 3. Nr. 4. S. 376—393.

— Zur Technik und Theorie der Wassermannschen Reaktion. Zeitschr. f. Immunitätsforsch. Bd. 4. Nr. 3. S. 331—348.

Eisenlohr, Untersuchungen über die Ätiologie der Ozaena. Diss. Freiburg 1908.

— Die Wassermannsche Reaktion bei Ozaena. Zeitschr. f. Ohrenheilk. 1909. Bd. 57. H. 4. S. 401—410.

Eisenstadt, Die Bedeutung der W. R. für Todesursachenstatistik und soziale Hygiene. Zeitschr. f. Versicherungsmed. 1910. Nr. 6.

Eisler, Über Komplementablenkung und Lezithinausflockung. W. kl. W. 1908. Nr. 13. S. 422—424.

Eitner, Über den Nachweis von Antikörpern im Serum eines Leprakranken mittelst Komplementbindung. W. kl. W. 1906. Nr. 51. S. 1555—1557.

— Zur Frage der Komplementbindungsreaktion auf Lepra. W. kl. W. 1908. Nr. 20. S. 729.

Elder, Die Nachbehandlung der Syphilis. Med. Rec. 7. Dez. 1912.

Elfer, Über einige Eigentümlichkeiten des syphilitischen Serums von immunochemischem Gesichtspunkte. M. m. W. 1909. Nr. 40. S. 2079.

Elias, Neubauer, Porges und Salomon, Gesellsch. d. Ärzte in Wien, 26. Febr. 1908. Ref. W. kl. W. 1908. Nr. 11. S. 376—377.

E l i a s , Über die Spezifizität der Wassermannschen Syphilisreaktion. W. kl. W.
    1908. Nr. 18. S. 652.
— Theoretisches über die Serumreaktion auf Syphilis. W. kl. W. ·1908. Nr. 21.
    S. 748—752.
— Über die Methodik und Verwendbarkeit der Ausflockungsreaktion für die
    Serodiagnose der Syphilis. W. kl. W. 1908. Nr. 23. S. 831—834.
E l i a s b e r g , Komplementablenkung bei Lepra mit syphilitischem Antigen. D. m.
    W. 1909. Nr. 44. S. 1922—1923.
— Zur Theorie und Praxis der W. R.   Petersb. m. W. 1910. Nr. 15.
— Über das Fehlen freien Komplementes im Blute Lepröser. D. m. W. 1911.
    Nr. 7. S. 302—304.
— W. R. bei malignen Tumoren. Deutsche Zeitschr. f. Chir. Bd. 124. H. 1—4.
    S. 133. 1913.
E l l e r m a n n , Om Vurderingen af den Wassermannske Reaktions Styrke. Hospitalst.
    1909. Nr. 5. S. 140—144.
— Om Maalingen af den Wassermannske Reaktion. Hospitalst. 1909. Nr. 6.
    S. 171—172.
— Den Bordet-Gengouske Reaktion ved Syfilis (Wassermanns Reaktion). Ugeskr.
    for Laeger. 1909. Nr. 49. S. 1352—1356.
— Svar til d'Hrr. Boas og Thomsen. Ugeskr. f. Laeger. 1909. Nr. 51. S. 418.
— Quantitative Ausflockungsreaktionen bei Syphilis. D. m. W. 1913. Nr. 5.
    S. 219—221.
E l l i o t , W. R. bei Kindern der ärmeren Klasse. Glasgow med. Journ. 1914. Nr. 5.
    Ref. B. kl. W. 1914. Nr. 29. S. 1375.
E m a n u e l , Beeinflussung der W. R. des normalen Kaninchens durch Salvarsan.
    B. kl. W. 1911. Nr. 52. S. 2335—2336.
E m b d e n und M u c h , Die chemischen Grundlagen der W. R. Ärztl. Verein Hamburg,
    17. März 1914.   M. m. W. 1914. Nr. 13. S. 730, 856 u. 1695.
E m m e r t , Über die v. Dungernsche Syphilisreaktion. Dermat. Zentralbl. Bd. 15.
    Nr. 11.
E n g e l , Die W. R. in der ärztlichen Praxis. Zeitschr. f. ärztl. Fortbildung. 1910.
    S. 711.
— Über die Ausführung der W. R. in der ärztl. Praxis. Ther. Rundsch. 1910.
    Nr. 49.
— Über ein Syphilis-Mikrodiagnostikum. B. kl. W. 1910. Nr. 39. S. 1791—1792.
— Weitere Erfahrungen mit der Mikroreaktion der Syphilis nach Wassermann.
    Deutsche Med. Ztg. 20. Jan. 1912.
E n g e l m a n n , Ein Beitrag zur Serodiagnostik der Lues in der Geburtshilfe.
    Zentralbl. f. Gynäk. 1909. S. 85—89.
— Isolierter Schleimhautlichen. Ärztl. Verein Hamburg, 23. März 1909. Ref.
    D. m. W. 1909. Nr. 37. S. 1633.
E n g m a n und B u h m a n , Bericht über die W. R. bei 61 Syphilisfällen, die mit
    Salvarsan behandelt waren. Journ. of cut. diseases. 1912. S. 256.
E n s o r , Syphilis bei Geisteskranken, durch die W. R. erwiesen. Journ. of Amer.
    Med. Assoc. 1910. S. 216.
E p s t e i n , W. R. in der Säuglingsfürsorge. Prager m. W. 1913. Nr. 45.
E p s t e i n und D e u t s c h , Nachprüfung der nach Angabe Müllers und Land-
    steiners modifizierten Methodik der W. R. mit nicht inaktiviertem Serum.
    W. kl. W. 1911. Nr. 24. S. 860—862.
— und P r i b r a m , Studien über die hämolysierende Eigenschaft der Blutsera.
    Wirkung des Sublimats auf die komplexe Hämolyse und die Wassermannsche
    Reaktion. Zeitschr. f. exp. Path. u. Ther. 1909. Bd. 7. H. 2. S. 549.
— — Zur Frage des Zusammenhanges zwischen Wassermannscher Reaktion und
    Hg-Behandlung. W. kl. W. 1908. S. 290.
E s m e i n et P a r v u , Diagnose de la nature syphilitique de certaines cirrhoses du
    foie par la séroréaction. Compt. rend. 1909. Bd. 61. Nr. 3. S. 159.
— — Soc. de Biol., 23. Jan. 1909. Ref. S. m. 1909. Nr. 5. S. 60.
d'E s t e E m e r y , Die Technik einer vereinfachten Form der W. R. Lancet 3. Sept.
    1910.

d'Este Emery, Über die Immunitätsreaktion bei der Diagnose, besonders bei Tuberkulose und Syphilis. Lancet 25. Febr. 1911.
— The application and interpretation of the Wassermann-reaction, with a description of a simple and accurate quantitative method. Lancet 4. März 1911.
Eymann and O'Brien, A study of certain serum reactions in the bloodserum of general paralysis and its familial aspects. Amer. Journ. of Insan. 1912. S. 485.
Fabian, Drei interessante Fehldiagnosen bei malignen Tumoren. B. kl. W. 1912. Nr. 21. S. 984.
Facchini, Beiträge zur Technik der Wassermannschen Reaktion. Zeitschr. f. Immunitätsf. Bd. 2. H. 3. S. 257—304. 1909.
Fagiuoli und Fisichello, Über die Kutanreaktion von Noguchi bei Syphilis. B. kl. W. 1913. 39. S. 1811.
Fauser, Zyto- und Serodiagnostik und ihre Bedeutung für die Neurologie. Ärztl. Verein Stuttgart. Ref. D. m. W. 1909. Nr. 33. S. 1460.
Favera, Dalla, Über die W. R. und ihre Modifikationen. Soc. med. chir. Parma. 21. Dez. 1910. Ref. Arch. f. D. u. S. 1911. S. 253—254.
— Die Serodiagnose der Syphilis. Folia chir. H. 5. 1911.
— Über die Serodiagnose der Syphilis durch die Konglutinationsreaktion (Karvonensche Methode). Boll. d. Scienz. Med. di Bologne. 1912. Nr. 8.
Feibes, Méthodes récentes pour le diagnostic et le traitement de la syphilis. Presse méd. 1910. S. 619.
Fendt, Die Bedeutung der Serodiagnose der Syphilis für die Praxis. Verein d. Ärzte Wiesbaden, 15. Sept. 1909. Ref. B. kl. W. 1909. Nr. 47. S. 2123.
Ferrari, Richerche sulla reazione di Wassermann. Soc. Med. Chir. di Modena. 12. Jahrg.
— und Gioseffi, Die W. R. in Malaria. Riv. di bioch. e ter. sper. 1911. Nr. 3.
Feuerstein, Serodiagnostik der Lues. W. kl. W. 1908. Nr. 38. S. 1341.
— Quecksilberbehandlung und Syphilisreaktion. W. m. W. 1910. Nr. 38 u. 45 und Poln. Zeitschr. f. Derm. u. Syph. 1910. Nr. 1—2.
— Über die W. R. bei Lupus erythematosus acutus. Arch. f. Derm. u. Syph. Bd. 104. S. 233—238.
Fichtner c. W. Schmidt,
Field, Das Vorkommen einer positiven W. R. bei Fällen von Bleivergiftung. Journ. of Amer. Med. Assoc. 1912. S. 1681.
— Der Gebrauch von Cholesterin-Antigen für die W. R. Journ. of Amer. Med. Assoc. 1914. Bd. 62. 21. Ref. Med. Klin. 1914. 25. S. 1076.
Fildes, The W. R. Brit. Journ. of Derm. Jan. 1911.
Finder, Fall von Lupus oder Lues? Laryngol. Gesellsch. zu Berlin, 19. Nov. 1909. Ref. B. kl. W. 1910. Nr. 1. S. 35.
Finger, Die neuesten Errungenschaften auf dem Gebiete der Syphilidologie. W. kl. W. 1908. Nr. 1. S. 1—7.
Finkelstein, Zur Technik der Wassermannschen Reaktion. B. kl. W. 1909. Nr. 35. S. 1610—1611.
— Die klinisch-laboratorielle Praxis der W. R. Med. Obosrenji. 1911. S. 159.
— u. Dawydow, Studien über die Wassermannsche Reaktion aus Laboratorium und Klinik. B. kl. W. 1910. Nr. 36. S. 1659.
Fischer, Klinische Betrachtungen über die Wassermannsche Reaktion bei Syphilis. B. kl. W. 1908. Nr. 4. S. 151—153.
— Die Wassermannsche Syphilisreaktion. Therapie d. Gegenw. 1908. Nr. 4.
— Die Bewertung der Wassermannschen Reaktion für die Frühdiagnose und die Therapie der Syphilis. Med. Klinik. 1908. Nr. 5. S. 173—175.
— Über den Ausfall der W. R. bei Verwendung größerer Serummengen. D. m. W. 1916. 5.
— Beiträge zur Kenntnis der Wassermannschen Reaktion. Arch. f. Derm. u. Syph. Bd. 100. S. 215.
— Beiträge zur Klinik und Serologie der Syphilis. Derm. Wochenschr. 1916. Nr. 24. Bd. 62.
— und Meier, Über den klinischen Wert der Wassermannschen Serodiagnostik bei Syphilis. D. m. W. 1907. Nr. 52. S. 2169—2172.

Fitz-Gerald, Einige Bemerkungen zur Serumdiagnose der Syphilis. New York
    med. Journ. 1910. S. 221.
Flashmann and Butler, Remarks on complement fixation as a method of dia-
    gnosis applied to syphilis and general paralysis: the Wassermann reaction.
    Brit. med. Journ. 1909. Nr. 2545. S 1019—1025.
Flatau, Über Chorea luetica. M. m. W. 1912. 39.
Fleischer, Disk. Med.-naturwiss. Verein Tübingen, 13. Juli 1908. Ref. M. m. W.
    1908. 39. S. 2065.
Fleischmann, Verein f. innere Med. Berlin, 24. Juni 1907. Ref. D. m. W. 1907.
    Nr. 30. S. 1233.
— Die Theorie, Praxis und Resultate der Serumdiagnostik der Syphilis. Derm.
    Zentralbl. 1908. Nr. 8. S. 226—239.
— Zur Theorie und Praxis der Serumdiagnose der Syphilis. B. kl. W. 1908. Nr. 10.
    S. 490—494 u. M. m. W. 1908. 8.
— and Butler, Serum Diagnosis of Syphilis. Journ. of the Amer. med. Assoc.
    Vol. XLIX. 1907. Nr. 11. S. 934—938.
Flemming, A simple method of serum Diagnosis of Syphilis. Lancet 1909.
    Nr. 4474. S. 1512—1514.
Fletscher, Die W. R. bei Malaria. Lancet 13. Juni 1914. Nr. 4737. Ref. B. kl. W.
    1914. 27. S. 1280.
Foà und Koch, Serumreaktion bei Scharlach. W. kl. W. 1909. 15. S. 522.
Foix, Technique simplifiée de réaction de fixation. Soc. de Biol. 17. Juli 1909.
    Ref. S. m. 1909. Nr. 30. S. 359.
— et Bloch, Diagnostic de la syphilis cérébro-spinale par les moyens laboratoires.
    Gaz. des hôp. 1912. S. 1027, 1091.
Fönß, Manifeste unbehandelte Syphilis mit negativer W. R. Ugeskrift for Laeger.
    1915. 45. Ref. M. m. W. 1916. 8. S. 281.
Fornet, Zur Präzipitinreaktion bei Syphilis. B. kl. W. 1908. Nr. 2. S. 85.
— Über moderne Serodiagnostik, mit besonderer Berücksichtigung der Präzipitine
    und Opsonine. M. m. W. 1908. Nr. 4. S. 161—165.
— Über den Nachweis der Bakterienpräzipitinogene im Organismus. Zentralbl.
    f. Bakt. Bd. 1. H. 8. S. 843.
— Die Wassermann-A.-Neißer-Brucksche Reaktion bei Syphilis. D. m. W. 1908.
    Nr. 19. S. 830—831.
— Technique des divers procédés, employés pour le séro-diagnostic de la syphilis.
    S. m. 1908. Nr. 19. S. 217—219.
— und Schereschewsky, Serodiagnose bei Lues, Tabes und Paralyse durch
    spezifische Niederschläge. M. m. W. 1907. Nr. 30. S. 1471—1473.
— Gibt es eine spezifische Präzipitinreaktion bei Lues und Paralyse? M. m. W.
    1908. Nr. 6. S. 282—283.
Fornet und Schereschewsky, Über die Spezifität der Präzipitinreaktion bei
    Lues und Paralyse. B. kl. W. 1908. Nr. 18. S. 874—877.
— Schereschewsky, Eisenzimmer und Rosenfeld, Spezifische Nieder-
    schläge bei Lues, Tabes und Paralyse. D. m. W. 1907. Nr. 41. S. 1679—1684.
Förster, Über das Wassermann-Plautsche Verfahren der Serodiagnose bei syphili-
    dogenen Erkrankungen des Zentralnervensystems. Zeitschr. f. Psych. Bd. 65.
— Die W. R. in Beziehung zum Karzinom. Lancet. 24. Juni 1911.
Fouquet et Joltrain, Multiple Primäraffekte. Verhalten der W. R. Einfluß
    der Behandlung auf dieselbe. Annales des maladies vénériennes. Bd. 4.
    Nr. 11—12.
Fox, The Wassermann reaction (Noguchis modification) in pellagra. New York
    med. Journ. 18. Dec. 1908. S. 1206—1208.
— The prinziples and technik of the Wassermann reaction. New York med.
    Record. 1909.
— Comparison ot the Wassermann and Noguchi test. Journ. of cut. dis. Aug. 1909.
— The Wassermann and Noguchi complement fixation test in leprosy. Amer.
    Journ. of the med. sciences. Mai 1910. S. 725.
— Recent progress in the serum diagnosis of syphilis. Journ. of the Amer. Med.
    Assoc. 1910. S. 727—733.

Fraenkel, Zur Frage der Syphilisdiagnose in Verbindung mit der Wassermannschen Reaktion. Russ. Zeitschr. f. ven. u. Hautkrankh. April 1909. Ref. Mon. f. prakt. Derm. 1909. Nr. 1. S. 27.
— Ringförmige Mastdarmstriktur. Ärztl. Verein Hamburg, 11. Mai 1909. Ref. B. kl. W. 1909. Nr. 22. S. 1044.
— Die Wassermannsche Probe. Med. Klin. 1911. Nr. 14.
— Naturhistorisch-med. Verein Heidelberg. 7. Juli 1914. Ref. B. kl. W. 1914. 39. S. 1674.
— und Much, Über die Wassermannsche Serodiagnostik der Syphilis. M. m. W. 1908. Nr. 12. S. 602—603.
— — Zur Wassermannschen Syphilisdiagnose durch Serumuntersuchung. Ref. B. kl. W. 1908. 18. S. 896. Ärztl. Verein Hamburg, 10. März 1908.
— — Die Wassermannsche Reaktion an der Leiche. M. m. W. 1908. Nr. 48. S. 2479—2484.
Fraenkel, Max, Weitere Beiträge zur Bedeutung der Auswertungsmethode der W. R. etc. Zeitschr. f. d. ges. Neur. u. Psych. Bd. 11. H. 1—2. 1912.
— Disk. Ärztl. Verein Hamburg, 25. März 1913. Ref. D. m. W. 1913. 29. S. 1436.
Francine, Pulmonary Tuberculosis with late Wassermann reaction. New York med. Journ. 1910. Nr. 17. S. 846.
Francioni, Über die Bedeutung der Lues bei der Pathogenese verschiedener Kinderkrankheiten auf Grund der W. R. Riv. di Clin. ped. 1912. Nr. 8.
Frankl, Vererbung der Syphilis. Kongr. d. Deutsch. Ges. f. Gynäk. Straßburg, 2.—5. Juni 1909. D. m. W. 1909. Nr. 28. S. 1253.
Franz, Aneurysma aortae ascendentis. Wiss. Verein d. Militärärzte d. Garnison Wien. 20. März 1909. Ref. D. m. W. 1909. Nr. 39. S. 1724.
Frenkel-Heiden, Berl. med. Ges. 11. März 1908. Ref. B. kl. W. 1908. Nr. 12. S. 617—618.
— — Psych. Verein Berlin. 19. Dez. 1908. Allg. Zeitschr. f. Psych. 1908. Bd. 66.
— Liquor cerebrospinalis und die W. R. Neur. Zentralbl. 1911. S. 1293—1297.
— Liquor cerebrospinalis und W. R. Eine Entgegnung auf die vorstehenden Entgegnungen etc. Neur. Zentralbl. 1912. S. 103—107.
Freudenberg, Eine Mahnung zur Vorsicht bei der diagnostischen Verwertung der Wassermannschen Syphilisreaktion. B. kl. W. 1910. 26. S. 1231 u. Sitz. d. Berl. med. Ges. 8. Juni 1910.
Frey, Über die Wirkung des Enesol auf die metaluetischen Nervenerkrankungen und auf die W. R. B. kl. W. 1911. S. 1171—1175.
Friedemann, Experimentelle Untersuchungen zur Theorie der W. R. Zeitschr. f. Hyg. u. Infektionskrankh. Bd. 67. S. 278—348.
Friedländer, Hereditäre Lues. Derm. Zeitschr. Bd. 15. S. 649.
— Der Wert der Wassermannschen Reaktion für die Diagnose der Syphilis. Arch. f. Derm. u. Syph. Bd. 100. S. 255—262.
— Die Bedeutung der Wassermannschen Reaktion für die Balneotherapie. Med. Klin. 1910. Nr. 16. S. 628.
— Über Keratoma palmare und über Vitiligo. Med. Klin. 1911. Nr. 36. S. 1382 bis 1383.
— W. R. und Lebensversicherung. Blätt. f. Vertrauensärzte d. Lebensversich. 1912. 5. Ref. M. m. W. 1913. 7. S. 378.
Fritz und Kren, Über den Wert der Serumreaktion bei Syphilis nach Porges-Meier und Klausner. W. kl. W. 1908. Nr. 12. S. 386—388.
Fröderström, Bidrag til den progressiva paralysens diagnostik. Alm. svenska läkartidn. 1910. Nr. 14. S. 249.
— und Wigert, Über das Verhältnis der W. R. zu den zytologischen und chemischen Untersuchungsmethoden der Spinalflüssigkeit. Mon. f. Psych. u. Ther. Bd. 28. S. 95—109.
Frongia, Sul potere fissatore del siero nella malaria recidiva. Bull. soc. cult. scienz. Med. Cagliari. 1909. Ref. Bioch. Zentralbl. 1909. Bd. 8. S. 19.
Frugoni, Syphilis und Lepra. Arch. f. Dermatol. u. Syph. 1909. Bd. XCV. H. 2 u. 3. S. 223—250.
— und Pisani, Vielfache Bindungseigenschaften des Komplementes einiger Sera (Leprakranker) und ihre Bedeutung. B. kl. W. 1909. Nr. 33. S. 1530—1531.

Frühauf, Maligne Lues. Wiss. Verein d. Militärärzte d. Garnison Wien. Ref.
    D. m. W. 1909. Nr. 21. S. 957.
Frühwald, Liquor cerebrospinalis bei Syphilis. Med. Ges. Leipzig, 11. April 1916.
    Ref. D. m. W. 1916. 22. S. 682.
— und Weiler, Die v. Dungernsche Modifikation der W. R. B. kl. W. 1910.
    Nr. 44. S. 2018—2021.
Fuchs, Zur Statistik der Nervenkrankheiten. Jahrb. f. Psych. 1914. Bd. 35.
    H. 1.
Fürst, Zur Frage der Natur der komplementbindenden Stoffe etc. Zeitschr. f.
    Immunitätsforsch. Bd. 23. H. 3. 1915.
Fuerstenberg und Trebing, Die Luesreaktion in ihren Beziehungen zur anti-
    tryptischen Kraft des menschlichen Blutes. B. kl. W. 1909. Nr. 29. S. 1357
    bis 1359.
Fulchiero und Riverdito, Aorteninsuffizienz und Syphilis. Morgagni 1911.
    Nr. 1.
Fuss, Die W. R. bei Lues. Riv. Med. Anz. 1910. Nr. 1.
Galambos, Über den Wert der Farbenreaktion bei Lues. D. m. W. 1909. Nr. 22.
    S. 976—977.
Gále, Neuere Modifikationen der Serodiagnostik der Lues vom Gesichtspunkt
    ihrer Durchführung im praktischen Leben. Budapesti Orvosi Ujsag. 1911.
    Nr. 11.
Galewsky, Bedeutung der Serodiagnose. M. m. W. 1909. S. 42.
Gammeltoft, Über die von Porges angegebene und von Herman und Perutz
    modifizierte Syphilisreaktion. D. m. W. 1912. Nr. 41. S. 1934—1935.
Garbat und Munch, Kann das chlorsaure Kali bei der Wassermannschen Reaktion
    das Immunhämolysin ersetzen? D. m. W. 1910. Nr. 3. S. 114—116.
Gardiewski und Hirschbruch, Die serologischen Untersuchungen auf Syphilis.
    Straßb. med. Zeit. 1909. H. 3—4.
Garin et Laurent, Comparaison entre les réactions de Wassermann, de Porges-
    Meier et de Bauer-Latapie. Soc. méd. des hôp. de Lyon. 14. Mai 1910.
-   La réactions de Wassermann (sérum et différentes liquides de l'organisme).
    Journ. de Phys. et de.Path. génér. 1910. S. 553.
— 200 Fälle von W. R. Presse méd. 1910. Nr. 53.
Gärtner, Weitere Beiträge zum Alopeciephänomen bei meningealer Syphilis. Derm.
    Wochenschr. Bd. 63. S. 659.
Gastou, Du contrôle de l'action du traitement mercuriel et arsenical etc. Bull.
    de la soc. franc. de Derm. 1911. S. 327—332.
— et Girauld, Séro-diagnostic (Réaction de Wassermann) chez un malade, atteint
    de changre syphilitique de l'amygdale. Bull. de la Soc. Franc. de Dermat.
    et de Syph. 1908. S. 235—237.
— et Lebert, Séro-diagnostic de la syphilis. Reflexions sur la technique et la
    valeur des méthodes, à propos de 200 cas. Bull. de la Soc. Franc. de Derm.
    et de Syph. 1910. S. 199.
Gaucher et Abrami, Serodiagnose der Lepra. Bull. soc. méd. hôp. Paris 1908.
    S. 497.
— Le séro-diagnostic des formes atypiques de la lèpre. Bull. de la Soc. méd. des
    Hôpit. de Paris. 6. Nov. 1908.
— et Desmoulière, Über den Cholestearingehalt des Blutserums Syphilitischer.
    Ann. des maladies vénériennes. Bd. 7. Nr. 8. Bull. méd. 1912. S. 697.
— Gougerot et Meaux-Saint-Marc, Maladie de Maurice Regnaud avec Wasser-
    mann positif. Bull. de la soc. franc. de derm. et de syph. 24. S. 77. 1913.
    Ref. Zentralbl. f. d. ges. Chir. u. i. Grenzgeb. I. 1913. S. 400.
Gaus, Disk. Ärztl. Verein Hamburg. 27. Mai 1913. Ref. B. kl. W. 1913. 25. S. 1186.
Gavini, Beitrag zur Frage des praktischen Wertes der W. R. bei Syphilis. Policl.
    Sez. med. Febr. 1911.
— Über den Wert der Methode von Noguchi als Modifikation und Vereinfachung
    der Original-W. R. zur Diagnose der Syphilis. Fol. clin. chem. et mikr.
    April 1911.
— Über das interne Antilueticum Mergal und seinen Einfluß auf die W. R. Aus
    der kgl. Universitätsklinik f. Haut- und Geschlechtskr. in Bologna. S. 1—15.

Gay and Fitzgerald, The serumdiagnosis of syphilis. Boston med. and surg. Journ. Febr. 1908. Nr. 6.

Gelarie, Über die diagnostische und therapeutische Bedeutung der Wassermann-Bruck-Neißerschen Reaktion und die Brauchbarkeit der Modifikation Hecht. Arch. f. Derm. u. Syph. Bd. 100. S. 269.

Genperich, Die W. R. bei Syphilis etc. Veröffentl. a. d. Gebiete des Marine-sanitätswesens. H. 3. Berlin 1911.

— Die Liquorveränderungen in den einzelnen Stadien der Syphilis. Berlin 1913.

— Die Ursachen von Tabes und Paralyse. Derm. Zeitschr. 1915. S. 706.

Gerald, Some aspects of the serum diagnosis of syphilis. New York med. Journ. 1910. Nr. 5. S. 221—225.

Gibbs and Bayly, The comparative value on the various methods of antisyphilitic treatment. Lancet. 1910. 7. Mai.

Gifford, Kongenitale Syphilis. Journ. of Amer. med. Assoc. 3. Juli 1909. Ref. D. m. W. 1909. Nr. 31. S. 1368.

Gillmann, Die Prinzipien und die Technik der W. R. Med. Rec. 4. Juni 1910.

Ginsburg, Ein neues Verfahren der quantitativen Bestimmung der verschiedenen Grade in Fällen von positiver W. R. Wratsch. Gaz. 1913. 33.

Gioseffi, Die W. R. in bezug auf das Collessche Gesetz und auf Erblues. Gazz. d. Osp. e Clin. 1911. Nr. 66. Ref. Med. Klin. 1912. 23.

Girauld et Teissier, Reaktivierung der W. R. bei latenter Syphilis. Bull. méd. 1912. S. 712.

Gjorgjevicz und Sawnik, Über die Wassermannsche Reaktion bei Lues und bei Psoriasis vulgaris. W. kl. W. 1910. Nr. 17. S. 626.

— Erwiderungen auf die Bemerkungen von Dr. Bruck. W. kl. W. 1910. Nr. 21. S. 778.

Glantz, Die Bedeutung der W. R. für die Augenheilkunde. Berl. ophth. Ges. 13. Juli 1911. B. kl. W. 1911. Nr. 39. S. 1781.

Glaser, Die Erkennung der Syphilis und ihrer Aktivität durch probatorische Quecksilberinjektionen. B. kl. W. 1910. Nr. 27. S. 1264.

— und Wolfsohn, Klinische Beobachtungen über die Wassermann-Neißer-Brucksche Reaktion und deren Kontrolle durch Sektionsresultate. Med. Klinik. 1909. Nr. 46. S. 1731—1733. Nr. 47. S. 1777—1778 u. Nr. 48. S. 1809 bis 1812.

Goat, The serodiagnosis of syphilis, using the Noguchi system. New York Med. Journ. 1910. S. 954—956.

Goldberg, Über die Entstehung von Herzklappenfehlern und Aortenaneurysmen durch Syphilis. Derm. Wochenschr. 1912. S. 1539—1554.

Goldmann, Serodiagnostik der Lues nach Wassermann. Poln. Zeitschr. f. Derm. u. Syph. 1910. Nr. 7.

Goldscheider, Über die syphilitische Erkrankung der Aorta. Med. Klin. 1912. Nr. 12. S. 471—475.

Goldstein, Welche Bedeutung hat die Serumdiagnostik der Syphilis im gegenwärtigen Stadium für den Praktikus? P. m. W. 1908. Nr. 32. S. 461—463.

Goldzieher und Roth, Über den diagnostischen Wert der Wassermannschen Reaktion. Budapesti Orvosi Ujsag. 1909. Nr. 33. Ref. Zeitschr. f. Immunitätsf. 1910. Bd. 2. H. 3.

Gomes, Die Serodiagnose der Syphilis vermittelst der Reaktion von Wassermann, Neißer und Bruck. Arch. do Inst. Bact. Camara Testana. Bd. 3. H. 2.

v. Gonzenbach, Theorie und praktische Bedeutung der W. R. Korrespondenzbl. f. Schweiz. Ärzte. 1915. 7 u. 8.

Goß, Syphilis und W. R. im Lichte der Fermenttheorie der Immunität. Russky Wratsch. 1911. Nr. 36 u. 37.

— Eine neue Methode zur Gewinnung des Antigens für die W. R. Zeitschr. f. Immunitätsf. 1913. Bd. 17. S. 99—101.

Gottsmann, Über die Brauchbarkeit der serodiagnostischen Untersuchungsmethoden bei Lues und anderen Erkrankungen. Diss. Würzburg 1910.

Gougerot et Parent, Syphilistherapie und W. R. Ann. d. mal. vénér. Nov., Dez. 1911. Febr., April 1912.

Gozony, Serodiagnose der Syphilis. Orvosi Hetilap. 1908. Nr. 32—33. Ref.
　　D. m. W. 1908. Nr. 36. S. 1567.
Graetz, Praktische und theoretische Erfahrungen mit der W. R. Mon. f. pr. D.
　　Bd. 53. 6. S. 303—323, 363—386. 1911.
— Zur Frage des verfeinerten Wassermann mit besonderer Berücksichtigung
　　der paradoxen Sera. Biol. Abt. Ärztl. Verein Hamburg, 27. Mai 1913.
　　Ref. M. m. W. 1913. 27. S. 1518 u. Derm. Wochenschr. 1913. 20—22. Bd. 56.
　　u. Med. Klin. 1913. 45 u. 46. S. 1858 u. 1898.
Grau, Über die luetische Aortenerkrankung. Zeitschr. f. klin. Med. Bd. 72.
　　S. 292—309.
Gravagna, Die W. R. bei ignorierter Syphilis. Gazz. int. di Med. e Chir. 1911.
　　Nr. 35.
Grave, de, Le sérodiagnose de la syphilis. Presse méd. belge. 1909. Nr. 15.
Grenet, Sur l'origine syphilitique de la chorée de Sydenham. S. m. 1913. Nr. 4.
　　S. 45.
Grön, Betydningen av Wassermanns reaktion i den medfödte syfilis. Med. Rev.
　　1912. S. 393—396.
Grosz und Bunzel, Über das Vorkommen lezithinausflockender und komplement-
　　bindender Substanzen im Blute Eklamptischer. W. kl. W. 1909. Nr. 22.
　　S. 783—784.
— und Volk, Serodiagnostische Untersuchungen bei Syphilis. W. kl. W. 1908.
　　Nr. 18. S. 647—650.
— Weitere serodiagnostische Untersuchungen bei Syphilis. W. kl. W.1908. Nr. 44.
　　S. 1522—1524.
— Bemerkungen zur Mitteilung von R. Bauer und Hirsch. Beitrag zum Wesen
　　der Wassermannschen Reaktion. W. kl. W. 1910. Nr. 3. S. 103.
— Schlußbemerkung zu der Entgegnung von R. Bauer und A. Hirsch. W. kl. W.
　　1910. Nr. 5. S. 171.
— Syphilistherapie u. W. R. W. kl. W. 1913. 46.
Grosser, Wert und praktische Bedeutung der Serodiagnostik bei Lues. Med.
　　Klinik. 1909. Nr. 36. S. 1343—1350.
Gruber, Über die Wassermannsche Syphilisreaktion. Ges. f. Morph. u. Physiol.
　　München. 30. Juni 1909. Ref. B. kl. W. 1909. Nr. 32. S. 1509.
— Über Untersuchungen mittelst der W. R. an der Leiche. M. m. W. 1912. Nr. 25.
　　S. 1366—1370.
— Über Untersuchungen mittelst der W. R. an der Leiche. M. m. W. 1912. Nr. 31.
　　S. 1718.
Grünbaum, Über den Wert der v. Dungernschen Syphilisreaktion. P. m. W.
　　1914. 48.
Grünberg, Zur Kasuistik latenter Lues. D. m. W. 1912. 44. S. 1145.
Guenot, Syphilitische Epilepsie. Gaz. des hôpit. 1909. Nr. 65.
Guggenheimer, Über den Einfluß der Temperatur auf die W. R. M. m. W.
　　1911. Nr. 26. S. 1392—1394.
Guilmain, Ein Vergleich des klinischen Wertes der Reaktionen von Porges und
　　von Wassermann bei der Diagnose der Syphilis. Thèse de Lyon. 1911.
Guisan, Sur la reaction de v. Dungern-Hirschfeld. Revue suisse de méd. 1911. 47.
— Sur le traitement de la syphilis par le salicyl-arsinate de mercure (énésol).
　　Revue suisse de méd. 1912. 10.
Guladse, W. R. an der Leiche. Russk. Wratsch. 1913. 20. Ref. D. m. W. 1913.
　　40. S. 1954.
Gunzenhäuser, Untersuchungen über den praktischen Wert der sogenannten
　　W. R. in der Modifikation von M. Stern. Diss. Würzburg 1911.
Gurari, Die theoretische Grundlage der W. R. Wratsch. Gazeta 1910. Nr. 28.
— Der Einfluß des Salvarsans und Neosalvarsans auf die W. R. Wratsch. Gaz.
　　1912. 48. Ref. M. m. W. 1913. 23. S. 1287.
Gurd, The diagnosis of syphilis by the method of complement fixation etc. Brit.
　　Journ. of Derm. 1910. S. 396.
Gußmann, Die Bedeutung der Laboratoriumsuntersuchungen in der Diagnose
　　und Therapie der Syphilis. Orv. Ujsag. 1912. Nr. 15.
— und Neuber, Wassermannsche Reaktion. Orvosi Hetilap. 1909. Nr. 28—29.

Gußmann und Neuber, Über den praktischen Wert der Wassermannschen
Reaktion bei Syphilis. Med. Klin. 1910. Nr. 36. S. 1409.
Gutfeld, Die W. R. bei im Blute kreisendem Salvarsan. Med. Klin. 1912. Nr. 13.
S. 526—527.
Guth, Über die zweite von Tschernogubow angegebene Modifikation der Wasser-
mannschen Reaktion. D. m. W. 1909. Nr. 52. S. 2319.
— Refraktometrische Serumuntersuchungen bei Lues und an der Leiche. P. m. W.
1910. Nr. 40.
— Ein Beitrag zum Wesen der W. R. W. kl. W. 1910. Nr. 43. S. 1519—1521.
Gutmann, Serodiagnose in der Augenheilkunde. Berl. med. Ges. 11. März 1908.
B. kl. W. 1908. Nr. 12. S. 619.
— Verein f. inn. Med. Berlin. 15. Febr. 1909. Ref. D. m. W. 1909. Nr. 9. S. 419
bis 420.
— Eine vorübergehende + W. R. bei Ulcera mollia und non venerea. Derm.
Zeitschr. 1915.
Haan, de, Over het vorkommen van antistoffen en hit bloedserum van lijders
aan lepra. Genesk. Tijdschr. voor Neder-Indic. 1909. S. 151.
— W. R. bei Malaria. Arch. f. Schiffs- u. Tropenhyg. 1913. 20. Bd. 17. S. 693.
Haendel, Beitrag zur Frage der Komplementablenkung. D. m. W. 1907. Nr. 49.
S. 2030—2032.
— Ergebnisse der Immunitätsforschung in den letzten Jahren. Deutsche militär-
ärztl. Zeitschr. 1909. 20. Jan. Vereinsbeil. S. 2—3.
— und Schultz, Beitrag zur Frage der komplementablenkenden Wirkung der Sera
von Scharlachkranken. Zeitschr. f. Immunitätsf. Bd. 1. H. 1. S. 91—103.
Haga, Über Spontangangrän. Virch. Arch. Bd. 152. S. 26. 1898.
Hahn, Erfahrungen mit der W. R. B. kl. W. 1912. Nr. 49. S. 2340.
— Über den Wert der W. R. für Therapie und Prognose der Syphilis. Ärztl.
Verein Hamburg, 5. Nov. 1912. Ref. D. m. W. 1913. 2. S. 94.
Halberstaedter, Die Bedeutung der neueren Hilfsmittel für Diagnostik und
Therapie der Syphilis. Ther. Monatsh. Febr. 1910.
— Die W. R. beim Kaninchen. B. kl. W. 1912. Nr. 13. S. 594—596.
— und Reiche, Die Therapie der hereditären Syphilis mit besonderer Berück-
sichtigung der W. R. Ther. Monatsh. Juli 1910.
— Müller und Reiche, Über Komplementbindung bei Syphilis hereditaria,
Scharlach und anderen Infektionskrankheiten. B. kl. W. 1908. Nr. 43.
S. 1917—1919.
Halbey, Die Bedeutung der W. R. im Blutserum und im Liquor cerebrospin.
für die Diagnose und Therapie der syphilogenen Erkrankungen des Zentral-
nervensystems. Med. Klin. 1915. 50. S. 1380.
Hallager, Nyere Bidrag til Spörgsmaalet om Dementia pareticas Natur og Be-
handling. Ugeskr. f. Laeger. 1909. Nr. 7. S. 169—176. Nr. 8. S. 195—201.
Nr. 9. S. 219—228.
— Die W. R. und die Paralyse. D. m. W. 1910. Nr. 42. S. 1981.
Halle und Pibram, Ausführung der Komplementbindungsreaktion (W. R.) im
hohlen Objektträger. W. kl. W. 1916. 32.
Hallion et Bauer, Utilité de l'évaluation du pouvoir hémolytique naturel etc.
S. m. 1910. Nr. 46. S. 549.
— — Sur certaines causes de divergence dans les résultats du serodiagnostic etc.
Ann. de D. et de S. 1911. S. 430.
— — Sur l'utilité pour le diagnostic de la syphilis d'adjoindre systématiquement
etc. S. m. 1912. Nr. 18. S. 213.
— — Sur l'adjonction systématique à l'épreuve de Wassermann etc. Bull. de
la Soc. franç. de Derm. et de Syph. 1912. S. 257—268.
Hammacher, Komplementbestimmung bei der W. R. Tijdsch. von Geneesk.
1912. Nr. 14. Ref. D. m. W. 1912. 42.
Hancken, Über die praktische Bedeutung der Wassermannschen Syphilisreaktion.
Fortschr. d. Med. 1909. Nr. 4. S. 145.
— Med. Gesellsch. Magdeburg. 29. April 1909. Ref. M. m. W. 1909. Nr. 33. S. 1714.
— Beitrag zur Serodiagnose der Syphilis. Diss. Berlin 1909.

Hara, Untersuchungen über die Eigenhemmung der Sera. Zeitschr. f. Immunitätsf. 1913. Bd. 17. H. 2.

Harmann, Die W. R. bei Augenkrankheiten. Lancet 1910. S. 1619.

Harnstein, Über den diagnostischen Wert der W. R. Diss. Zürich. 1911.

Harrison, Die Komplementfixationsmethode als Führer der Behandlung. Brit. med. Journ. 1910. S. 1438.

— Die Rolle des Pathologen für die Erkennung und Behandlung der Syphilis. Brit. med. Journ. 1911. S. 686.

Hartoch und Yakimoff, Zur Frage der Komplementbindung bei experimentellen Trypanosomosen. W. kl. W. 1908. Nr. 21. S. 753—755.

Hasenfeld und Szilli, Greisenalter, Arteriosklerose und die Wassermannsche Reaktion. Internat. Kongr. Budapest, 1. Sept. 1909. Ref. M. m. W. 1909. Nr. 40. S. 2080.

Hauck, Zur Frage des klinischen Wertes der Wassermann-Neißer-Bruckschen Syphilisreaktion. M. m. W. 1909. Nr. 25. S. 1265—1268.

— Praktische Bedeutung der Syphilisreaktion. M. m. W. 1909. Nr. 25. S. 1265.

— Neuere Forschungsergebnisse auf dem Gebiete der Syphilistherapie. Ärztl. Bezirksver. Erlangen. 3. Juni 1910. Ref. M. m. W. 1910. Nr. 27. S. 1471.

— Positiver Ausfall der Wassermann-Neißer-Bruckschen Syphilisreaktion bei Lupus erythematosus acutus. M. m. W. 1910. Nr. 1. S. 17.

Hauptmann, Ärztl. Ver. Hamburg. 31. Mai 1910. Ref. B. kl. W. 1910. Nr. 29. S. 1385.

— Die Vorteile der Verwendung größerer Liquormengen („Auswertungsmethode") bei der W. R. für die neurologische Diagnostik. Deutsche Zeitschr. f. Nervenheilk. Bd. 42. S. 240—292. 1910.

— Serologische Untersuchungen von Familien syphilogener Nervenkrankheiten. Zeitschr. f. d. ges. Neur. u. Psych. Bd. 8. H. 1.

— und Hößli, Erweiterte Wassermannsche Methode zur Differentialdiagnose zwischen Lues cerebrospinalis und multipler Sklerose. M. m. W. 1910. Nr. 30. S. 1581.

Hausmann, Die luetischen Erkrankungen der Bauchhöhle. Samml. zwangl. Abhandl. a. d. Geb. d. Verd.- u. Stoffwechselkr. Herausgeg. von Albu. Halle a. S. 1913.

Hayn, Die Klausnersche Reaktion. Diss. Breslau 1909.

— und Schmidt, Über die angebliche Brauchbarkeit des chlorsauren Kali für die Serodiagnose der Syphilis. Dermat. Zeitschr. 1910. S. 325.

— — Über die praktische Brauchbarkeit der W. R. mit Berücksichtigung der Sternschen Modifikation. M. m. W. 1910. Nr. 49. S. 2576—2579 u. Derm. Zeitschr. 1911. H. 3.

Hecht, Eine Vereinfachung der Komplementbindungsreaktion bei Syphilis. W. kl. W. 1908. Nr. 50. S. 1742—1743.

— Untersuchungen über hämolytische, eigenhemmende und komplementäre Eigenschaften des menschlichen Serums. W. kl. W. 1909. Nr. 8. S. 265—269.

— Eine Vereinfachung der Komplementbindungsreaktion bei Syphilis. W. kl. W. 1909. Nr. 10. S. 338—340.

— Vorstellung eines Lichen lueticus mit negativer Wassermannscher Reaktion nebst einigen Bemerkungen über den Wert derselben. Verein Deutscher Ärzte Prag. 19. März 1909. Ref. B. kl. W. 1909. Nr. 15. S. 713.

— Was leistet die Serodiagnostik dem praktischen Arzte? Verein Deutscher Ärzte Prag. 26. Nov. 1909. Ref. M. m. W. 1910. Nr. 4. S. 220—221.

— Zur Technik der Seroreaktion bei Syphilis. Zeitschr. f. Immunitätsf. Bd. 5. H. 5. S. 572.

— Die Serodiagnostik im Rahmen der Prostitution. D. m. W. 1910. Nr. 7. S. 317.

— Eigenhemmung menschlicher Sera. B. kl. W. 1910. Nr. 18. S. 830.

— Reaktionsfähigkeit des Organismus und Luesbehandlung. M. m. W. 1910. Nr. 49. S. 2578—2579.

— Auswertung des Antigen-Extraktes. D. m. W. 1911. Nr. 20. S. 922—923.

— Klinische und serologische Untersuchungen bei Syphilis mit besonderer Berücksichtigung der malignen Form. Arch. f. Derm. u. Syph. Bd. 104. S. 433—448.

Hecht, Bemerkungen zu „Vergleichende Untersuchungen etc." von Hoehne und Kalb. Arch. f. Derm. u. Syph. Bd. 107. S. 419—422.
— Konglutinationsreaktion nach Karvonen. B. kl. W. 1912. Nr. 2. S. 58—60.
— Zum Wesen der Antikörper bei Syphilis. Zeitschr. f. Immunitätsf. Bd. 8. S. 433—438.
— Lues maligna. Arch. f. Derm. u. Syph. Bd. 108. S. 387—434.
— Die W. R. als Indikator bei der Therapie der Syphilis. Verein d. Ärzte in Prag. 24. April 1913. Ref. M. m. W. 1913. 19. S. 1069.
— Zum Wesen der W. R. Wiss. Ges. d. Ärzte in Böhmen. 8. Mai 1914. Ref. M. m. W. 1914. 26. S. 1482.
— W. R. und Präzipitation. Zeitschr. f. Immunitätsf. Bd. 24. H. 3. 1915.
— Lateiner und Wilenko, Über Komplementbindungsreaktion bei Scharlach. W. kl. W. 1909. Nr. 15. S. 523—524.
— Über die Komplementbindungsreaktion bei Scharlach. Zeitschr. f. Immunitätsf. Bd. 2. H. 3. S. 356—374.
— und Lederer, Die W. R. mit aktivem Serum. Med. Klin. 1912. Nr. 19. S. 782 bis 783.
Heckmann, Zur Ätiologie der Arthritis deformans. M. m. W. 1909. Nr. 31. S. 1588—1591.
Heidingsfeld, The Wassermann diagnostic test for syphilis. Lancet. 10. April 1909.
— Die Diagnose der Syphilis. Ohio State med. Journ. Juli 1909.
— Salvarsan and the W. R. in syphilis. New York. Med. Journ. 1912. S. 915—920.
Heimann, Quantitative Bestimmung des Ausfalles der Syphilisreaktion. Journ. of Amer. med. Assoc. 21. Mai 1910.
— Eine Methode der zahlenmäßigen Bestimmung der W. R. Journ. Amer. Med. Assoc. Bd. 54. Nr. 21.
— W. R. in der geburtshilflichen Praxis. Schles. Ges. f. vaterl. Kultur. Breslau 30. Juni 1911. Ref. Med. Klin. 1911. Nr. 40. S. 1561.
— Die W. R. im Hinblick auf die Eheschließung. Journ. of the Amer. Med. Assoc. 1915. Nr. 18. Ref. Med. Klin. 1915. 29. S. 817.
— und Stern, Die Wassermann-Neißer-Brucksche Reaktion in der Geburtshilfe. Zeitschr. f. Geburtsh. u. Gynäk. Bd. 69. S. 351—363.
Heinlein, Vergleichende Versuche mit Antigen verschiedener Herkunft. Diss. München 1912.
Heinrich, Ein Fall von Leucaemia cutis mit syphilisähnlichen Hauterscheinungen und positiver W. R. etc. Arch. f. Derm. u. Syph. Bd. 108. S. 201—228.
v. Hellens, Das Verhalten des Kaninchenserums zu der W. R. Zeitschr. f. Immunitätsf. Bd. 17. H. 2. 1913.
Heller, Serodiagnose der Syphilis. Diss. Erlangen 1908.
— Kritisches zur modernen Syphilislehre. B. kl. W. 1916. 35.
— und Tomarkin, Ist die Methode der Komplementbindung beim Nachweis spezifischer Stoffe für Hundswut und Vakzine brauchbar? D. m. W. 1906. Nr. 20. S. 795—797.
Henderson-Smith and Candler, On the Wassermann reaction in general paralysis of the insane. Brit. med. Journ. 1909. Nr. 2534. S. 198—201.
Herman et Hollander, La W. R. et l'aliénation mentale. S. m. 1913. Nr. 1.
Herzfeld, Die Serodiagnostik der Lues. Klin.-therap. 1910. Nr. 51.
Heßberg, Beiträge zur Bedeutung der Serodiagnose der Syphilis für die Augenheilkunde. Klin. Monatsbl. f. Augenheilk. Beilageheft zum 48. Jahrg. Ref. B. kl. W. 1910. Nr. 19. S. 902.
Hesse, Beeinflussung der W. R. durch Embarin und Merlusan. B. kl. W. 1914. 46. S. 1814.
— Positiver Ausfall der W. R. bei Pemphigus. W. kl. W. 1915. 3. S. 62.
— Über die Bedeutung der Eigenhemmung. W. kl. W. 1916. 20.
Hilgermann, W. R. und Bleiintoxikation. D. m. W. 1912. Nr. 3. S. 118—119.
Hinrichs, Der serologische Luesnachweis mit der Bauerschen Modifikation der Wassermannschen Reaktion. Med. Klin. 1908. Nr. 35. S. 1349—1353.
— Disk. Ärztl. Verein Hamburg. 25. März 1913. Ref. D. m. W. 1913. 29. S. 1436.

Hintz, Zur Frage der Vervollkommnung der W. R.   Zeitschr. f. Immunitätsf.
    Bd. 9. S. 29.
Hirschfeld, Über eine neue Methode der W. R. Lwow. Tygodnik. 1911. Nr. 10.
Hmielvitzki, Serodiagnose der Syphilis. Prakt. Wratsch. 1909. Nr. 43—45.
    Ref. Derm. Zeitschr. 1909. H. 5.
Hoag, Die W. R. und ihre klinische Bewertung. Med. Record. 20. Febr. 1910.
Hoche, Wassermannsche Reaktion und progressive Paralyse. Wandervers. südd.
    Neurologen zu Baden-Baden. 1909. Ref. B. kl. W. 1909. Nr. 33.
Hoehne, Die Serumdiagnose der Syphilis. Derm. Zeitschr. 1908. Bd. 15. Nr. 9.
    H. 3. S. 146.
— Die Serodiagnose der Syphilis. D. m. W. 1908. Nr. 26. S. 949.
— Über die Verwendung von Urin zur Wassermannschen Syphilisreaktion. B. kl.
    W. 1908. Nr. 32. S. 1488—1489.
— Über das Verhalten des Serums von Scharlachkranken bei der Wassermannschen
    Reaktion auf Syphilis. B. kl. W. 1908. Nr. 38. S. 1717—1719.
— Was leistet zurzeit die Wassermannsche Reaktion für die Praxis? Med. Klin.
    1908. Nr. 47. S. 1787—1790.
— Die Wassermannsche Reaktion und ihre Beeinflussung durch die Therapie.
    B. kl. W. 1909. Nr. 19. S. 869—873.
— Über die Bedeutung der positiven Wassermannschen Reaktion. Derm. Zeitschr.
    Mai 1909. S. 273—281.
— Über die verschiedenen Modifikationen der Wassermannschen Reaktion.
    B. kl. W. 1910. Nr. 8. S. 334—337.
— Entgegnung auf vorstehende Bemerkungen von Hugo Hecht. Arch. f. Derm.
    u. Syph. Bd. 107. S. 423—428.
— und Kalb, Reagiert das vor und nach dem Essen entnommene Blut ver-
    schiedenartig nach Wassermann? B. kl. W. 1910. Nr. 29. S. 1367.
— — Vergleichende Untersuchungen der Originalmethode nach Wassermann mit
    den übrigen gebräuchlichen Modifikationen. Arch. f. Derm. u. Syph. Bd. 104.
    H. 3. S. 387—412.
Hoffmann, Die Serumdiagnose der kongenitalen Syphilis. M. m. W. 1909.
    S. 423.
— Sehr ausgedehnter Lupus etc. mit stark positiver W. R. D. m. W. 1911.
    Nr. 51. S. 2402.
— und Blumenthal, Die Serodiagnostik der Syphilis und ihre Verwertbarkeit
    in der Praxis. Derm. Zeitschr. 1908. S. 23—36.
Hölscher, Die Bedeutung der Syphilis für die Augenkrankheiten auf Grund
    von 150 Beobachtungen. Diss. Kiel 1912.
Hößli und Hauptmann, Erweiterte W. R. etc. M. m. W. 1910. 30.
Holzmann, Scharlach und Wassermannsche Syphilisreaktion. M. m. W. 1909.
    Nr. 14. S. 715—716.
— Entgegnung auf den Frenkel-Heidenschen Aufsatz etc. Neur. Zentralbl. 1912.
    S. 98—103.
— Fortschritte auf dem Gebiete der Diagnostik: Die vier Reaktionen. Die
    Heilk. 1911.
Hubert, Die Bedeutung der W. R. für die Erkennung der syphilitischen An-
    steckung in den breiteren Volksschichten. M. m. W. 1915. 39. S. 1314.
Hübner, Zur Lehre von den syphilidogenen Erkrankungen des Zentralnerven-
    systems. Jahresvers. d. Deutsch. Vereins f. Psych. 23. u. 24. April 1909.
    Ref. Allg. Zeitschr. f. Psych. Bd. 66. H. 3—4. S. 657—658.
— Quecksilberbehandlung der Syphilis. Fortschr. d. Med. 1910. Nr. 13. Ref.
    D. m. W. 1910. Nr. 15. S. 727.
Hügel und Ruete, Bisherige Erfahrungen über die Serodiagnostik der Syphilis
    an der dermatologischen Universitätsklinik zu Straßburg. M. m. W. 1910.
    Nr. 2. S. 79—80.
Huteau, Die W. R. Thèse de Lyon. 1910.
Igersheimer, Inwiefern ist die moderne Syphilis- und Tuberkulosediagnostik
    imstande, die bisherigen Anschauungen über die Ätiologie gewisser Augen-
    erkrankungen zu modifizieren? 36. Ophthalm. Ges. in Heidelberg. 4., 5. u.
    6. Aug. 1910. M. m. W. 1910. Nr. 35. S. 1855.

Igersheimer, Wassermannsche Reaktion nach spezifischer Behandlung bei hereditärer Lues. B. kl. W. 1910. Nr. 33. S. 1540.
— Syphilis als Erblindungsursache bei jugendlichen Individuen. Fortschr. d. Med. 1911. Nr. 38.
— Graefes Arch. f. Ophth. Bd. 76. (1910).
— Disk. Verein d. Ärzte in Halle a/S. Ref. M. m. W. 1910, 15. S. 825.
M' Ilroy, W. R. in der gynäkologischen Diagnose. Brit. med. Journ. 18. Okt. 1913. Ref. D. m. W. 1913. 47. S. 2318.
— Die Bedeutung der W. R. bei der gynäkologischen Diagnose. 81. Jahresvers. Brit. Med. Assoc. Brighton. 25. Juli 1913. Ref. M. m. W. 1913, 35. S. 1969.
v. Ingersleben, Zur Technik der W. R. Zeitschr. f. Medizinalbeamte. 1911. 6.
M'Intosh, The Sero-Diagnosis of Syphilis. Lancet. 1909. Nr. 4474.
— Observations on the Wassermann reaction with spezial reference to the influence of specific treatment upon it. Zeitschr. f. Immunitätsf. 1910. Bd. 5. H. 1. S. 76.
— and Fildes, An investigation of the value of certain antigens for use in the W. R. etc. Zeitschr. f. Chemotherapie. Bd. 1. S. 79—93.
Isaac, Diskussion in Berl. med. Ges. 15. Juni 1910. Ref. B. kl. W. 1910. Nr. 26. S. 1250.
Isabolinsky, Über die klinische Bedeutung der Wassermannschen Reaktion. Wratsch. Gaz. 1909. Nr. 16—17. Ref. Fol. Serol. 1909. S. 248.
— Beiträge zur klinischen Beurteilung der Serumdiagnostik der Syphilis. Arbeiten a. d. Institut z. Erforschung d. Infektionskrankh. in Bern u. aus d. Laboratorien des Schweizer Serum- u. Impfinstitutes. 1909. H. 3.
— Weitere Untersuchungen zur Theorie und Praxis der Serodiagnostik der Syphilis. Zeitschr. f. Immunitätsf. Bd. 3. H. 2. S. 143—158.
Iwaschenzoff und Lange, Die Salvarsantherapie in der Chirurgie. Beitr. z. klin. Chir. Bd. 85. 1914. S. 449.
Izar, Über eine spezifische Eigenschaft luetischer Blutsera. M. m. W. 1910. Nr. 4. S. 182—183.
— und Usuelli, Die Meiostagminreaktion bei Syphilis. Zeitschr. f. Imm. Bd. 6. S. 101—112.
Jacobaeus, Kliniska erfarenheter af Wassermanns reaktion i en undersökning af omkring 700 fall. Hygiea. 1910. S. 97 u. 239.
— Einige Bemerkungen über syphilitische Herz- und Gefäßkrankheiten etc. Deutsch. Archiv f. klin. Med. Bd. 102. S. 44—53.
— Über die Anwendungsmöglichkeit von Konglutinationsreaktion mit Ochsenserum bei W. R. Zeitschr. f. Imm. Bd. 8. H. 4.
— Die störende Einwirkung der im Menschenserum enthaltenen Ambozeptoren bei W. R. Zeitschr. f. Imm. Bd. 8. S. 615—625.
— und Backmann, Über verschiedene Modifikationen der Wassermannschen Reaktion. Zeitschr. f. Imm. Bd. 4. Nr. 1—2. S. 78—102.
Jacobi, Das Zustandekommen unspezifischer Serumreaktionen. Ther. d. Gegenw. 1908. Nr. 12.
Jacobsthal, Über positive Wassermannsche Reaktion der Lumbalflüssigkeit bei negativer des Blutes. Ärztl. Verein in Hamburg. 2. Nov. 1909. Ref. B. kl. W. 1909. Nr. 48. S. 2166.
— Die optische Serodiagnose der Syphilis. Ärztl. Verein Hamburg. 23. Nov. 1909. Ref. M. m. W. 1909. Nr. 50. S. 2607.
— Die Wassermannsche Reaktion, eine Präzipitationsreaktion. Ärztl. Verein Hamburg. 16. Nov. 1909. Ref. M. m. W. 1910. Nr. 4. S. 215.
— Zur Technik der Wassermannschen Reaktion. M. m. W. 1910. Nr. 13. S. 689.
— Zur Frage nach der Herkunft der die Wassermannsche Reaktion hervorrufenden Substanzen. Biol. Abt. d. ärztl. Vereins Hamburg. 8. Febr. 1910. Ref. M. m. W. 1910. Nr. 19. S. 1036.
— Versuche zu einer optischen Serodiagnose. Zeitschr. f. Imm. Bd. 8. S. 107 bis 128.
— Über die praktische Bedeutung der W. R. B. kl. W. 1913. S. 655.
— Zur Natur der Wassermannschen Reaktionskörper. M. m. W. 1912. Nr. 2. S. 113.

Jacobsthal, Über die praktische Bedeutung der W. R. Ärztl. Verein Hamburg.
    12. Febr. 1913 u. 11. März 1913. Ref. D. m. W. 1913. 21. u. 27. S. 1018
    u. 1337.
— Disk. Ärztl. Verein Hamburg. 27. Mai 1913. Ref. B. kl. W. 1913. 25.
    S. 1116.
Jacoby und Schütze, Über die Inaktivierung des Komplements durch Schütteln.
    B. kl. W. 1909. N. 48. S. 2139.
Jacquet et Durand, W. R. dans un liquide d'hydarthrose chez un syphilitique.
    Bull. de la Soc. méd. 1912. S. 244—245.
Jadassohn, Die Bedeutung der modernen Syphilisforschung. Versamml. d.
    Ärztl. Zentralvereins Olten. 31. Okt. 1908. Ref. D. m. W. 1908. Nr. 48.
    S. 2102.
— Bedeutung der modernen Syphilisforschungen, besonders der Serodiagnostik, für
    die Klinik der Syphilis. Korrespondenzbl. f. Schweizer Ärzte. 1909. Nr. 5.
Jakobovics, Der Einfluß des Scharlachs auf die W. R. Jahrb. f. Kinderheilk.
    79. H. 2. Ref. D. m. W. 1914. 14. S. 719.
Jansky, Die Wassermann-Plautsche Methode. D. m. W. 1907. S. 1346.
Jarkowski et Rajchmann, Quelques remarques sur la réaction de Wasser-
    mann dans le tabes et la paralysie générale. Compt. rend. T. 66. 1909.
    S. 628.
Jaworski und Lapinski, Über das Schwinden der Wassermann-Neißer-Bruck-
    schen Reaktion bei syphilitischen Erkrankungen und einige strittige Punkte
    derselben. W. kl. W. 1909. S. 1442—1445.
Jaworst, Fünf Fälle von Uterusblutungen syphilitischen Ursprungs. W. kl. W.
    1911. 29.
Jeanselme, Zytologie und Serologie der Lepra. Presse méd. 1912. Nr. 61.
— Etude sur la fièvre consécutive à une première injection du Salvarsan. Bull.
    de la Soc. franc. de Derm. etc. 1912. S. 564—578.
— et Chevalier, Les méningopathies syphilitiques secondaires cliniquement
    latentes. Revue de méd. 1912.
— .et Vernes, Über die W. R. in der Syphilisbehandlung. Paris méd. März 1912.
— — Les indications thérapeutiques tirées de la W. R. et de la ponction lombaire
    chez les syphilitiques. Soc. méd. des hôp. 1912. S. 274.
— — und Bloch, W. R. im Liquor cerebrospinalis und Blut der Paralytiker.
    Soc. méd. des hôp. 13. Dez. 1913. B. kl. W. 1914. 9. S. 429.
Jensen und Feilberg, Von der klinischen Bedeutung der Syphilisreaktion von
    Herman und Perutz verglichen mit Wassermann. B. kl. W. 1912. Nr. 23.
    S. 1086—1088.
Jesionek, Die Bedeutung der Wassermannschen Reaktion für die Therapie der
    Syphilis. B. kl. W. 1909. S. 2216.
— Die Wassermann-A. Neißer-Brucksche Reaktion. Ergebnisse der Jahre 1908
    bis 1909. Aus Jesioneks Praktische Ergebnisse auf dem Gebiete der Haut-
    und Geschlechtskrankheiten. Wiesbaden 1910.
— und Meirowsky, Die praktische Bedeutung der Wassermann-A. Neißer-Bruck-
    schen Reaktion. M. m. W. 1909. Nr. 45. S. 2297—2300.
Jochmann, Über Serodiagnostik. Zeitschr. f. ärztl. Fortbild. 1912.
— und Töpfer, Zur Frage der Spezifität der Komplementbindungsmethode bei
    der Syphilis. M. m. W. 1908. Nr. 32. S. 1690—1691.
Jolowicz, Über eigenlösende Eigenschaften des Meerschweinchenserums und
    dadurch bedingte Fehlerquellen der W. R. D. m. W. 1913. 17. S. 798.
— Die W. R. bei Angehörigen von Luetikern, insbesondere Paralytikern. Neur.
    Z. 1916. 2—4. Ref. Med. Klin. 1916. 15. S. 398.
Joltrain, Serodiagnostik der Syphilis. Ann. des mal. vén. 1909. Nr. 8.
— Nouvelles méthodes de séro-diagnostic. Paris 1910.
— et Bénard, Vereinfachte Methode des Wassermannschen Verfahrens zur Sero-
    diagnose der Syphilis. Ann. des mal. vén. Aug. 1910.
— et Lévy-Bing, Méthodes de simplifikation du procédé de Wassermann pour
    le sérodiagnostic de. la syphilis. Arch. f. Derm. u. Syph. Bd. 106. S. 337
    bis 344.

Jones, Modern progress in our knowledge on the pathology of general paralysis. Lancet. 1909. Nr. 4482. S. 209—212.

Jordan, Zur Frage über den praktischen Wert der Wassermannschen Reaktion bei Syphilis. Med. Obosr. 1910. Nr. 2.

Joseph, Die Bedeutung der Serumdiagnostik für die kongenitale Lues. Arch. f. Kinderheilk. 1909. 164—168.

— Leukoplakie. Med. Klin. 1908. S. 174.

Jousset et Paraskevolopoulos, De la variabilité du complément et des causes d'erreur dans le syphilo-diagnostic pour la réaction de fixation. Soc. de Biol. 3. Juli 1909. Ref. S. m. 1909. Nr. 28. S. 335.

Jundell, Almkvist und Sandman, Wassermanns Syphilisreaktion bei Lepra. Zentralbl. f. inn. Med. 1908. Nr. 48. S. 1181—1188.

— Några erfarenheter med Wassermanns serumreaktion vid syfilis. Hygiea. 1909. S. 193—215. Ref. M. m. W. 1909. 31. S. 1611.

Jörgensen og Madsen, The fate of typhoid and cholera agglutinins during active and passive immunisation. Kopenhagen 1902. S. 1—40.

Kafka, Über die klinische Bedeutung der Komplementbindungsmethode im Liquor cerebrospinalis, speziell bei der progressiven Paralyse. Monatsschr. f. Psych. u. Neurol. Dez. 1908. S. 529—550.

— Über die Bedingungen und die praktische und theoretische Bedeutung des Vorkommens hammelblutlösender Normalambozeptoren etc. Zeitschr. f. d. ges. Neur. u. Psych. Bd. 9. S. 132—153.

— Über die hämolytischen Eigenschaften des Blutserums Luetiker und Metaluetiker. Med. Klin. 1913. Nr. 10. S. 378—379.

— Disk. Ärztl. Verein Hamburg. 25. März 1913. Ref. D. m. W. 1913. 29. S. 1437 und Disk. Jahresvers. d. Ges. d. Nervenärzte. Breslau. 29. Sept. bis 1. Okt. 1913. Ref. D. m. W. 1913. 48. S. 2383.

Kahn, Hundert Untersuchungen mit der v. Dungern-Hirschfeldschen Modifikation der W. R. B. kl. W. 1911. Nr. 16. S. 704.

Kaliski, Eine Vereinfachung der W. R. Med. Record 1911. S. 86.

Kallos, Daten der Technik der W. R. Budapesti Orvosi Ujság. 1909. Nr. 44.

Kann, Die Diagnose der initialen Tabes. B. kl. W. 1909. Nr. 25. S. 1156—1158.

Kaplan, The principles and technique of the Wassermann and Noguchi reactions and their comparative value to the clinician. Amer. Journ. of the med. Science. Jan. 1910. Nr. 1. S. 82—99.

— The theoretical consideration of the Wassermann reaction and its pratical application. Amer. Journ. of the med. Science. Juli 1910. S. 91.

— Über die Verwertung der W. R. Journ. of Amer. Med. Assoc. 3. Dez. 1910.

— Der praktische Wert der W. R. Med. Record. 15. Juni 1912.

— The W. R. New York Med. Journ. 7. Sept. 1912.

Kappelhoff, Klausnersche Reaktion. Tijdschr. v. Geneesk. 1908. Nr. 21.

Kapsenberg, Technik der W. R. Tijdschr. voor Geneesk. 1913. 13. Ref. D. m. W. 1913. 45. S. 2211.

Karewski, Über die Bedeutung der Wassermannschen Syphilisreaktion für die chirurgische Differentialdiagnose. B. kl. W. 1908. Nr. 1. S. 15—18.

— Chirurgische Syphilis. B. kl. W. 1908. Nr. 5. S. 181—190.

Karvonen, Über Serodiagnose der Syphilis mittelst Konglutinationsreaktion. Arch. f. Derm. u. Syph. Bd. 108. S. 435—456.

Keidel, Über den Wert der W. R. Med. Record. Juli 1911.

— und Geraghty, Der Wert der W. R. Journ. of Amer. Med. Assoc. 1911. S. 1659.

— und Hurwitz, Ein Vergleich der Normal- und Syphilisextrakte mittelst der W. R. und Epiphaninreaktion. Journ. of Amer. Med. Assoc. 5. Okt 1912.

Kellner, Disk. Ärztl. Verein Hamburg. 25. März 1913. Ref. D. m. W. 1913. 29. S. 1436.

— Clemenz, Brückner und Rautenberg, Wassermannsche Reaktion bei Idiotie. D. m. W. 1909. Nr. 42. S. 1827—1828.

Kentzler und Orszag, Syphilisreaktion nach Porges, Meier, Klausner und Levaditi. Orvosi Hetilap. 1908. Nr. 22. Ref. D. m. W. 1908. Nr. 25. S. 1118.

McKenzie, The Serum diagnosis of syphilis. Journ. of Path. and Bacter. 1909. S. 311—324.
— Individuelle Eigenschaften des Komplementes und Organextraktes bei der W. R. Brit. med. Journ. 1910. S. 1435.
Kepinow, Über weitere Erfahrungen mit der vereinfachten W. R. nach v. Dungern-Hirschfeld. M. m. W. 1910. Nr. 41.
Keppler und Herzberg, Die diagnostische Bedeutung des „Luetins" unter besonderer Berücksichtigung der dem Chirurgen zufallenden Erkrankungsformen. D. Z. f. Chir. 1914. Bd. 130. S. 440.
Kiralyfi, Zur Frage des Zusammenhanges zwischen Wassermannscher Reaktion und antiluetischer Behandlung. W. kl. W. 1910. Nr. 5. S. 162—166.
Kirchberg, W. R. im Liquor cerebrospinalis bei Paralyse. Arch. f. Pysch. 1913. Bd. 50. H. 3.
Kirschbaum, Die A. Wassermann-A. Neißer-C. Brucksche Reaktion bei Syphilis. Deutsche militärärztl. Zeitschr. 1909. S. 500—513.
Kirschberg, Zur Frage der Häufigkeit der W. R. im Liquor cerebrospinalis. Arch. f. Psych. u. Nervenheilk. Bd. 50. S. 621—623.
Kiß, Zur Theorie der Wassermannschen Reaktion. Gyogyaszat. 1909. Nr. 46. Ref. Fol. Serol. Bd. 3. H. 7. S. 311.
— Wassermann féll, syphilioréactio. Gyogyaszat. 1909. Nr. 47 u. 48. Ref. Derm. Zeitschr. 1909. Nr. 3. S. 180.
— Die Wassermannsche Reaktion. Derm. Beil. z. Nr. 17 des Orvosi Het. Bud. Ujsag. Ref. Derm. Zeitschr. 1909. Nr. 9.
— Zur Kenntnis der W. R. Gyogyaszat. 1912. Nr. 11—12.
Klausner, Vorläufige Mitteilung über eine Methode der Serumdiagnostik bei Lues. W. kl. W. 1908. Nr. 7. S. 214—215.
— Über eine Methode der Serumdiagnostik bei Lues. W. kl. W. 1908. Nr. 11. S. 363—364.
  Über die Serumdiagnose bei Syphilis. Erwiderung an Wassermann. W. kl. W. 1908. Nr. 13. S. 436.
— Klinische Erfahrungen über das Präzipitationsphänomen mit destilliertem Wasser im Serum Syphilitischer. W. kl. W. 1908. Nr. 26. S. 940—941.
— Präzipitationsreaktion bei Syphilis. P. m. W. 1908. Nr. 46. S. 675.
— Ergebnisse der Klausnerschen Syphilisreaktion. D. m. W. 1909. S. 328.
— Die Lipoide im Serum bei Lues. W. kl. W. 1912. Nr. 21. S. 786—787.
Klein, Wert der Wassermannschen Reaktion für die Psychiatrie. Tijdschr. v. Geneesk. 1909. Nr. 22.
— The practice of W. R. from the quantitative standpoint. Lancet. 7. Mai 1910.
— und Fränkel, Über die wirksamen Bestandteile der Wassermann-Antigene. W. m. W. 1914. 12. S. 651.
Kleinschmidt, Über die Sternsche Modifikation der Wassermannschen Reaktion. Zeitschr. f. Immunitätsf. 1909. Bd. 3. H. 5. S. 512—516.
— Bildung komplementbindender Antikörper durch Fette und Lipoidkörper. B. kl. W. 1910. Nr. 2. S. 57—61.
Klien, Zur Bewertung der Porgesschen Reaktion für die Diagnose der progressiven Paralyse. Mon. f. Psych. u. Neurol. Bd. 26. 1909. S. 186. (Erg.-Heft.)
— Über das Verhältnis zwischen Wassermann- und Eiweißreaktionen in der Zerebrospinalflüssigkeit von Paralytikern. Zeitschr. f. d. ges. Neurol. u. Psych. Bd. 14. S. 97—100.
Klieneberger, Zur differentialdiagnostischen Bedeutung der Lumbalpunktion und der Serodiagnostik. Arch. f. Psych. Bd. 48. S. 264—313.
Kljutschew, Die Rolle der Syphilis für die Entstehung des frühzeitigen Schwachsinns. Russki Wratsch. 1912. Nr. 30.
Knick, Die praktische Bedeutung der v. Dungernschen Modifikation in der Oto-Rhino-Laryngologie. Mon. f. Ohrenheilk. Bd. 45. H. 7.
— und Zaloziecki, Über Akustikuserkrankungen im Frühstadium der Lues etc. B. kl. W. 1912. Nr. 14. S. 639—642. Nr. 15. S. 693—696.
Knoblauch, Die Differentialdiagnose der Hirnlues. Wanderversamml. d. südwestd. Neurol. u. Irrenärzte. 22. u. 23. Mai in Baden-Baden. Ref. Med. Klin. 1909. Nr. 25. S. 945—946.

Knoepfelmacher und Lehndorff, Komplementablenkung bei Müttern hereditär-luetischer Säuglinge. Gesellsch. f. inn. Med. u. Kinderheilk. Wien. 5. März 1908. Ref. W. m. W. 1908. Nr. 15. S. 813.

— — Komplementfixation bei Müttern heredo-syphilitischer Säuglinge (II. Mitteilung). Med. Klinik. 1908. Nr. 31. S. 1182—1184.

— — Hydrocephalus chronicus internus congenitus und Lues. Med. Klinik. 1908. Nr. 49. S. 1863—1865.

— — Untersuchungen heredo-luetischer Kinder mittelst der Wassermannschen Reaktion. Das Gesetz von Profeta. W. m. W. 1909. Nr. 38. S. 2230—2237.

— — Das Collessche Gesetz. Med. Klinik. 1909. Nr. 40. S. 1506—1508.

— — Das Collessche Gesetz und die neuen Syphilisforschungen. Jahrb. f. Kinderheilk. 1910. Bd. 71. S. 156—179.

Kobayaski, Über die Verwertbarkeit wässeriger und alkoholischer Extrakte etc. Neißer, Beiträge zur Pathologie und Therapie der Syphilis. S. 507—513.

Koch, Die Wassermannsche Serodiagnostik der Syphilis und ihre technische Vereinfachung. Med. Korrespondenzbl. d. württ. ärztl. Landesvereins. 7. Mai 1910. Ref. Zentralbl. f. Chir. 1910. 31.

Kohn, Über die Klausnersche Serumreaktion. W. kl. W. 1909. Nr. 18. S. 633 bis 635.

Kolle, Die Ergebnisse der neueren Forschungen über die Syphilisätiologie und Syphilisdiagnostik, im besonderen die Serumdiagnostik. Korrespondenzbl. f. Schweizer Ärzte. 1909. Nr. 2. S. 33—45.

— und Schatiloff, Untersuchungen über Komplementbindung bei Rekurrenserkrankungen des Menschen und experimenteller Rekurrens-Spirochätose der Mäuse. D. m. W. 1908. Nr. 27. S. 1176—1178.

— und Stiner, Die Verwendung von Azetonextrakten zur Serumdiagnostik der Syphilis. D. m. W. 1911. Nr. 38. S. 1739—1741.

Kon, Die praktische Bedeutung der W. R. Przeglad. lek. 1911. Nr. 27.

Kondratowitsch, Minz, Swerew, Stanojewitsch, Zur Frage der W. R. Russky Wratsch. 1910. Nr. 11.

König, Warum ist die Hechtsche Modifikation der Wassermannschen Luesreaktion dieser und der Sternschen Modifikation vorzuziehen? W. kl. W. 1909. Nr. 32. S. 1127—1129.

— Über die Hechtsche Modifikation der Wassermannschen Reaktion. D. m. W. 1910. Nr. 10. S. 506.

Kopp, Über die Bedeutung der Wassermannschen Serodiagnostik der Syphilis für die Praxis. M. m. W. 1909. Nr. 19. S. 957—959.

— Über die Bedeutung der Wassermannschen Serodiagnostik der Syphilis für die Praxis. M. m. W. 1909. Nr. 23. S. 1184.

— Zur Frage der praktischen Bedeutung der Serodiagnose der Syphilis. M. m. W. 1910. Nr. 21. S. 1126.

Korschun und Leibfried, Über Komplementbindung bei Typhus recurrens. D. m. W. 1909. Nr. 27. S. 1179—1180.

— — und Merkuriew, Technik und praktische Bedeutung der Wassermannschen Reaktion. Charkow med. Zeitg. 1909. S. 271. Ref. Monatsh. f. prakt. Dermat. 1909. Nr. 4. S. 189.

Körte, Untersuchungen über die v. Dungernsche Modifikation der W. R. Deutsche Zeitschr. f. Nervenheilk. Bd. 44. S. 275—287.

Kraus, Fr., Über Serodiagnostik vom klinischen Standpunkt. Med. Klinik. 1908. Nr. 38. S. 1411—1418.

— Wesen und klinische Bedeutung der Serumdiagnostik. Zeitschr. f. ärztl. Fortb. 1910. S. 257.

Kraus, R., Gesellschaft d. Ärzte Wiens. 28. Febr. 1908. Ref. W. kl. W. 1908. Nr. 10. S. 341.

— und Volk, Weitere Studien über Immunität bei Syphilis und bei der Vakzination gegen Variola. W. kl. W. 1906. Nr. 21. S. 620—622.

— — IX. Kongr. d. Deutsch. Dermat. Gesellsch. Bern. 12. Sept. 1906. Ref. D. m. W. 1906. Nr. 41. S. 1687.

— — Gesellsch. d. Ärzte Wiens. 19. April 1907. W. kl. W. 1907. Nr. 17. S. 515.

Krauß, Über die W. R. im normalen Menschenserum. Biochem. Zeitschr. 1915.
    68. S. 48.
Krebs, W. R. und Therapie der Spätlues. Med. Klinik. 1912. Nr. 27. S. 1109
    bis 1112.
Krefting, Ligsera og den Wassermannske syfilisreaktion. Norsk Magaz. f. Laege-
    videnskaben. 1910. Jan. S. 65—73.
— Aortainsufficienz og Wassermanns Luesreaktion. Norsk Magaz. f. Laegevidens-
    kaben. 1910. Nr. 2. S. 156—162.
— Leichensera und die Wassermannsche Syphilisreaktion. D. m. W. 1910. Nr. 8.
    S. 366.
— Aortainsuffizienz und die Wassermannsche Luesreaktion. B. kl. W. 1910.
    Nr. 16. S. 713.
— den W. R. og dens kliniske Betydning. Kristiania. 1911. S. 1—152.
— La signification clinique de la réaction de Wassermann. La semaine clinicienne.
    Mai 1912.
— Sur l'hérédité de la syphilis. Arch. f. Derm. u. Syph. Bd. 110. S. 439—446.
Kreuter und Pöhlmann, Die Bedeutung der Wassermannschen Reaktion für
    die chirurgische Diagnostik mit besonderer Berücksichtigung der Modifikation
    nach Stern. Deutsche Zeitschr. f. Chir. 1909. Bd. 102. H. 1—3. S. 277
    bis 293.
Kröber, Beitrag zur Frage des ursächlichen Zusammenhanges der Syphilis mit
    der Idiotie. Med. Klin. 1911. Nr. 32. S. 1239.
Kromayer und Trinchese, Die negative W. R. Med. Klinik. 1912. Nr. 10.
    S. 404—407.
— — Der „verfeinerte Wassermann". Med. Klin. 1912. Nr. 41. S. 1670—1671.
— — Entgegnung auf den Artikel von R. P. Sormani etc. Med. Klin. 1912.
    Nr. 43. S. 1746.
Kron, Ein Beitrag zur optischen Serodiagnose der Syphilis nach Jacobsthal.
    Diss. Berlin 1911.
Kroner, Über den differentialdiagnostischen Wert der Wassermannschen Sero-
    diagnostik bei Lues für die innere Medizin und die Neurologie. B. kl. W.
    1908. Nr. 4. S. 149—151.
Kronfeld, Beitrag zum Studium der W. R. etc. Zeitschr. f. d. ges. Neurol. u.
    Psych. Bd. 1. S. 376—438.
Krulle, Das Syphilisdiagnostikum von Dungern. Arch. f. Derm. u. Syph. Bd. 113.
    S. 535—540.
Kürbitz, Welche Bedeutung kommt der serologischen Feststellung der Syphilis
    in der gerichtlichen Medizin zu? Zeitschr. f. Medizinalbeamte. 1910. Nr. 20.
Kürner, Über die Verbreitung der Syphilis in den Schwachsinnigenanstalten
    Württembergs auf Grund von Blutuntersuchungen mittelst der Wassermann-
    schen Methode. Med. Klinik. 1910. Nr. 37. S. 1445.
v. Kutscha, Beitrag zur Kenntnis der Ostitis def. Verh. d. Deutsch. Gesellsch.
    f. Chir. 1909. I. S. 241.
Laird, Die Technik und klinische Brauchbarkeit der W. R. Med. Rekord. 1911.
    S. 945.
Lamalle, Sur la séroréaction de la syphilis. Le Scalpel et Liège méd. 1909.
    Nr. 11.
Landsteiner, Immunität und Serodiagnostik bei menschlicher Syphilis. Zentralbl.
    f. Bakt. 1908. Nr. 24—25.
— und Müller, Bemerkungen zu der Mitteilung: Über die Beeinflussung von
    Antistoffen durch alkoholische Organextrakte. W. kl. W. 1908. Nr. 7.
    S. 230.
— — Bemerkungen zu den Mitteilungen von Weil und Braun „Über die Beein-
    flussung von Antistoffen durch alkoholische Organextrakte". W. kl. W.
    1908. Nr. 7.
— — Über die Globulinnatur der Reagine im Luetikerserum. Derm. Gesellsch.
    W. kl. W. 1908. 29. S. 1076.
— — Über den Wert der Verwendung aktiver Sera und Rinderherzextraktes bei
    der W. R. Gesellsch. f. int. Med. u. Kinderheilk. W. m. W. 1909. 40.
— — und Pötzl, Über die Gleichwertigkeit nichtluetischer Organe für die Kom-

plementbindungsreaktion bei Syphilis. Vortrag i. d. Gesellsch. d. Ärzte
Wiens. W. kl. W. 1907. 17. S. 514.
Landsteiner, Müller und Pötzl, Über Komplementbindungsreaktionen mit
dem Serum von Dourinetieren. W. kl. W. 1907. 46. S. 1421—1422.
— Zur Frage der Komplementbindungsreaktionen bei Syphilis. W. kl. W. 1907.
Nr. 50. S. 1565—1567.
— Bemerkungen zu den Mitteilungen von Prof. Wassermann in Nr. 50 u. 51
dieser Wochenschrift. B. kl. W. 1908. Nr. 2. S. 86.
— und Stankowicz, Die Adsorption und die Bindung von Komplement durch
suspendierte und kolloidal gelöste Substanzen. Zentralbl. f. Bakt. 1906.
Bd. 42. S. 108.
Landau und Müller, Versuche, Luessera auf spektroskopischem Wege zu diffe-
renzieren. W. kl. W. 1908. S. 1039 u. Verh. d. Deutsch. derm. Gesellsch.
10. Kongr. 1908.
Lang, Die Modifikation der W. R. nach Prof. v. Dungern und Dr. Hirschfeld.
Schweizer W. f. Chem. u. Pharm. 1910. 53.
Lange, Die Wassermannsche Reaktion mit chlorsaurem Kali nach Brieger und
Renz. B. kl. W. 1910. Nr. 2. S. 87.
— Ergebnisse der Wassermannschen Reaktion bei Vorbehandlung der Sera mit
Baryumsulfat nach Wechselmann. D. m. W. 1910. Nr. 5. S. 217—219.
— Die Wassermannsche Reaktion mit chlorsaurem Kali nach Brieger und Renz.
B. kl. W. 1910. Nr. 8. S. 337—338.
— Zur Kenntnis der Wassermannschen Reaktion, insbesondere bei mit Ehr-
lichs 606 behandelten Luesfällen. B. kl. W. 1910. Nr. 36. S. 1656.
— Über die Ausflockung von Goldsol durch Liquor cerebrospinalis. B. kl. W.
1911. Nr. 19. S. 897—901.
— Die Bedeutung der Herzextrakte für den heutigen Stand der W. R. Arch. f.
Derm. u. Syph. Bd. 111. S. 283—304.
Langer, Eine durch Watte bedingte Fehlerquelle bei der W. R. D. m. W.
1914. 6. S. 274.
Lassen, + W. R. bei Sarkom. Hospitalstidende 1912. 49. Ref. D. m. W.
1913. 8. S. 377.
Laub und Novotny, Über die Brauchbarkeit der Porgesschen Ausflockungs-
reaktion für die Diagnose der Lues an Leichen. Zeitschr. f. Immunitätsf.
1909. Bd. 3. H. 4. S. 394—400.
Laubry et Parvu, La réaction de Wassermann dans les anévrysmes de l'aorte.
Soc. de Biol. 8. Mai 1909. Ref. S. m. 1909. Nr. 20. S. 238.
— La réaction de Wassermann au cours de quelques affections cardiovasculaires.
Soc. de Biol. 3. Juli 1909. Ref. S. m. 1909. Nr. 28. S. 335.
Lautenschläger, Ein Fall von positiver W. R. bei Sarkom. Arch. f. Laryng.
u. Rhin. Bd. 26. S. 421—424. (1913.)
Leber, Serodiagnostik bei Augenerkrankungen. 34. Versamml d. ophthalm.
Gesellsch. Heidelberg. 5.—7. Aug. 1907. Ref. D. m. W. 1907. Nr. 38.
S. 1563.
— Über die biologische Diagnostik spezifischer, insonderheit syphilitischer Augen-
erkrankungen. Med. Klinik. 1907. Nr. 38. S. 1140—1141.
— Berichtigung zu der Arbeit „Die Serodiagnostik in der Ophthalmologie" von
Curt Cohen. B. kl. W. 1908. Nr. 20. S. 991.
— Ophthalmologische Serodiagnostik. Berl. ophthalm. Gesellsch. 19. März 1908.
D. m. W. 1908. Nr. 31. S. 1372.
— Serodiagnostische Untersuchungen bei Syphilis und Tuberkulose des Auges.
Arch. f. Ophthalm. Bd. 73. H. 1. 1909. S. 1—69.
Lederer, On the value of the Noguchi reaction to general practitioner. New
York Med. Journ. 1911. S. 1229—1231.
Ledermann, Über den praktischen Wert der Serumdiagnostik bei Syphilis.
D. m. W. 1908. Nr. 41. S. 1760—1763.
— Über die Technik der Serumdiagnose der Syphilis und allgemeine Bemer-
kungen über ihren Wert in der ärztlichen Praxis. Zeitschr. f. ärztl. Fortbild.
1909. Bd. 4. Nr. 7.

Ledermann, Über die Bedeutung der Wassermannschen Serumreaktion für
    die Diagnostik und Behandlung der Syphilis. Med. Klinik. 1909. Nr. 12.
    S. 419—423.
— Die Serodiagnostik bei Lues. Versamml. d. Balneol. Gesellsch. Berlin. 4. bis
    9. Mai 1909. Ref. M. m. W. 1909. Nr. 15. S. 776.
— Psych. Verein Berlin. 19. Dez. 1908. Ref. Allg Zeitschr. f. Psych. 1909.
    S. 224.
— Disk. Berl. med. Gesellsch. 15. Juni 1910. Ref. B. kl. W. 1910. Nr. 26. S. 1250.
— Über die Beziehungen der Syphilis zu Nerven- und anderen inneren Erkran-
    kungen auf Grund von 573 serologischen Untersuchungen. B. kl. W. 1910.
    Nr. 39. S. 1787.
— Die Serumreaktion bei Syphilis in der forensischen Praxis. Ärztl. Sachverst.-
    Ztg. Nr. 9. 1911.
— Les résultats de la reaction de Wassermann dans les maladies du coeur et
    des vaisseaux. Internat. Derm. Kongr. Rom 1912. Ref. Annal. Juli 1912.
    S. 438.
— Die Serumreaktion bei Syphilis in der Säuglingspraxis. Zeitschr. f. ärztl.
    Fortb. 1912. Nr. 5.
— Disk. in Berl. Derm. Gesellsch. 10. Dez. 1912. Ref. Med. Klinik 1913. 50.
— Die Serumdiagnostik der Syphilis in der Pädiatrie. Arch. f. Derm. u. Syph.
    Bd. 106. S. 325—336.
— Über Syphilis als Ursache von Herz- und Gefäßerkrankungen. D. m. W. 1912.
    Nr. 22. S. 1038—1040.
— Über die Verwendung größerer Serumdosen zur Verfeinerung der W. R. Med.
    Klin. 1913. 50. S. 2070.
— Berl. Derm. Gesellsch. 11. Jan. 1910. Ref. Derm. Ztg. 1910. S. 430.
— W. R. bei Säuglingen. Zeitschr. f. ärztl. Fortb. 1913. 5.
— Die technische Syphilisdiagnose in der Hand des Arztes. Zeitschr. f. ärztl.
    Fortb. 1916. 9.
Lee und Whittemore, Die Wassermannsche Reaktion bei Syphilis und anderen
    Erkrankungen. Publications of the Massachusetts general Hosp. Okt. 1909.
    Ref. Mon. f. pr. D. 1911. Bd. 52. Nr. 5. S. 257.
Leibkind, Ist die Jacobsthalsche optische Serodiagnose der Syphilis praktisch
    verwertbar? Z. f. J. Bd. 11. S. 412—415.
Lenartowicz und Potrzolowski, Über Sensibilisierung der Wassermannschen
    Reaktion durch Titrierung des Komplements. Poln. Zeitschr. f. Derm. u.
    Venerologie. 1910. Nr. 10. Ref. Mon. f. pr. Derm. 1911. Bd. 53. Nr. 8.
    S. 451.
— Über Sensibilisierung der Wassermannschen Reaktion durch die Titrierung
    des Komplements. Poln. Zeitschr. f. Haut- u. venerische Krankheiten.
    1910. Bd. 5. Nr. 10. Ref. Arch. f. Derm. u. Syphilis. Bd. 107. Nr. 1. S. 506
    bis 507.
Lenhartz, Internationaler Kongr. Budapest. 30. Aug. 1909. Ref. M. m. W.
    1909. Nr. 37. S. 1916.
Leredde, Sur la réaction de Wassermann. Acad. de méd. 17., 24. Okt. 1911.
    Ref. S. m. 1911. Nr. 43. S. 515.
— Die Reaktion von Hecht-Weinberg bei syphilitischen Augenaffektionen. Soc.
    de méd. de Paris. 27. Jan. 1912.
— und Rubinstein, Zur Wassermannschen Reaktion. Acad. de méd. 24. Okt.
    1911. Ref. M. m. W. 1912. Nr. 2. S. 117.
— — Über die Wassermannsche Reaktion. Bull. méd. 1911. S. 920.
— — Acad. de méd. 10. Okt. 1911. Ref. B. kl. W. 1911. Nr. 50. S. 2278.
— — Sur les variations maxima de la réaction de Wassermann dans la syphilis
    et en particulier dans la syphilis secondaire et la syphilis nerveuse (paralys.
    générale, tabes etc.). Bull. de la soc. fr. de Derm. etc. 5. Dez. 1912.
    S. 555—564.
Leroux und Labbé, Die Serodiagnose bei infantiler Syphilis und der familiären
    Syphilis. Arch. de méd. des enfants. Dez 1911. Ref. Derm. W. 1912. Nr. 35.
    S. 1102—1103.
Leschly und Boas, Untersuchungen über die Konglutinationsreaktion mit der

Technik von Karvonen als Ersatz für die W. R. Hospitalstidende 1914. 39.
Ref. M. m. W. 1915. 15. S. 515.
Lesné, La réaction de W. dans la maladie de Paget. Bull. et mém. de la soc. méd.
des hôp. de Paris. 1913. 29. S. 321. Ref. Zentralbl. f. d. g. Chir. u. i. Grenzgeb.
1913. I. S. 234.
Lesser, Fr., Zu welchen Schlüssen berechtigt die Wassermannsche Reaktion.
Med. Klinik. 1908. Nr. 9. S. 299—302.
— Antwort auf die vorstehenden Bemerkungen des Herrn J. Citron. Med. Klinik.
1908. Nr. 12. S. 418—419.
— Tabes und Paralyse im Lichte der neueren Syphilisforschung. B. kl. W. 1908.
Nr. 39. S. 1762—1764.
— Psych. Verein Berlin. 19. Dez. 1908. Ref. Allg. Zeitschr. f. Psych. 1909. Bd. 66.
S. 224—226.
— Weitere Ergebnisse der Serodiagnostik der Syphilis. D. m. W. 1909. Nr. 9.
S. 379—383.
— Zur Technik und zum Wesen der Wassermannschen Reaktion. B. kl. W.
1909. Nr. 21. S. 974—976.
— Die Behandlung der Syphilis im Lichte der neuen Syphilisforschung. D. m. W.
1910. Nr. 3. S. 116—121.
— Die verschiedenen Modifikationen der Wassermannschen Reaktion und ihre
Bewertung. Derm. Zeitschr. 1910. S. 504.
— Disk. Berl. med. Ges. 8. Juni 1910. Ref. B. kl. W. 1910. Nr. 26. S. 1245.
— Syphilis und Lezithin. Arch. f. Derm. u. Syph. Bd. 113. S. 609—622.
— Zur Verfeinerung der Wassermannschen Reaktion. Bull. Derm. Ges. 10. Dez.
1912. Ref. Derm. W. 1913. Nr. 3. S. 87—88.
— Zur Verfeinerung der Wassermannschen Reaktion und Vermeidung diverg.
Resultate. Derm. Zeitschr. 1913. Bd. 20. Nr. 3. S. 193—199.
— Die praktische Bedeutung der quantitativen W. R. für die Behandlung der
Syphilis. M. m. W. 1914. 2. S. 70.
— und Klages, Über ein eigenartiges Verhalten syphilitischer Neugeborener
gegenüber der W. R. D. m. W. 1914. 26. S. 1309.
Leszynsky, Syphilis und Nervensystem nebst Bemerkungen über die Wasser-
mannsche Reaktion und Salvarsan. Med. Rec. 18. Febr. 1911. Ref. Mon.
f. prakt. Derm. 1911. Bd. 53. Nr. 3. S. 150.
Letulle, La réaction de Wassermann comme moyen de recherche de la syphilis
latente. Acad. méd. 11. April 1911. Ref. S. m. 1911. Nr. 15. S. 179.
— Wassermannsche Reaktion als Mittel zur Auffindung latenter Syphilisfälle.
Acad. de méd. 1911. Ref. D. m. W. 1911. Nr. 46. S. 2160.
— et Bergeron, La réaction de Wassermann comme moyen de la syphilis latente.
Bull. de l'acad. de méd. 11. April 1911. S. 486.
— — La recherche de la syphilis latente par la réaction de Wassermann. Acad.
de méd. 11. April 1911. Ref. Quinzaine thérapeutique. 1911. Nr. 6. S. 136.
— — Wassermannsche Reaktion und latente Syphilis bei der Zirrhose und
Nephritis. Presse méd. 1912. Nr. 77.
— — und Lépine, W. R. bei Tuberkulösen. Acad. de méd. 7. April 1914. Ref.
B. kl. W. 1914. 26. S. 1246.
Levaditi, Le séro-diagnostic de la syphilis. Revue pratique des maladies cut.
syphil. et vénér. 1907. S. 312—323.
— La séro-réaction de la syphilis. Présse méd. 1907. Nr. 41. S. 321—323.
— La question de la syphilis. Presse méd. 1907. Nr. 90. S. 721—724.
— Les nouveaux moyens de diagnostic microbiologique et sérologique de la
syphilis. Annales de Derm. et de Syph. 1909. S. 187—207 u. 259—274.
— Laroche et Yamanouchi, Le diagnostic précoce de la syphilis par la méthode
de Wassermann. Compt. rend. 1908. 2. Mai. T. 1. S. 720—722.
— et Latapie, Die Serodiagnose der Syphilis nach den Resultaten des Instituts
Pasteur im Verlaufe des Jahres 1909. Presse méd. 1910. Nr. 31. Ref. Mon.
f. prakt. Derm. 1911. Bd. 52. Nr. 4. S. 220.
— Die Serodiagnose der Syphilis nach den im Institut Pasteur im Jahre 1910
bis 1911 verzeichneten Ergebnissen. Presse méd. 1911. Nr. 88. Ref. Derm. W.
Bd. 54. Nr. 5. 1912. S. 156.

Levaditi et Marie, Les anticorps syphilitiques dans le liquide céphalorachidien
    des paralytiques généraux et des tabétiques. S. m. 1906. Nr. 52. S. 621—622.
— L'action du liquide céphalo-rachidien des paralytiques généraux sur le virus
    syphilitique. Compt. rend. 1907. 11. Mai. T. I. S. 872—874.
— et Nattan-Larier, La réaction des lipoides dans la Piroplasmose canine.
    Compt. rend. 1909. T. I. S. 157.
— Ravaut et Yamanouchi, Localisation nerveuse de la syphilis et propriétés
    du liquide céphalorachidien. Compt. rend. 9. Mai 1908. S. 814—816.
— et Roché, La syphilis. Paris 1909.
— et Yamanouchi, Le sérodiagnostic de la syphilis. Compt. rend. 21. Dez.
    1907. T. II. S. 740—742.
— — La réaction de la déviation du complément dans la maladie du sommeil.
    Bull. de la Soc. de Path. exotique. 1908. T. 1. Nr. 3. S. 140.
— — Séro-réaction de la syphilis et de la paralysie générale. Compt. rend. 1908.
    T. I. S. 27—29.
— — La séro-réaction de la syphilis et de la paralysie générale. Compt. rend.
    29. Febr. 1908. S. 349—350.
Levy, Om Wassermanns praktiske Betydning for Syphilis. Nyt medicinsk Aar-
    skrift 1910. S. 172—186.
Levy-Bing-Dogny, Die Wassermannsche Reaktion etc. Annal. des malad.
    vénér. Okt. 1912.
— — Duraux, Dogny, Untersuchungen der Lumbalpunktate bei salvarsan-
    behandelten Syphilitischen. Ann. des malad. vénér. 1912. Nr. 2.
— Untersuchung der Spinalflüssigkeit bei Syphilitikern, die mit Salvarsan be-
    handelt wurden. Annal. des malad. vénér. Bd. 7. Nr. 2. Febr. 1912.
Lewandowsky, Disk. Berl. Ges. f. Psych. u. Nervenheilk. 13. Juni 1910. Ref.
    B. kl. W. 1910. Nr. 36. S. 1682.
Lewek, Disk. Ärztl. Verein Hamburg. 25. März 1913. Ref. D. m. W. 1913. 29.
    S. 1435.
Lewin, Beitrag zur Serumdiagnostik der Syphilis. Diss. Basel. 1909.
— Die Wassermannsche Reaktion bei Leprakranken. Russ. Wratsch. 1911. Nr. 33.
    Ref. M. m. W. 1911. Nr. 51. S. 2759.
Lhuissier, Beitrag zur Kenntnis der Reaktion von Porges zur Diagnose der
    Syphilis. Thèse de Paris. 1910. Nr. 387.
Lie, Om serologiske Undersögelser särlig ved Syphilis. Medicinsk Revue. 1909.
    S. 113.
Liebers, Neuere Anschauungen vom Wesen der W. R. Arch. f. Hyg. Bd. 80.
    1913.
Lieven, Diagnose und Therapie der Syphilis. Pétersb. m. W. 1911. S. 127. Ref.
    Mon. f. prakt. Derm. 1911. Bd. 53. Nr. 3. S. 1.
Liefmann, Über den Mechanismus der Seroreaktion der Lues. M. m. W. 1909.
    Nr. 41. S. 2097—2101.
Linser, Über Heredität bei Syphilis. Naturw. Verein Tübingen. 8. Febr. 1909.
    Ref. M. m. W. 1909. Nr. 13. S. 686.
Lipp, Die Bedeutung der Spirochaeta pallida und der Wassermannschen Kom-
    plementbindung für die Bekämpfung der Syphilis vom Standpunkt der
    öffentlichen Gesundheitspflege. Vierteljahrsb. f. gerichtl. Med. 1911. Bd.
    XLI. 1. Supplementheft. S. 105—127.
Lippmann, Über den Zusammenhang von Idiotie und Syphilis. M. m. W. 1909.
    Nr. 47. S. 2417—2418.
— Über die Beziehungen der Idiotie zur Syphilis. Deutsche Zeitschr. f. Nerven-
    heilk. 1910.
Litterer, Die Serodiagnostik der Syphilis. Journ. of the Amer. med. Assoc.
    1909. S. 1537.
— Die klinische Bedeutung der serodiagnostischen Methode für die Diagnose der
    Syphilis. New York. med. Journ. 1910. Juli. S. 151.
Loe and Whitemore, The Wassermann-reaction in syphilis and their diseases.
    Boston. med. and surg. Journ. April 1909. Nr. 13. S. 410.
Loele, Technik der W. R. Zwickauer med. Ges. 9. Sept. u. 7. Okt. 1913. Ref.
    D. m. W. 1913. 50. S. 2484.

Lode und Ballner, Zur Methodik der Komplementbindung. M. m. W. 1908. Nr. 10. S. 503—504.

Löhlein, Die Luesreaktion an der Leiche. Fortschr. d. Med. 1909. Nr. 3 u. Verh. d. d. path. Ges. Bd. 13. (1909.)

— Moderne Serodiagnostik. Med. Gesellsch. Zwickau. 2. März 1909. Ref. D. m. W. 1909. Nr. 38. S. 1676.

— Zur Frage der Verwertbarkeit der Wassermannschen Syphilisreaktion an der Leiche. Fol. Serol. 1910. Bd. 4. H. 3. S. 227.

— und Riecke, Die Wassermannsche Reaktion auf Syphilis. B. kl. W. 1908. S. 2169.

— — Die Wassermannsche Reaktion. Med. Gesellsch. Leipzig. 27. Okt. 1908. M. m. W. 1909. 2. u. 3. S. 104 u. 152.

Love, J. K., Syphilis und Taubheit. Glasgow med. Journ. Mai 1912. Ref. B. kl. W. 1912. Nr. 23. S. 1099.

Löw, Zur Therapie der Syphilis. W. kl. W. 1912. Nr. 31. S. 1192—1196.

Löwenberg, Die Serodiagnose der Lues mittelst der Porgesschen Reaktion. D. m. W. 1910. Nr. 35. S. 1609.

Löwenstein, Die Luetinreaktion nach Noguchi bei Augenkrankheiten. M. K. 1913. Nr. 11. S. 410—411.

Lubarsch, Jahresb. f. ärztl. Fortbildung 1911 u. Disk. Verh. d. Deutsch. path. Gesellsch. Bd. 14. (1910.)

Lucatello und Carletti, Untersuchungen über die Komplementbildung bei Pellagra. Gazz. d. Osp. e. d. clin. Nr. 60. 1911.

Lucksch, Die Wassermannsche Reaktion an der Leiche. Wiss. Ges. deutsch. Ärzte in Böhmen. 20. Mai 1910. Ref. M. m. W. 1910. Nr. 23. S. 1261 u. Verh. d. Deutsch. path. Gesellsch. Bd. 14. (1910.)

Lüdke, Die praktische Verwertung der Komplementbindungsreaktion. M. m. W. 1909. Nr. 26. S. 1313—1318.

Lui und Bacelli, Komplementbindungen bei Pellagra. Ref. med. Nr. 42. Ref. D. m. W. Nr. 44. S. 2052.

Lunddahl, Om Wassermann reaktion utförd pa Sinnsjuka och idioter. Almän. svench. läkaratid. 1912. Nr. 45. S. 1029—1039.

Lux, Beitrag zur praktischen Bedeutung der W. R. Inaug.-Diss. Straßburg 1914.

Madsen und Thorwald, Toxines et Antitoxines sur le poison du botulisme et son antitoxine. Oversigt over det kgl. danske Videnskabernes Selskabs Forhandlinger. 1905. S. 3—10.

— Allgemeines über bakterielle Antigene-Toxine, deren Antikörper antitoxische Eigenschaften aufweisen. Handb. d. Immunitätsf. v. Kraus u. Levaditi. Bd. 1. S. 35—76.

Malan e Dematheis, Sul metodo v. Dungern etc. Giorn. d. R. acad. di Med. di Torino. Bd. 17. 6—10.

Malinowsky, Über die Bedeutung der Wassermannschen Reaktion für die Syphilis. Poln. Zeitschr. f. Derm. 1909. Nr. 1. Ref. Mon. f. prakt. Derm. 1909. Nr. 39. S. 326.

— Bedeutung und Wert der Wassermannschen Reaktion mit besonderer Berücksichtigung der therapeutischen Indikationen. Poln. Zeitschr. f. Derm. u. Syph. 1911 Nr. 3—4. Ref. Mon. f. prakt. Derm. 1911. Bd. 53. Nr. 8. S. 453.

Mandelbaum, Neue Beobachtungen über Komplemente etc. Äztl. Verein München. 8. März 1916. Ref. B. kl. W. 1916. 19. S. 518.

Manoiloff, Natürlicher Magensaft bei der Serodiagnostik der Syphilis. Zentralbl. f. Bakt. Bd. 57. Nr. 5. S. 463.

— Die Bedeutung des natürlichen Magensaftes für die Serodiagnose der Syphilis. Wratsch. Gaz. 1910. Nr. 40. Ref. Arch. f. Derm. u. Syph. Bd. 110. Nr. 1—2. S. 331.

Mantovani, Die Serodiagnose der Syphilis mit der Methode von J. Sabrazès-Eckenstein. Auszug aus Boll. d. Science med. Bologna. Vol. X. 1910. Ref. Arch. f. Derm. u. Syph. Bd. 106. Nr. 1—3. S. 466—467.

— Die Wassermannsche Serodiagnose bei Scharlach. Bull. d. Science med. H. 9. 1911.

Manteufel, Untersuchungen über spezifische Agglomeration und Komplement-
     bindung bei Trypanosomen und Spirochäten. Arbeit. a. d. Kaiserl. Gesund-
     heitsamte. 1908. Nr. 28. S. 172—197.
Manwaring, Über die Beziehungen von Enzymwirkungen zu den Erscheinungen
     der sogenannten Komplementablenkung bei Syphilis. Zeitschr. f. Immu-
     nitätsf. 1909. Bd. 3. H. 4. S. 309—337.
Marchand c. Boas.
— Zur Kenntnis der sog. Bantischen Krankheit der Anaemia splenica. M. m. W.
     1903. 11.
Marchildon, Wässerige und alkoholische Extrakte. Journ. of Amer. med. Assoc.
     1908. Nr. 5.
Marcus, Om Serumdiagnosen af syphilis. Hygiea. 1909. S. 216—232.
— Die Bedeutung der Lumbalpunktur bei Syphilis. Arch. f. D. u. S. Bd. 114.
     S. 341—343.
— Om den praktiska betydelsen af Wassermanns reaktion vid Syphilis. Stockholm
     1910.
— Om den praktiska betydelsen af Wassermanns reaction vid Syphilis. Hygiea.
     1911. S. 257—317, 385—454, 513—600.
— Om Prognosen for syphilis. Hygiea. Bd. 75. S. 92—107.
Marie, Contrôle de Wassermann et traitement spezifique des parasyphilitiques.
     Revue pratique des maladies cut., syph. et vénér. 1908. S. 95—101.
— Du séro-diagnostic en psychiatrie. Revue de psychiatrie. 1908. S. 417—429.
— Bedeutung der Wassermannschen Reaktion. Intern. Kongr. zur Fürsorge f.
     Geschlechtskrankh. 1910. Ref. D. m. W. 1910. Nr. 42. S. 1981.
— et Chatelin, Salvarsan bei chorea Sydenham. Bull. méd. 1912. Nr. 98.
— et Levaditi, Les anticorps syphilitiques dans le liquide céphalorachidien des
     paralytiques généraux et des tabétiques. Annales de l'Institut Pasteur. 1907.
     S. 138—155.
— — La réaction des „anticorps syphilitiques" dans la paralysie et le tabes. Revue
     de méd. 1907. S. 613—619.
— Levaditi et Yamonouchi, La réaction de Wassermann dans la paralysie
     générale. Compt. rend. 1908. T. 1. S. 169—171.
Marlé, Sérodiagnostic des maladies nerveuses. Rev. Neurol. Paris 1908. S. 450.
Marinesco, Sur la diagnose de la paralysie générale et du tabes par les nouvelles
     méthodes. Compt. rend. 1909. Bd. 66. Nr. 14. S. 648.
— Nature de l'arthropathie tabétique et réaction de Wassermann. Soc. de Biol.
     20. Juli. 1912. S. 372.
Marriani, Syphilis und Ehe. Hereditäre Syphilis. Pavia 1911.
Matschalko-Jansco und Sciki, Über den klinischen Wert der Wassermannschen
     Syphilisreaktion. c. Boas.
Marum, Beiträge zur Bedeutung der Wassermannschen Reaktion in der Otologie.
     Monatsschr. f. Ohrheilk. 1910. Nr. 8—9. Ref. M. m. W. 1911. 12. S. 645.
— Beiträge zur Bedeutung der Wassermannschen Reaktion in der Otologie. Arch.
     f. Ohrheilk. XLIV. Jahrg. Nr. 12. Ref. Arch. f. D. u. S. 1911. Bd. 109.
     Nr. 1—2. S. 252.
Maslakowetz und Liebermann, Theorie und Technik der Reaktion von Wasser-
     mann und die diagnostische Bedeutung derselben. Zentralbl. f. Bakt. 1908.
     Bd. XLVII. H. 3. S. 379—393.
— — Wassermannsche Reaktion zur Diagnose der Syphilis. Russ. Wratsch.
     1908. Nr. 15. Ref. D. m. W. Nr. 26. S. 1159.
— — Einfluß der spezifischen Behandlung auf die Anwesenheit der sog. Anti-
     körper im Blutserum Luetischer. Russk. Wratsch. 1908. Nr. 38.
— — Contribution à l'étude sur l'identité des antigènes. Arch. des Scienc. biol.
     publ. par l'instit. imp. de méd. expér. à St. Petersbourg 1909. S. 196—201.
— — Zur Technik der Wassermannschen Reaktion. Zeitschr. f. Immunitätsf.
     Bd. 2. H. 5. S. 554—567.
Massini, Luesdiagnose mittelst Komplementablenkung. Med. Gesellsch. Basel.
     25. März 1909. Ref. D. m. W. 1909. Nr. 37. S. 1638.
— Die Wassermannsche Reaktion in der Pathologie und Klinik. Il. policlin.
     1912. Nr. 6—7.

Massini, Über die Bedeutung der Wassermannschen Reaktion bei internen Krankheiten. M. m. W. 1912. Nr. 24. S. 1310—1313. Nr. 25. S. 1384—1386.

Matanowitsch, Zur Kasuistik der Spontangangrän. Beitr. z. klin. Chir. Bd. 29. S. 545. 1901.

Mathieu, Weil und Giroux, Die relative Häufigkeit der Wassermann- und Noguchi-Reaktion etc. Soc. méd. des hôp. 10. Okt. 1913. Ref. M. m. W. 1913. 47. S. 2653.

Matozza-Scafa, Beitrag zum Studium der Wassermannschen Reaktion in der inneren Medizin. Gaz. internat. de med. Mai 1911.

Matron, Die Nützlichkeit der Wassermannschen Seroreaktion in der allgemeinen Medizin an 2667 Fällen demonstriert. Amer. Journ. of Derm. el genito. urin. dis. 1910. Nr. 8.

— und Reasoner, Der Einfluß der Behandlung auf die Wassermannsche Reaktion bei Syphilis. Journ. of Amer. Med. Assoc. 1911. Nov. 18. S. 1670.

Matsumoto, Beziehungen zwischen Salvarsanbehandlung und Wassermannscher Serodiagnose bei Syphilis. Japan. Zeitschr. f. Derm. u. Urologie. Bd. 12. H. 7. Ref. Derm. Wochenschr. 1912. Nr. 45. S. 1389.

— und Ando, Über die sogenannte „Paradoxe Reaktion" bei Wassermanns Serodiagnose. Jap. Zeitschr. f. D. u. Urol. Bd. 12. Nr. 7. Ref. Derm. Wochenschr. Bd. 55. Nr. 45. S. 1389.

Matsuo, Über die klinischen und serologischen Untersuchungen der paroxysmatischen Hämoglobinurie, zugleich ein Beitrag zur Kenntnis der Isolysine. Arch. f. klin. Med. Bd. 107. Nr. 4. S. 335—356.

Matsuura und Matsumoto, Serodiagnose bei Syphilis. Japan. Zeit. f. D. u. Urol. Bd. 11. H. 6—7. Ref. Arch. f. D. Bd. 53. Nr. 10. S. 551.

Mattauschek, Korsakowscher Symptomenkomplex infolge von Hirnlues. Wiss. Verein d. Militärärzte d. Garnison Wien. 17. April 1909. Ref. D. m. W. 1909. Nr. 39. S. 1725.

Mauriac, Résultats fournis par la séro-réaction de Wassermann. Soc. de Biol. 24. April 1909. Ref. S. m. 1909. Nr. 18. S. 214—215.

— La séro-réaction de Wassermann peut-elle contrôler le traitement et la guérison de la syphilis? Journ. de méd. de Bordeaux. 11. Aug. 1909. Ref. Revue de Thérap. 1909. Nr. 19.

— Conclusions fournies par 300 cas de séro-réaction de Wassermann. Compt. rend. 1909. Nr. 14. S. 668.

Mayer und Proescher, Serumdiagnosis of syphilis. Arch. f. int. Méd. 1908. S. 55.

Mayer, H., Salvarsan und Hämolyse. D. m. W. 1911. Nr. 21. S. 983—985.

— Der Einfluß von Soda auf die Wassermannsche Reaktion. D. m. W. 1912. Nr. 6. S. 231.

— Welchen Zweck hat die quantitative Bewertung der W. R ? D. m. W. 1912. Nr. 46. S. 2174—2175.

Mefford und Simmonds, Die Serodiagnostik der Syphilis. Indian. Stat. Med. Assoc. Sept. 1910. Journ. of Am. med. assoc. 1910. Nov. 5. S. 1670. Ref. Arch. f. D. u. S. Bd. 108. Nr. 1—2. S. 338.

Meier, G., Anwendung der Komplementbindungsmethode bei Keuchhusten. Verein f. inn. Med. Berlin. 22. Juli 1907. D. m. W. 1907. Nr. 38. S. 558.

— Die Technik, Zuverlässigkeit und klinische Bedeutung der Wassermannschen Reaktion. B. kl. W. 1907. Nr. 51. S. 1636—1642.

— Berl. med. Gesellsch. 26. Febr. 1908. Ref. B. kl. W. 1908. Nr. 10. S. 522—523.

— Scharlach und Serodiagnostik auf Syphilis. Med. Klinik. 1908. Nr. 36. S. 1383.

— Die Komplementbindung mit besonderer Berücksichtigung ihrer praktischen Anwendung. II. Teil. Die Serodiagnostik der Syphilis. Jahresbericht über die Ergebn. d. Immunitätsf. 1909. Bd. V. S. 140—280.

— Die technischen und klinischen Grundzüge der Wassermannschen Reaktion. Folia serol. Aug. 1911. Bd. VII. S. 785—798.

— und Lie, Serologische Untersuchungen bei Lepra. Vortr. auf der Int. Leprakonf. zu Bergen. Aug. 1909.

Meirowsky, Über die von Bauer vorgeschlagene Technik der Wassermann-A.Neißer-Bruckschen-Reaktion. B. kl. W. 1909. Nr. 4. S. 152—154.

Meirowsky, Die Schürmannsche Methode des Luesnachweises mittelst Farbenreaktion. D. m. W. 1909. Nr. 21. S. 937—938.
— Über die von M. Stern vorgeschlagene Modifikation der Wassermann-A.-Neißer-Bruckschen-Reaktion. B. kl. W. 1909. Nr. 28. S. 1310—1312.
— Über paradoxe Erscheinungen bei der Wassermannschen Reaktion. Med. Klinik. 1910. Nr. 24. S. 947.
— Die Bedeutung der paradoxen Sera bei der Wassermannschen Reaktion. D. m. W. 1912. Nr. 27. S. 1287—1289.
Melkich, Über die Antigene bei der Wassermann-Reaktion. Stark. med. Journ. B. S. 2. Nr. 5. Ref. W. kl. W. 1911. Nr. 42. S. 1474.
— Technik der W. R. Russk. Wratsch. 1913. 6 u. 1914. 2. Ref. D. m. W. 1913. 19. S. 915 u. 1914. 12. S. 609.
Mendel und Tobias, Die Syphilisätiol. d. Frauentabes. Zeitschr. f. Nervenheilk. Bd. 43. H. 3—6. S. 337—338.
Mensi, Neue Beobachtungen über die Wassermannsche Reaktion und die therapeutische Wirkung des Salvarsans bei der hereditären Syphilis. Giorn. d. R. d. Med. Turin 1912. Nr. 4—5.
— W. R. und Salvarsankuren bei hereditärer Syphilis. Riform. med. 1913. 44. Ref. D. m. W. 1913. 48. S. 2374.
Merian, Ergebnisse der Porgesschen Luesreaktion. Med. Klin. 1910. Nr. 27. S. 1057.
Merklen, Irrégularité pupillaire et réact. de Wassermann. S. m. 1913. Nr. 11. S. 129. Ref. B. kl. W. 1913. 17. S. 805.
Merkurjew, Die Wassermann-Reaktion bei Lepra und beim Abdominaltyphus. Russ. Wratsch. 1910. Nr. 27. Ref. Mon. f. pr. D. 1911. Bd. 52. H. 4. S. 189.
— Die Wassermann-Reaktion bei Lepra. Klin. therap. Wochenschr. 1911. Ref. Mon. f. pr. D. 1911. Bd. 53. S. 99.
Merz, Über die klinische Verwendbarkeit der Wassermann-Neißer-Bruckschen Seroreaktion. Korrespondenzbl. f. Schweiz. Ärzte. 1909. Nr. 10. S. 329 bis 338.
Messineo, Über den Einfluß der Arsen- und Quecksilberbehandlung auf die Wassermannsche Reaktion. Internat. med. Kongr. Budapest 1909. Ref. Mon. f. Derm. 1910. Bd. 51. Nr. 4. S. 167.
Metchnikoff, La syphilis expérimentale. Revue de méd. 1907. S. 925—939.
Meyer, E., Zur Kenntnis der kong. und famil. syphil. Erkrankungen des Zentralnervensystems. Arch. f. Psych. Bd. 43. H. 3.
Meyer, Fr., Über den Ausfall der Wassermann-Reaktion bei Dourine infizierten Kaninchen. M. m. W. 1911. Nr. 44. S. 2318—2319.
— Unters. über die Epiph.-Reaktion bei Syphilis. Berl. dermat. Gesellsch. 12. Dez. 1911. Ref. Arch. f. Derm. u. S. Bd. 112. H. 3. S. 260—261.
— Über Untersuch. mit der Epiphaninreaktion bei Syph. B. kl. W. 1912. Nr. 7. S. 304—306.
— Nachtrag zu der Arbeit über Epiphaninreaktion bei Syphilis. B. kl. W. 1912. Nr. 26. S. 1230.
Meyer, K., Serumdiagnostik der Tabes, Lues und Paralyse. Fol. Neurobiol. 1908. Bd. 1. S. 656.
— Die Modifikationen der Wassermannschen Reaktion. Fol. Serol. Bd. V. H. 1. S. 1.
Meyer, L., Wann soll der Arzt sich der Wassermannschen Reaktion bedienen? Allg. Zentralbl. 1909. Nr. 9.
— Ein Beitrag zur Theorie und Technik der Wassermannschen Reaktion und zur Wertbemessung der geprüften Sera. B. kl. W. 1909. Nr. 18. S. 829—831.
— Über Wassermannsche Reaktion. Wiss. Verein d. Ärzte Stettin. Ref. B. kl. W. 1909. Nr. 22. S. 1042.
— Das Wesen der Wassermannschen Reaktion. Bemerkungen zu dem Aufsatz von Dr. Julius Citron und Dr. Fritz Munk in Nr. 34 dieser Wochenschrift. D. m. W. 1910. Nr. 38. S. 1763.
Michaelis, Die Wassermannsche Syphilisreaktion. B. kl. W. 1907.
— Demonstration der Serumdiagnose der Syphilis. Berl. med. Gesellsch. 6. Nov. 1907. Ref. D. m. W. 1907. Nr. 48. S. 2017.

Michaelis, Berl. med. Gesellsch. 11. März 1908. Ref. B. kl. W. 1908. Nr. 13. S. 667.
— Über die Bedeutung der W. R. für die Therapie. Ther. d. Gegenw. 1916. 7. (Juli.)
— und **Lesser**, Erfahrungen mit der Serodiagnostik der Syphilis. B. kl. W. 1908. Nr. 6. S. 301—303.
Michaelis und **Skwirsky**, Das Verhalten des Komplements bei der Komplementbindungsreaktion. B. kl. W. 1910. Nr. 4. S. 139.
Micheli, Sur la nature de la réaction de Wassermann. Ital. Kongr. f. int. Medizin. 27.—30. Okt. 1912. Ref. S. m. 1912. Nr. 46. S. 548.
— et **Borelli**, Sulla deviazione del complemento. Riv. Crit. di clin. med. Firenze 1907. Nr. 43—44. Ref. Fol. Serol. 1908. Bd. 1. H. 5. S. 382.
— — Osservatione sulla siero diagnosi. Riv. Crit. di clin. med. Firenze. Bd. 9. S. 289. Ref. Fol. Serol. 1909. Bd. 3. H. 5. S. 234.
Milian, Alopecia areata et syphilis. Bull. de la soc. franç. de Derm. Nr. 1. 1911. S. 38.
— Réactivation biologique de la réaction de Wassermann. Société médicale des hôpitaux. 22. Dez. 1911. Ref. S. m. Nr. 52. S. 622.
— La réactivation biologique de la réaction de Wassermann. Bull. de la Soc. française de Dermatologie et de Syph. Juli 1911. S. 314—318.
— Presse médicale 1912.. 20. April.
— La nature syphilitique de la chorée. Soc. méd. des hôpitaux. 5. Juli 1912. Ref. S. m. 1912. Nr. 28. S. 333.
— Valeur séméiologique de la réaction de Wassermann. Internat. dermatol. Kongreß. Rom 1912. Ref. Annal. de Derm. 1912. Juli. S. 438—439.
— De l'origine syphilitique de la chorée de Sydenham. Soc. méd. des hôpitaux. 29. Nov. 1912. S. méd. 1912. Nr. 49. S. 587.
— et **Girauld**, Die biologische Reaktivierung der Wassermannreaktion. Bull. des hôpit. 1911. S. 694.
— und **Lévy-Valensi**, Zählung der zelligen Elemente in der Zerebrospinalflüssigkeit zum Zwecke der Schätzung der Läsionen und der therapeutischen Einwirkung bei nervösen und luetischen Erkrankungen. Bull. des hôpit. 1911. S. 707.
Milne, S. L., The present value of the Wassermannreaction. Amer. Journ. of med. science. 1913. S. 197.
Minassian, Die Wassermannsche Reaktion bei Psoriasis. Rev. Veneta di scienze med. H. 11. 15. Dez. 1910. Ref. Arch. f. D. u. S. 1911. Bd. 109. H. 1—2. S. 254—255.
— e **Viana**, La réaction de Wassermann à des periodes différentes de la syphilis. Folia Ginec. 1909. Ref. L'Obstétrique. 1909. S. 470.
Minelli, Spartaco, e **Cavazzani, Alessandro**, Il metodo di Porges nella sierodiagnosi della sifilide. Gaz. med. Ital. Vol. 60. 1909. S. 191—194. Ref. Zeitschr. f. Immunitätsf. Bd. 1. H. 6. S. 430.
Mintz, Zur Frage der Vervollkommnung der Wassermannschen Reaktion. Wratsch. Gaz. 1910. Nr. 29. Ref. Mon. f. pr. D. 1911. Bd. 52. S. 250.
— Zur Frage der Vervollkommnung der Wassermann-Reaktion. Zeitschr. f. Immunitätsf. Bd. IX. H. 1. S. 29—41.
Mitsuda, Über die Ausflockung der lipoiden Substanzen durch Leprasera. M. m. W. 1909. Nr. 16—17.
— und **Murata**, Über die Seroreaktion bei Lepra. Jap. Zeitschr. f. D. u. Urologie. Bd. 11. H. 6—7. Januar—Juli 1911. Ref. Mon. f. pr. D. Bd. 53. Nr. 10. S. 552.
Modrzewski und **Reize**, Syphilisreaktion. Przegl. lekarski. 1909. S. 18.
Moldowan, Die Schürmannsche Farbenreaktion für Syphilis. Wiss. Verein d. Militärärzte d. Garnison Wien. 17. April 1909. Ref. D. m. W. 1909. Nr. 39. S. 1725.
Möller, Disk. Ärztl. Verein Hamburg. 27. Mai 1913. Ref. B. kl. W. 1913. 25. S. 1186.
Molnar, Untersuchungen über das Komplementbindungsvermögen präzipitierender

Sera gegenüber unspezifischen Alkoholextrakten. Zeitschr. f. exp. Path. u.
     Therap. Bd. 7. H. 1. S. 77.
Mongour et Roche, Méningite cérébro-spinale; réaction de Wassermann négative
     avec le liquide céphalo-rachidien, positive après injection intrarachidienne de
     sérum antiméningococcique. Soc. de Biol. 19. Juli 1909. Ref. S. m. 1909.
     Nr. 26. S. 311.
Montesanto und Sotiriades, Die Wassermannsche Seroreaktion in 48 Fällen
     von Lepra. Press. méd. 1910. Nr. 70.
Montreuil, La réaction de Wassermann. Faculté de médicine de Paris. 1909.
     Nr. 131.
Montval, Beitrag zur Kenntnis der Serodiagnostik der Syphilis durch die Hechtsche
     Methode. Inaug.-Dissert. Toulouse 1911.
Morgenroth und Stertz, Über den Nachweis syphilitischer Antikörper im
     Liquor cerebrospinalis von Paralytikern nach dem Wassermann-Plautschen
     Verfahren der Komplementablenkung. Virch. Arch. Bd. 188. 1907. S. 166
     bis 177.
Moro, Noda und Benjamin, Paroxysmale Hämoglobinurie und Hämolyse in
     vitro. M. m. W. 1909.
Morselli, Vergleich. Untersuch. über die Wassermann-Reaktion mit der Zerebro-
     spinalflüssigkeit und dem Blute der Paralytiker. Pathol. 1911. Nr. 66. Ref.
     Derm. Woch. 1912. Nr. 33. S. 1050.
Morris, Bemérk. über die Geschichte der Syphilis, über die Wassermannsche
     Reaktion, sowie über die Therapie. Lancet. 24. Mai 1912.
Mott, The Morrison Lectures on the pathologie of syphilis of the nervous system
     in the light of modern research. Brit. med. Journ. 1909. Nr. 2512. S. 454
     bis 462.
— An adress of the diagnosis of syphilitic diseases of the nervous system. Brit.
     med. Journ. 1909. Ref. Fol. Serol. 1910. Bd. 4. H. 1.
— The differential diagnostic of syphilis and parasyphilis of the nervous system.
     Brit. med. Journ. 18. Nov. 1911. Nr. 2655. S. 1337 —1342.
de la Motte, Die Porgessche Luesreaktion. D. m. W. 1910. Nr. 34. S. 1561.
Mouradian, Über die praktische Bedeutung der Wassermannschen Reaktion in
     der Augenheilkunde. Annal. d'oculistique. Januar 1912. Nr. 1.
Much, Nachprüfungen der Resultate der Wassermannschen Reaktion. Ärztl.
     Verein Hamburg. 15. Dez. 1908. Ref. D. m. W. 1909. Nr. 15. S. 606.
— Eine Studie über die sogenannte Komplementbindungsreaktion, mit besonderer
     Berücksichtigung der Lues. Med. Klinik. 1908. Nr. 28. S. 1076—1079 u.
     Nr. 29. S. 1117—1120.
— Die praktische Brauchbarkeit der Wassermannschen Reaktion. M. m. W. 1909.
     Nr. 29. S. 1485.
— Nastin, ein reaktiver Fettkörper, im Lichte der Immunitätswissenschaft.
     M. m. W. 1909. Nr. 36. S. 1825—1827.
— Psychiatrie und Serologie. B. kl. W. 1909. 47.
— Die Immunitätswissenschaft. Würzburg 1914.
— Disk. Ärztl. Verein Hamburg. 11. März 1913. Ref. M. m. W. 1913. 12.
     S. 671.
— und Eichelberg, Die Komplementbindung mit wässerigem Luesextrakt bei
     nichtsyphilitischen Krankheiten. Med. Klinik. 1908. Nr. 18. S. 671—673.
— — Komplementbindung bei Scharlach. Med. Klinik. 1908. Nr. 39. S. 1500
     bis 1501.
Muck, Die Schleimhaut der Nasenscheidewand, eine besonders geeignete Stelle
     für die Blutentnahme zu der Wassermannschen Reaktion und zu anderen
     serologischen Untersuchungszwecken. M. m. W. 1909. Nr. 45. S. 2320.
Mühsam, Die klinische Leistungsfähigkeit der Serodiagnostik bei Lues. B. kl.
     W. 1908. Nr. 1. S. 14—15.
— Zur Blutentnahme für serodiagnostische Zwecke. D. m. W. 1908. Nr. 42.
     S. 1811.
— Syphilophobie und Wassermannsche Reaktion. Zeitschr. f. Krankenpflege.
     1909. Nr. 50. S. 225.
— Disk. in Berl. med. Ges. 8. Juni 1910. Ref. B. kl. W. 1910. Nr. 26. S. 1245.

Mühsam, Die bisherigen Ergebnisse der Wassermannschen Luesreaktion für die Praxis. Zeitschr. f. ärztl. Fortb. 1910. Bd. VII. S. 11.

Muir, Die Komplementfixation im allgemeinen. Brit. med. Associat. 1910. Sect. of Path. and Bact. Brit. med. Journ. 1910. Nr. 5. S. 1430. Ref. Arch. f. D. u. S. 1911. Bd. 108. H. 1—2. S. 338—339.

Muirhead, Die Wassermann-Reaktion bei Geisteskranken. Brit. med. Journ. 1911. S. 748.

— Über die Wassermann-Reaktion im Blute und in der Zerebrospinalflüssigkeit von Geisteskranken. Jahresversamml. der Brit. Med. Assoc. in Birmingham. 28. Juli 1911. Ref. M. m. W. 1911. Nr. 38. S. 2036.

Müller, J., Syphilis und Ehe. Verein der Ärzte Wiesbadens. 19. Mai 1909. Ref. B. kl. W. 1909. Nr. 40. S. 1823.

— Der Einfluß der Therapie auf die Wassermannreaktion bei Spätsyphilis. D. m. W. 1912. Nr. 6. S. 268—270.

— Die Wassermannreaktion der Spätlues. Versamml. deutscher Naturforscher u. Ärzte zu Münster. 17. Sept. 1912. Ref. Derm. Wochenschr. 1912. Bd. 55. S. 1384—1385.

Müller, M., Serodiagnostik der Syphilis. Straßb. med. Zeitschr. 1908. Nr. 11.

— Die Bedeutung der Wassermannreaktion für die Kontrolle der Prostituierten und für die allgemeine Prophylaxe der Syphilis. Versamml. deutscher Naturforscher u. Ärzte zu Münster i. W. 1912. Ref. Derm. Wochenschr. 1912. Nr. 48. S. 1476.

— Die Notwendigkeit einer obligatorischen Einführung der Blutuntersuchung nach Wassermann bei Kontrolle der Prostituierten in der Bedeutung für die allgemeine Prophylaxe der Syphilis. M. m. W. 1913. Nr. 6. S. 299—300.

Müller, R., Gesellsch. d. Ärzte Wien. 19. April 1907. Ref. W. kl. W. 1907. Nr. 17. S. 514—515.

— Zur Verwertbarkeit und Bedeutung der Komplementbindungsreaktionen für die Diagnose der Syphilis. W. kl. W. 1908. Nr. 9. S. 282—287.

— Kongr. d. Deutsch. Derm. Gesellsch. 8.—10. Juni in Frankfurt. 1908. Ref. W. kl. W. 1908. Nr. 28. S. 1039.

— Die Bedeutung der Serodiagnose der Syphilis für den Arzt. W. m. W. 1908. Nr. 51. S. 2796—2800 u. 1909. 5.

— Gesellsch. f. inn. Med. u. Kinderheilk. Wien. W. m. W. 1909. Nr. 5. S. 286.

— Über den technischen Ausbau der Wassermannschen Reaktion nebst klinischen Betrachtungen über deren Wert und Wesen. W. kl. W. 1909. Nr. 40. S. 1376 bis 1380.

— Zur Unterscheidung sublimathaltiger Sera von Seris mit Quecksilber behandelter Luetiker. B. kl. W. 1910. Nr. 33. S. 1538.

— Über den Einfluß der Salvarsanbehandlung auf die Wassermannsche Reaktion. W. kl. W. 1912. Nr. 23. S. 873—877.

— Wassermannsche Reaktion. Zur Antigenfrage. W. kl. W. 1912. Nr. 24. S. 911 bis 914.

— Die Serodiagnose der Syphilis etc. Berlin u. Wien 1913.

— Die Bedeutung der biologischen Reaktionen für die Diagnose und Therapie der Syphilis. 85. Versamml. d. Naturf. u. Ärzte. Wien. 21.—27. Sept. 1913. Ref. D. m. W. 1913. 48. S. 2229.

— Einige Grundsätze bei der Bewertung der W. R. in Fragen der Luesdiagnose und -therapie. W. m. W. 1916. 28.

— und Houhg, Vergleichende Globulinmessungen an luetischen Seris. W. kl. W. 1911. Nr. 5. S. 167.

— Landsteiner und Pötzl, Gesellsch. d. Ärzte Wiens. 19. April 1907. W. kl. W. 1907. Nr. 17. S. 514—515.

— und Stein, Die Hautreaktionen bei Lues und ihre Beziehung zur Wassermannschen Reaktion. W. kl. W. 1913. Nr. 11. S. 408—409; dgl. 21, 38, 40.

— — Kutisreaktion bei Lues und ihre Beziehungen zur W. R. B. kl. W. 1913. 47. S. 2184.

— und Sueß, Vergleichende serologische Untersuchungen bei Tuberkulose und Syphilis. W. kl. W. 1910. Nr. 16. S. 577.

Müller und Sueß, Vergleichende serologische Untersuchungen bei Tuberkulose und Syphilis. W. kl. W. 1911. Nr. 16. S. 559—562.

Müller, Über die Bedeutung der W. R. im allgemeinen und im besonderen für die Behandlung der syphilitischen Soldaten. B. kl. W. 1916. 36. S. 1006.

Mulzer, Die Weidanzsche Modifikation der Wassermannschen Syphilisreaktion (Verwendung geringer Blutmengen) und ihre praktische Verwertung. Berl. med. Gesellsch. 16. Juni 1909. Ref. B. kl. W. 1909. Nr. 26. S. 1231—1233.

— Zur Technik und praktischen Verwertung der Wassermannschen Reaktion. Zeitschr. f. Immunitätsf. 1910. Bd. 5. H. 2—3. S. 236.

— Das Vererbungsproblem bei der Syphilis im Lichte moderner Forschung. Arch. f. Derm. u. Syph. Bd. 113. S. 769—780.

— Technik der Blutentnahme zur W. R. M. m. W. 1913. 26. S. 1429.

— und Michaelis, Hereditäre Lues und Wassermannsche Reaktion. B. kl. W. 1910. Nr. 30. S. 1402.

Mundt, Über die Absorption des Wassermannschen Reaktionskörpers durch Organemulsionen. Zeitschr. f. Immunitätsf. Bd. 23. H. 3. 1915.

Munk, Welche Bedeutung hat die Serodiagnostik der Syphilis für die Lebensversicherung? Zeitschr. f. Versicherungsmed. 1910. Nr. 6.

Munk, Fr., Über Antigene zur W. R. Ein Beitrag zur Biologie der Lipoide. D. m. W. 1912. Nr. 19. S. 890—894.

— Über weitere Erfahrungen mit Azetonextrakten bei der Serumdiagnostik der Syphilis. D. m. W. 1912. Nr. 52. S. 2457.

Münz, Die Wassermannsche Reaktion in der Sprechstunde. D. m. W. 1910. Nr. 37. S. 1709.

Muttermilch, Sur la nature des substances, qui provoquent la réaction de Wassermann dans les sérum des syphilitiques et des lapins trypanosomiés. Compt. rend. 1909. Bd. 67. Nr. 25. S. 125.

Nabarro, Die Wassermannsche Reaktion bei Geisteskrankheiten. Brit. med. Journ. 23. Nov. 1912.

Nadosy, Serodiagnostik der Lues bei der kongenitalen Form und der Ammenwahl. Orvosi Hetilap. 1909. Nr. 52. Ref. D. m. W. 1910. Nr. 3. S. 142.

— Die Serumdiagnostik der Lues, mit besonderer Rücksicht auf die kongenitale Syphilis und die Ammenwahl. Budapest. Orvosi. Hetil. 1911. Nr. 3. Ref. Mon. f. pr. D. 1911. Bd. 53. Nr. 3. S. 154—156.

Nakano, Wassermannsche und Bauersche Serumreaktion. Jan.-April 1911. Med. Gesellsch. in Tokio. Ref. D. m. W. 1911. Nr. 29. S. 1376.

— Wesen der W. R. Zeitschr. f. Hyg. Bd. 76. H. 1. S. 39. 1913.

Nanu-Mussel et Titu-Vasiliu, La réaction de Wassermann dans la malaria. S. m. 1910. Nr. 6. S. 71.

Nathan, Über die Tschernogubowsche Modifikation der W. R. Arch. f. Derm. u. Syph. Bd. 121. H. 3. 1915.

— Über das angebliche Vorkommen einer positiven W. R. beim Pemphigus. B. kl. W. 1915. 46. S. 1183.

Nauwerck, Leontiasis ossea und Syphilis. Dermatolog. Studien. Bd. 20. S. 620—621.

— und Weichert, Die Wassermannsche Reaktion an der Leiche. M. m. W. 1910. Nr. 45. S. 2329—2333.

Nedrigailoff und Kolobaieff, Zur Frage über die Ursachen der nicht spezifischen Komplementbindung bei der Wassermannschen Reaktion. Fol. urol. Bd. VII. Nr. 5. S. 483—490.

Neißer, Über den derzeitigen Stand der experimentellen Syphilisforschung. IX. Kongr. d. Deutsch. Dermat. Gesellsch. Bern. 12. Sept. 1906. Ref. D. m. W. 1906. Nr. 41. S. 1687.

— Die experimentelle Syphilisforschung. Berlin 1906.

— Der gegenwärtige Stand der Pathologie und Therapie der Syphilis. Kongr. f. inn. Med. Wien. 7. April 1908. Ref. W. kl. W. 1908. Nr. 19. S. 707—708.

— Neuere Forschungen auf dem Gebiete der Syphilis. Ärztl. Verein München. 11. Dez. 1908. Ref. B. kl. W. 1909. Nr. 1. S. 39.

— Über die Bedeutung der Wassermannschen Serodiagnose für die Praxis. M. m. W. 1909. Nr. 21. S. 1076—1077.

Neißer, Anfrage. B. kl. W. 1909. Nr. 22. S. 1050.
— Lupus oder tertiäre Lues? Sarkom oder primäre Lues? B. kl. W. 1909. Nr. 33. S. 1517—1520.
— Moderne Syphilisforschung. Verein der Ärzte Wiesbadens. 23. April 1909. Ref. B. kl. W. 1909. Nr. 34. S. 1589.
— Mitt. der schles. Gesellsch. f. vaterl. Kultur zu Breslau. 9. Dez. 1910. Ref: B. kl. W. 1911. S. 142—144.
— Zur Blutuntersuchung und 606-Behandlung der Prostitution. Zeitschr. f. Bekämpfung der Geschlechtskrankh. 1911. Bd. 12. Nr. 6. S. 201—209.
— Diagnostisches und Therapeutisches zur Syphilisfrage. Schlesische Gesellsch. f. vaterl. Kultur. 12. Mai 1916. Ref. Med. Klin. 1916. 22. S. 602.
— Bruck und Schucht, Diagnostische Gewebs- und Blutuntersuchungen bei Syphilis. D. m. W. 1906. Nr. 48. S. 1937—1942.
— und Siebert, Die Bedeutung und Wertung der serodiagnostischen Luesreaktion in der Praxis. Jahreskurse f. ärztl. Fortbild. April 1910.
Neuber, Beeinflußt die Quecksilberbehandlung die Immunkörper des Organismus? Orvosi Hetilap. 1910. Nr. 17—21. Ref. Arch. f. Derm. u. Syph. 1910. Bd. 104. H. 3. S. 566.
— Beeinflußt die Quecksilberbehandlung die Schutzstoffe des Organismus. Arch. f. Derm. u. Syph. 1911. Bd. 105. Nr. 1—2. S. 99.
Neue, Über die Auswertungsmethode des Liq. cerebrospinalis vermittelst der Wassermannschen Reaktion. M. m. W. 1912. Nr. 3. S. 121—124.
— Über eigenlösende Eigenschaften des Meerschweinchenserums und dadurch bedingte Fehlerquellen der W. R. D. m. W. 1913. 25. S. 1210.
— und Vorkastner, Diagnostische Vorteile und Erschwerungen durch die W. R. Mon. f. Psych. u. Neur. 1913. Ref. B. kl. W. 1913. 38. S. 1768.
Neve, 2 Tilfaelde af Dementia paretica „juγenilis". Hospitalstid. 1909. Nr. 26. S. 809—821.
Newmark, The occurence of a positiv Wassermann Reaction in two cases of nonspecific tumor of the central nervous system. Journ. of the Americ. med. Assoc. 6. Jan. 1912.
Nicolas et Charlet, Variations de la réaction de Wassermann faite en séries chez les syphilitiques. Annal. de Derm. et Syph. 1912. Nov. S. 605—630.
— Zur Frage der Reaktivierung der Wassermannschen Reaktion. Lyon. méd. Bd. 118. S. 1472.
— Favre et Charlet, Comparaison de résultats fournis par l'intradermo-réaction à la syphiline et par la séro-réaction de Wassermann. Bull. de la Soc. Méd. des Hôp. de Paris. 1910. Nr. 11. S. 440.
— et Moutot, Kritische Übersicht über die neuen Heilmittel zur praktischen Diagnostizierung der Syphilis. Journ. méd. français 15. April 1910. Ref. Mon. f. pr. Derm. 1911. Bd. 53. Nr. 3. S. 162.
Niculescu, Vergleichende Studie über den Wert der serodiagnostischen Methoden. Revista Stiintzelor med. Okt. 1910. Ref. Mon. f. pr. Derm. 1911. Bd. 52. Nr. 5. S. 246—247.
Nielsen-Geyer, Erfahrungen und Experimente über die Fehlerquellen in der Serodiagnostik der Syphilis. D. m. W. 1912. 29. S. 1378—1379.
— Une cause d'erreur dans le serodiagnostic de la syphilis. Soc. de Biol. 30. März 1912. S. m. 1912. Nr. 15. S. 180.
Nizzi, Die Wassermannsche Reaktion in Beziehung zu experimentellen Läsionen der Zentralnervensubstanz. Rev. exp. di Fren. Vol. 36. Nr. 1—2. Ref. Arch. f. Derm. u. Syph. 1912. Bd. 112. H. 2. S. 203—204.
Nobl, Studium zur Ätiologie der Alopecia areata. W. m. W. 1911. Nr. 15.
— und Arzt, Zur Serodiagnostik der Syphilis (Porges-Meiersche und Klausnersche Reaktion). W. kl. W. 1908. Nr. 9. S. 287—291.
Noé, Klinische Bedeutung der Reaktion von Hecht. Journ. de Bruxelles. 1912. Nr. 26.
Noguchi, Demonstration of Wassermanns reaction test. Journ. of Amer. med. Assoc. 1908. Nr. 22. S. 1894—1895.
— The relation of protein, lipoids and salts to the Wassermann reaction. Journ. of exper. Med. 1909. Nr. 1. S. 84—99.

Noguchi, Eine für die Praxis geeignete, leicht ausführbare Methode der Serum-
       diagnose bei Syphilis. M. m. W. 1909. Nr. 10. S. 494—497.
— Modifikation der Wassermannschen Reaktion. Journ. of Amer. med. Assoc.
       12. Juni 1909. Ref. D. m. W. 1909. Nr. 28. S. 1247.
— A rationel and simple system of serodiagnosis of syphilis. Journ. of Amer.
       med. Assoc. 1909. S. 1532.
— The butyric acid reaction for syphilis in man and monkeys. Proc. of the Soc.
       for exp. Biol. and Med. 1909. S. 51.
— Weitere Erfahrungen mit vereinfachter Methode der Serumdiagnose der Syphilis.
       Zeitschr. f. Immunitätsf. Bd. 7. H. 3. S. 353.
— Some critical considerations on the serum diagnosis of syphilis. Proc. of the
       Soc. for exp. Biol. and Med. 1909. S. 77.
— The fate so called syphilitical antibody in the precipitin reaction. Proc. of the
       Soc. for exp. Biol. and Med. 1909. S. 16.
— On non-spezific complement fixation. Proc. of the Soc. for exp. Biol. and Med.
       1909. S. 7.
— Serum diagnosis of Syphilis. Philadelphia 1910, 1911, 1912.
— Die Wassermannsche Reaktion und der praktische Arzt. M. m. W. 1910. Nr. 26.
       S. 1399.
— Non-specific complement fixation. Proc. of the Soc. for. exp. Biol. and Med.
       1910. S. 55—56.
— The present status of the Noguchi System of serodiagnosis of syphilis. Internat.
       Med. Journ. XVIII. Nr. 1.
— Experimentelle Syphilisforschung mit besonderer Berücksichtigung der Spiro-
       chaeta pallida. Journ. of Amer. med. Assoc. 1912. S. 1162.
— and Bronfenbrenner, Comparative merits of various complements and
       amboceptors in the serum diagnosis of syphilis. Journ. of experim. med.
       Vol. XIII. 1911. Nr. 1. S. 87—91.
— Biochemical studies on the so-called Syphilis antigen. Journ. of experim. med.
       Nr. 1. 1911. S. 43—68.
— The interference of inactive serum and eggwhite in the phenomenon of comple-
       ment fixation. Journ. of exper. Med. Nr. 1. 1911. S. 92—97.
— Variations in the complements activity and fixability of guinea pig. serum.
       Journ. of exp. Med. Vol. XIII. Nr. 1. 1911. S. 69—77.
Nonne, Zweite Jahresversamml. d. Gesellsch. deutsch. Nervenärzte, Heidelberg.
       3.—4. Okt. 1908. Ref. M. m. W. 1908. Nr. 44. S. 2300.
— Ärztl. Verein Hamburg. 17. Nov. 1908. Ref. M. m. W. 1908. Nr. 48. S. 2513.
— Syphilis und Nervensystem. 2. Aufl. Berlin 1909. S. 631—634.
— Weitere Erfahrungen (Bestätigungen und Modifikationen) über die Bedeutung
       der vier Reaktionen (Pleozytose, Phase 1, Wassermannreaktion im Serum
       und im Liquor spinalis) für die Diagnose der syphilogenen Hirn- und Rücken-
       markskrankheiten. Dritte Jahresversamml. d. Gesellsch. deutsch. Nerven-
       ärzte. Ref. Deutsche Zeitschr. f. Nervenheilk. 1910. 38. Bd. 3. u. 4. Heft.
       S. 291—307.
— Zur Differentialdiagnose von syphilogenen Erkrankungen des Zentralnerven-
       systems und nichtsyphilogener Erkrankung desselben bei Syphilitischen.
       Neurol. Zentralbl. 1910. H. 21.
— Der heutige Stand der Lehre von der Bedeutung der „vier Reaktionen" für
       die Diagnose und die Differentialdiagnose organischer Nervenkrankheiten.
       Deutsche Zeitschr. f. Nervenheilk. 42. Bd. H. 3—4. 1911. S. 201—239.
— Über Wert und Bedeutung der modernen Syphilistherapie für die Behandlung
       von Erkrankungen des Nervensystems. Deutsche Zeitschr. f. Nervenheilk.
       43. Bd, H. 3—6. S. 166—250. 1912.
— Zur Frühdiagnose der Dementia paralytica. Derm. Studium. Bd. 21. S. 51—69.
— Verhalten der Lumbalpunktur bei frischem sekundärem Luesexanthem. Biol.
       Abt. ärztl. Vereins zu Hamburg. 5. Nov. 1911. B. kl. W. 1912. Nr. 49. S. 2340.
— Neurol. Zentralbl. 1912. Nr. 1. S. 107—108.
— Über positive Syphilisreaktion nach der Behandlung bei Fehlen jeglicher Krank-
       heitssymptome. Ärztl. Verein in Hamburg. 5. Dez. 1912. Ref. D. m. W.
       1913. Nr. 2. S. 94.

Nonne, Disk. Ärztl. Verein Hamburg. 11. März 1913. Ref. M. m. W. 1913. 12. S. 671.
— Syphilis und Nervensystem. Berlin 1915.
— und Apelt, Über fraktionierte Eiweißausfällung in der Spinalflüssigkeit von Gesunden, Luetikern, funktionell und organisch Nervenkranken und über ihre Verwertung zur Differentialdiagnose der Dementia paralytica, Tabes dorsalis, tertiären und abgelaufenen Syphilis. Arch. f. Psych. 1908. S. 433 bis 460.
— und Hauptmann, Liquor cerebrosp. und Wassermann-Reaktion. Eine Entgegnung auf den gleichlautenden Artikel von Frenkel-Heiden. Neur. Zentralbl. 1912. Nr. 2. S. 94—97.
— und Holzmann, Weitere Erfahrungen über den Wert der neueren zytologischen, chemischen und biologischen Untersuchungsmethoden für die Differentialdiagnose der syphilogenen Erkrankungen des Zentralnervensystems, gesammelt an 295 neuen Fällen von organischen Erkrankungen des Hirns und des Rückenmarks. Deutsche Zeitschr. f. Nervenheilk. Bd. 37. S. 195—220.
— — Über die Wassermannreaktion im Liquor spinalis bei Tabes dorsalis, sowie über quantitative Auswertung von Stärkegraden der Wassermannschen Reaktion bei syphilogenen Krankheiten des Zentralnervensystems. Mon. f. Psych. u. Neur. Bd. 27. S. 128. Febr. 1910.
— — Serologisches zur multiplen Sklerose, speziell über die Kobrareaktion bei multipler Sklerose. 4. Jahresversamml. d. Gesellsch. Deutsch. Neurolog. Deutsche Zeitschr. f. Nervenheilk. 1911. 41. Bd. H. 1—3. S. 123—145.
Nordentoft, S. und J., Tertiäre Lues mit negativer W. R. Hospitalstidende. 1912. S. 303 u. 1913. 28.
Nuzum, Überflüssige chirurgische Eingriffe durch verkannte Tabes dorsalis. The Journ. of the Amer. Med. Assoc. Bd. 66. 7. 1916. Ref. Med. Klin. 1916. 17. S. 457.
Oberndorfer, Die luetische Aortis und Aortainsuffizienz. Ärztl. Verein i. München. 18. Nov. 1912. Ref. Med. Klin. 1913. Nr. 6. S. 233.
Obregia de Bruckner, Résistance de la putréfaction de l'anticorps syphilitique. S. m. 1909. Nr. 13. S. 154.
— — Le liquide céphalo-rachidien dans la paralysie générale stationaire, soumis à la reaction de Wassermann. Compt. rend. 1909. S. 60.
Öigaard, W. R. etc. Hospitalstidende. 1909. S. 1601.
— Syphilitische Herzkrankheiten und W. R. Zeitschr. f. klin. Med. Bd. 82. H. 5 u. 6. 1916.
Olivier et Pellet, Über die Porgessche Reaktion bei Idioten und Geisteskranken. Progr. méd. 1910. Nr. 48. Ref. W. kl. W. 1911. Nr. 9. S. 324.
Onarelli, Die Wirkung der Lezithininjektionen auf die Wassermannsche Reaktion. Gaz. degli osped. 1909. Ref. M. m. W. 1909. Nr. 21. S. 1092.
Opitz, Über die Bedeutung der Wassermannschen Luesreaktion für die Geburtshilfe. Med. Klin. 1908. Nr. 30. S. 1137—1138.
Oppenheim, Der gegenwärtige Stand der Lehre und der Therapie der Syphilis. Med. Klinik. 1908. Nr. 6. S. 177—182.
— Über Lezithinwirkung bei Syphilis. W. kl. W. 1908. Nr. 19. S. 679—681.
— Die Serodiagnostik der Syphilis. Med. Klinik. 1908. Nr. 27. S. 1039—1042; Nr. 28. S. 1080—1083.
Orkin, Ein Beitrag zur Syphilis des Herzens. B. kl. W. 1912. Nr. 25. S. 1177 bis 1181.
— Sachssches und Lessersches Extrakt bei W. R. B. kl. W. 1914. 15. S. 690.
Ossola, Sulla seroreazione di Wassermann e di Porges nei conigli sifilitici. Bioch. e Therap. Sperim. Bd. 1. H. 6. S. 165.
— Die Serumreaktion von Wassermann und Porges bei Kaninchen. Bioch. e Therapia experimentale. Jahrg. I. Nr. 6. Ref. Mon. f. pr. Derm. u. Syph. 1911. Bd. 52. Nr. 5. S. 253.
Paltauf, Die klinische Bedeutung des Krebses. W. kl. W. 1910. 46.
Panton und Fleming, Flemings Modifikation und die Wassermannreaktion. Lancet 1912.
Paoli und Pappagallo, Die Chromoreaktion Schürmann-Chirvino bei der Syphilis.

Gior. italiano delle malatti venere etc. 1910. Nr. 5. Ref. Mon. f. pr. Derm. Bd. 52. H. 4. S. 183.

Pappenheim, Das Wesen der Wassermannschen Reaktion der Zerebrospinalflüssigkeit. Fol. Serol. 1908. Nr. 6. S. 451.

— Deutsche Zeitschr. f. Nervenheilk. Bd. 36. H. 1—2. 1908.

— Zur Frage nach der Herkunft der die Wassermannsche Reaktion hervorrufenden Substanzen. M. m. W. 1910. Nr. 44. S. 2305.

Paris et Desmoulière, Sur un point de technique de la réaction de Wassermann. Bull. de la Soc. de Derm. etc. 1912. Nr. 2. S. 86—87.

— et Sabaréanu, La séroprécipitation chez les syphilitiques par le glycocholate de soude. Compt. rend. 1910. S. 292.

— — L'absence de réaction de fixation chez les syphilitiques. Gaz. des Hôp. 1910. Nr. 79.

— — La séro-précipitation chez les syphilitiques par le glycolate de soude. La Quinzaine Thérapeutique. 1910. Nr. 16. S. 374—375.

Parvu, Sérodiagnose de la syphilis. Trib. méd. 1908. Ref. Ann. des mal. ven. 1908. S. 846.

Pasini, Vergleichende Untersuchung über die verschiedenen zur Serumdiagnose bei Syphilis vorgeschlagenen Methoden nebst Betrachtungen über Syphilidologie. Osp. Magg. Vol. 4. 1909. S. 170.. Ref. Zeitschr. f. Immunitätsf. 1910. Bd. 2. S. 914.

— Die Ascoli-Izarsche Meiostagminreaktion in der Syphilis. Vergleichungsuntersuchung mit der Wassermannschen Serodiagnose. 12. Kongr. d. ital. Gesellsch. f. Derm. u. Syph. Rom. 21. Dez. 1910. Ref. Mon. f. pr. Derm. 1911. Bd. 53. Nr. 9. S. 507.

Pedersen, Serodiagnosis of syphilis. New York med. Journ. 1910. Nr. 19. S. 947. Nr. 20. S. 1012. Nr. 21. S. 1063. Nr. 22. S. 1113.

Penecke, Erfahrungen mit der quantitativen Komplementbindungsreaktion nach Sormani. Zeitschr. f. Immunitätsf. Bd. 118. 2. 1913.

Pereira, Der Wert der W. R. mit nichtinaktivem Serum. D. m. W. 1912. Nr. 35. S. 1649—1651.

Pergola, Riccerche sul pótere emoltici di siero die sangue dei sifilitici dops la cura e sulla resistenza della loro emazie e siero eteregenei. Ref. Zentralbl. f. Bakt. 1907. Bd. 40. S. 330.

Peritz, Lues, Tabes und Paralyse in ihren ätiologischen und therapeutischen Beziehungen zum Lezithin. B. kl. W. 1908. Nr. 2. S. 53—56.

· Über das Verhältnis von Lues, Tabes und Paralyse zum Lezithin. Zeitschr. f. exper. Pathol. u. Ther. S. 607—621.

— Disk. in Berl. Gesellsch. f. Psych. u. Nervenheilk. 13. Juni 1910. Ref. B. kl. W. 1910. Nr. 36. S. 1682.

Perutz, Die serologische Untersuchung zweier Leprafälle. W. m. W. 1916. 28.

Perussia, Bleivergiftung und Wassermannsche Reaktion. D. m. W. 1911. Nr. 34. S. 1559.

Pesker, Psychosen auf der Basis organischer Hirnaffektion und Wassermannscher Reaktion. Russki Wratsch. 1911. Nr. 27. Ref. M. m. W. 1911. Nr. 51. S. 2758.

Peters, Die Beziehungen des natürlichen Anti-Schaf-Ambozeptors zur Wassermannschen Reaktion. New York. Med. Journ. 18. Nov. 1911.

Petrén, Om den s. k. serumdiagnosen af syphilis. Svenska Läkarat. 1908. Nr. 28. S. 511—527.

Phelps, Die Noguchireaktion in der Serodiagnostik. New York. Med. Journ. 1910. Juli 23. S. 155.

Philip, Disk. Ärztl. Verein Hamburg. 25. März 1913. Ref. D. m. W. 1913. 29. S. 1435.

Photinos et Michaelis, La réaction de Wassermann dans le lépre. Internat. Dermatolog. Kongr. Rom. 1912. Ref. Annales de Derm. Juli 1912. S. 433.

— Die Wassermannsche Serumreaktion und die Pirquetsche Hautreaktion bei Lepra. 1912. Bd. 12. H. 4.

Pick und Proskauer, Die Komplementbindung als Hilfsmittel der anatomischen Syphilisdiagnose. Med. Klinik. 1908. Nr. 15. S. 539—541.

Pighini, La colesterina nel liquido cefalo-rachidiano dei paralitici, e sua partezipazione alla reazione di Wassermann. Rif. med. Vol. 25. 1909. S. 67—70. Ref. Zeitschr. f. Immunitätsf. Ref.-Teil.

Pignatari, Die Wassermannsche Reaktion in einem Fall von Retinochorioiditis macularis dunkler Ätiologie. Annal. di Oftale. Jahrg. 29. H. 1—2. Ref. Arch. f. Derm. S. 202.

Pillon, Die Wassermannsche Reaktion bei Neugeborenen. Lyon. méd. 1911. Bd. 17. S. 113. Ref. Derm. Wochenschr. Bd. 54. H. 4. S. 130.

Pinard, Syphilis et Immunité. Arch. générale de Médecine. 1910. S. 269.

Pinkus, Beiträge zur Kenntnis der Berliner Prostitution. Die Syphilis der Prostituierten. Arch. f. Derm. u. Syph. Bd. 113. S. 805—814.

Piotrowski, Zur Frühdiagnose der Paralysis progressiva. B. kl. W. 1916. 13.

Pisani, La reazione di Wassermann nella cheratite parenchimatosa e nell' infantilismo. Riv. crit. Clinica med. Vol. 10. 1909. S. 351—352. Ref. Zeitschr. f. Immunitätsf. 1909. Ref.-Teil. Bd. 1. H. 6. S. 429.

Placzek, Die Wassermannsche Reaktion als Hilfsmittel der forensisch-psychiatrischen Beurteilung. Schwachsinn, sexuelle Delikte. Med. Klinik. 1911. Nr. 17. S. 656—657.

Plaut, F., Über das Vorhandensein luetischer Antistoffe in der Zerebrospinalflüssigkeit von Paralytikern. B. kl. W. 1907. Nr. 5. S. 144—145.

— Über den gegenwärtigen Stand des serologischen Luesnachweises bei den syphilogenen Erkrankungen des Zentralnervensystems. M. m. W. 1907. Nr. 30. S. 1463—1471.

— Untersuchungen zur Syphilisdiagnose bei Dementia paralytica und Lues cerebri. Monatsschr. f. Psych. u. Neur. 1907. Bd. 22. S. 95—145.

— Die Serodiagnostik der Syphilis. Zentralbl. f. Nervenkrankh. u. Psych. 1908. Nr. 8.

— Die Wassermannsche Serodiagnostik bei erworbener und hereditärer Syphilis des Zentralnervensystems. 2. Jahresversamml. der Gesellsch. deutsch. Nervenärzte 1908. M. m. W. 1908. Nr. 44. S. 2301.

— Serodiagnostik der Syphilis. Zentralbl. f. Nervenheilk. u. Psych. 1908. S. 289 bis 295.

— Die Wassermannsche Serodiagnostik der Syphilis in ihrer Anwendung auf die Psychiatrie. Jena 1909.

— Die Lues-Paralyse-Frage. Allg. Zeitschr. f. Psych. 1909. Bd. 66. S. 340—372.

— Die Wassermannsche Reaktion und der praktische Arzt. M. m. W. 1910. Nr. 16. S. 853.

— Die Bedeutung der Wassermannschen Reaktion für die Psychiatrie. Zeitschr. f. d. ges. Neurol. u. Psych. 1910. Bd. IV. S. 39—47.

— Die Bedeutung der Wassermannschen Reaktion für die Psychiatrie. Zeitschr. f. ges. Neur. u. Psych. 1912. Bd. VI. H. 1. Ref. Arch. f. Derm. u. Syph. 1912. Bd. 112. H. 2. S. 206.

— Disk. Ärztl. Verein Hamburg. 25. März 1913. Ref. D. m. W. 1913. 29. S. 1436.

— und Göring, Untersuchungen an Kindern und Ehegatten von Paralytikern. M. m. W. 1911. Nr. 37. S. 1959—1961.

— und Heuck, Zur Fornetschen „Präzipitat"-Reaktion bei Lues und Paralyse. B. kl. W. 1908. Nr. 24. S. 1141—1142.

— — und Rossi, Gibt es eine spezifische Präzipitatreaktion bei Lues und Paralyse? M. m. W. 1908. Nr. 2. S. 66—69.

Plaut, H. C., Zur Wertschätzung der Brendel-Müller-Reaktion. M. m. W. 1913. Nr. 5. S. 238—239.

Plehn, Die praktische Bedeutung der Wassermannreaktion für die Therapie der Syphilis, besonders der Spätformen. B. kl. W. 1911. Nr. 34.

— Die praktische Bedeutung der Wassermannreaktion für die Behandlung der Syphilis. Berl. med. Gesellsch. 19. Juli 1911. Ref. D. m. W. 1911. Nr. 32. S. 1492.

Poar, Syphilis in der Beleuchtung der neueren Versuchsuntersuchung. Orv. Ujsag. 1912. Nr. 13.

Pogsay und Hemeth, Die Schürmannsche Reaktion und Lues. Bud. Ujs. 1909. Nr. 21. Ref. Mon. f. prakt. Derm. 1908. S. 47.

Pöhlmann, Physiologische Kochsalzlösung der neuen Pharmakopoe und Wasser-
    mannreaktion. M. m. W. 1911. Nr. 48. S. 2554.
— Über die Verwendung sodahaltiger physiologischer Kochsalzlösung bei der
    W. R. D. m. W. 1912. Nr. 14. S. 650—651.
Pollio, La reazione di Wassermann con le urine ha valore pratico. Rif. med.
    1909. Nr. 9. Ref. B. kl. W. 1909. Nr. 30. S. 1418.
Popoff, Über hämolysehemmende Erscheinungen bei luetischen Sera und über
    die Möglichkeit ihrer diagnostischen Verwertung. D. m. W. 1912. Nr. 51.
    S. 1833—1834.
Popowski, Zur Technik der Wassermannschen Reaktion. D. m. W. 1909. Nr. 34.
    S. 1481.
Porges, Gesellsch. d. Ärzte in Wien. 31. Jan. 1908. Ref. W. kl. W. 1908. Nr. 6.
    S. 206.
— Technik und Methodik der Serodiagnostik der Lues mit Hilfe der Ausflockungs-
    methode. Handbuch der Technik und Methodik der Immunitätsf. von Kraus
    und Levaditi. Bd. II. S. 1182—1184. Jena 1909.
— Eine neue Methode der Serodiagnose der Syphilis. M. m. W. 1908. 7.
— und Meier, Über die Rolle der Lipoide bei der Wassermannschen Syphilis-
    reaktion. B. kl. W. 1908. Nr. 15. S. 731—735.
Portmann, Eine neue Modifikation der Wassermannreaktion. B. kl. W. 1913.
    Nr. 4. S. 191.
— Erwiderung auf vorstehende Bemerkungen. B. kl. W. 1913. S. 239.
Pürckhauer, Wie wirkt die spezifische Therapie auf die Wassermann-A. Neißer-
    Brucksche Reaktion ein? M. m. W. 1909. Nr. 14. S. 698—702.
Pust, Die praktischen Konsequenzen der Wassermannschen Luesreaktion für den
    Frauenarzt. Gynäk. Rundschau. Jahrg. III. H. 12. S. 434—439.
Quadflieg, Beitrag zur Modifikation der Wassermann-Neißer-Bruckschen
    Reaktion nach M. Stern. D. m. W. 1913. 18. S. 847.
Quarelli, Azione delle inierzioni di lecitina sulla reazione di Wassermann. Gaz.
    Osp. e Clin. Vol. 30. 1909. S. 103—104.
Raab, Technik der Blutentnahme für die W. R. M. m. W. 1913. 35. S. 1941.
Rabinowitsch, Über das Wesen der W. R. Wratsch. Gaz. 1913. 33. Ref. M. m. W.
    1913. 50. S. 2809.
— Über eigenlösende Eigenschaften des Meerschweinchenserums und dadurch
    bedingte Fehlerquellen der W. R. D. m. W. 1913. 25. S. 1210.
— Syphilis und W. R. bei Findelsäuglingen. Zeitschr. f. Bakt. Bd. 72. H. 4 u. 5.
    1914.
Rae, Mac, The Wassermann Reaction and 606. New York med. Journ. 31. Dez.
    1910.
— Eisenbrey and Swift, The use of pure lipoids and alcoholic extracts with
    active and inactive serum in the complement-fixation tests for syphilis. Arch.
    of int. Med. Nov. 1910. Nr. 6. S. 469—477.
Rajchmann und Szymanowski, Praktische Bemerkungen zur Wassermann-
    schen Reaktion. Przegl. lekarski. 1909. Nr. 25. D. m. W. 1909.
Ranzi, Über Komplementablenkung durch Serum und Organe. W. kl. W. 1906.
    Nr. 51. S. 1552—1555.
Rasp und Sonntag, Über die sog. „paradoxe" Wassermannsche Reaktion. D. m.
    W. 1911. Nr. 15. S. 683—686.
Ravaut, Le liquide céphalo-rachidien des Hérédo-syphilitiques. Ann. de derma-
    tologie. 1907. Nr. 2.
— Le liquide céphalo-rachidien au cours de la syphilis acquise et héréditaire. Revue
    mensuelle de médecine interne et de thérapeutique. 15. Juni 1909. S. 257.
    Ref. Ann. de Dermat. et de Syph. 1909. S. 709—713.
— Studie über die Biopsie der meningo-vascularité syphilitique. Presse médicale.
    1911. Nr. 77.
Raviart, Breton et Petit, Recherches sur la réaction de Wassermann chez
    quatre cents aliénés. Compt. rend. 29. Febr. 1908. T. LXIV. S. 358.
— — — Gayet et Cannac, Réaction de Wassermann et aliénation mentale.
    Revue de méd. 1908. Nr. 9. S. 840—852.

Raviart, Gayet et Cannac, Aliénation mentale et la réaction de Wassermann.
Presse méd. 1908. Nr. 11. S. 564. Ref. Mon. f. prakt. Derm. 1908. Nr. 10.
S. 537.
Ravbitschek, Serodiagnostik der Syphilis. Verein der Ärzte der Bukowina.
Ref. W. kl. W. 1909. Nr. 30.
Recio, La réaction de Wassermann dans la lèpre. Lepra. T. II. 1909. Nr. 3.
S. 292—298.
Redaelli, Über eine serumdiagnostische Methode bei Syphilis für den praktischen
Arzt. Bioch. e. terap. sper. Anno II. Fasc. 4.
Redlich, Über die W. R. bei der Tabes dorsalis. Med. Klinik. 1913. 38. S. 1539.
Reicher, Über Wassermannsche Reaktion und Narkose. D. m. W. 1910. Nr. 13.
S. 617.
Reinhardt, Über positive Wassermannsche Reaktion bei Lepra, Framboesie
und Scharlach. M. m. W. 1909. Nr. 42. S. 2197.
— Wassermannsche Reaktion. Ärztl. Verein Hamburg. 12. Okt. 1909. B. kl. W.
1909. Nr. 43. S. 1954.
— Erfahrungen mit der Wassermann-Neißer-Bruckschen Syphilisreaktion. M. m.
W. 1909. Nr. 41. S. 2092—2097.
— Wassermannsche Reaktion in der Modifikation nach Margarethe Stern. Ärztl.
Verein Hamburg. 12. Okt. 1909. Ref. D. m. W. 1910. Nr. 4. S. 197.
— Theorie der Wassermannschen Reaktion bei Syphilis. Altonaer ärztl. Verein.
10. Nov. 1909. M. m. W. 1910. Nr. 10. S. 548.
— Disk. in Berl. med. Gesellsch. B. kl. W. 1912. Nr. 36. S. 1730.
Reinhardt und Oeller, Hamster-Komplement an Stelle von Meerschweinchen-
Komplement bei der Wassermannschen Luesreaktion. M. m. W. 1916.
Nr. 39. Feldärztl. Beil. S. 1399.
Reinhold, Über die luetischen Erkrankungen der Aorta. M. m. W. 1912. Nr. 42.
S. 2289—2292. Nr. 43. S. 2347—2349.
Reischeg, Statistische Beobachtungen über kongenitale Lues. Diss. München
1911.
Reitter, Ein Beitrag zu den syphilitischen Erkrankungen des Herzens und der
Aorta unter besonderer Berücksichtigung der Ergebnisse der Wassermann-
schen Reaktion. Inaug.-Diss. Freiburg 1911. Ref. Mon. f. prakt. Derm.
1911. Bd. 53. S. 470.
Reubner, Hereditäre Syphilis und Wassermannreaktion. Arch. of Pediatrie.
Juni 1911. Ref. Derm. Wochenschr. 1912. Nr. 7. S. 215.
— Hereditäre Syphilis und Wassermannsche Reaktion bei 5 Fällen in einer Familie.
New York. Acad. med. 1911. März. Med. Record. 1911. Okt. 14. S. 803.
Reyn, Fehlende Wassermannsche Reaktion bei tertiärer Hautsyphilis. Arch. f.
Derm. u. Syph. 1912. Bd. 113. S. 843—848.
Richards, W. R. bei Acidosis nach Diabetes mellitus. Journ. of Amer. Med. Assoc.
12. April 1913. Ref. D. m. W. 1913. 19. S. 907.
Richter, Bedeutung der Wassermannschen Blutuntersuchung für die Diagnose
und Therapie der Frühsyphilis. Med. Gesellsch. in Chemnitz. 25. Nov. 1909.
Ref. M. m. W. 1910. Nr. 8. S. 429.
Ridder und Marzocati, v. Dungernsche Modifikation der Wassermannschen
Reaktion. Journ. de Bruxelles. 1911. Nr. 22. Ref. D. m. W. 1911. Nr. 25.
S. 1184.
Rietschel, Über den Infektionsmodus bei der kongenitalen Syphilis. Med. Klinik.
1909. Nr. 18. S. 658—663.
— Über die Vererbung der Syphilis. Gesellsch. f. Natur- u. Heilk. zu Dresden.
16. Okt. 1909. Ref. M. m. W. 1909. Nr. 51. S. 2658.
Rindfleisch, Status thymo-lymphaticus und Salvarsan. B. kl. W. 1913. Nr. 12.
S. 542—543.
Ritz, Sublimat und Wassermannsche Reaktion. Zeitschr. f. Immunitätsf. 1910.
Bd. 7. H. 1—2. S. 170.
Ritz und Sachs, Erfahrungen über die Serodiagnose der Syphilis. D. m. W.
1912. Nr. 47. S. 2009—2012.
Robinson, D. O., La méthode de Noguchi dans le séro-diagnostic de la syphilis.

Annales des maladies vénériennes. 1910. Nr. 12. Ref. Mon. f. pr. Derm. 1911. Bd. 52. H. 4. S. 182.

Robinson, D. O., Étude par la méthode de Noguchi des modifications du sérodiagnose à la suite d'injections d'arsenobenzol. Bull. de la Soc. franç. de Derm. et de Syph. Juli 1911. S. 325—327.

Rocamore, Salvarsan bei Lepra. Lepra. Bd. 13. Nr. 1.

Roddy, Ein Resumée über 100 W. R. New York. med. Journ. 23. Sept. 1911.

Roemer, Untersuchungen über die intrauterine und extrauterine Antitoxinübertragung von der Mutter auf ihre Deszendenten. B. kl. W. 1901. Nr. 46. S. 1150—1157.

Roemheld, Was nützt die Wassermannsche Blutprobe in diagnostisch-zweifelhaften Fällen dem praktischen Arzt? M. m. W. 1912. Nr. 33. S. 1804—1805.

Roger, Sur la déviation du complément par les sérosités syphilitiques. Soc. Méd. des Hôpit. 1. u. 21. Jan. 1910. Ref. S. m. 1910. Nr. 4. S. 47.

Rohde, Beitrag zur Bewertung der W. R. D. m. W. 1914. 35. S. 1683.

Rolly, Die Wassermannsche Seroreaktion bei Lues und anderen Infektionskrankheiten. M. m. W. 1909. Nr. 2. S. 62—63.

Rominger, Erzeugung von Komplementbindungsreaktion durch Zusatz von chemischen Substanzen zum normalen Serum. M. m. W. 1913. 16.

Rosanoff and Wiseman, Syphilis and Insanity. Amer. Journ. of Insanity. Jan. 1910.

Rosenfeld und Tannhauser, Die Serodiagnose der Lues mittelst Ausflockung durch glykocholsaures Natrium. D. m. W. 1910. Nr. 4. S. 164—166.

Rosenthal, Disk. in Berl. med. Gesellsch. 15. Juni 1910. Ref. B. kl. W. 1910. Nr. 26. S. 1251.

Ross and Jones, On the use of certain new chemical tests in the diagnosis of general paralysis and tabes. Brit. med. Journ. 1909. Nr. 2523. S. 1111—1113.

Rossi, Lo stato presente della sierodiagnosi nella tabe e nella paralysi progressiva. Riv. di Path. nerv. e. ment. 1908. Vol. 13. H. 3. Ref. Fol. Serol. 1909. S. 233.

— Contributo statistico e considerazione critiche sulla sierodiagnosi nella sifilide, tabe e paralysi progressiva. Acc. med. Fisica. Fiortentina 10. Dez. 1908. Ref. Fol. Serol. 1909. S. 234.

— Sulla specificita della reazione di Wassermann. Riv. di Path. nerv. e ment. 1909. Vol. 13. H. 6. Ref. Zeitschr. f. Immunitätsf. 1909. Ref.-Teil. Bd. 1. H. 6. S. 429.

— Über die Methodik der Wassermannschen Syphilisreaktion. Zeitschr. f. Immunitätsf. Bd. 10. H. 3.

— Über die Serodiagnose Wassermann. Assoc. med. Florenz. 2. Mai 1911. Ref. Arch. f. Derm. u. Syph. Bd. 112. H. 4. S. 488.

Rost, Liquoruntersuchungen bei Syphilis. Derm. Zeitschr. 1916. S. 147—163 u. 263—249.

Rostoski, Bedeutung der Wassermannschen Reaktion für die innere Medizin. Versamml. d. Freien Vereinigung für inn. Med. im Königr. Sachsen. 16. Mai 1909. Ref. D. m. W. 1909. Nr. 22. S. 997.

Roth, Über die Modifikation der Wassermannschen Reaktion nach v. Dungern. Korrespondenzbl. f. Schweiz. Ärzte. 1911. Nr. 8. S. 257. Ref. Annal. de Derm. et de la Syph. Juli 1911.

Rotmann, Die positiven Seiten der Serodiagnostik der Syphilis. Russki Wratsch. 1910. Nr. 27. Ref. Mon. f. prakt. Derm. 1911. Bd. 52. H. 4. S. 221.

Roubinowitsch et Levaditi, Rôle de la syphilis dans l'étiologie de la démence précoce. Soc. de Biol. 29. Mai 1909. Ref. S. m. 1909. Nr. 23. S. 276.

Roustacroix et Payan, Absence de déviation du complément en présence des antigènes syphilitiques chez un malade atteint de bilharziose. Soc. de Biol. 29. S. m. 1911. Nr. 20. S. 239.

Rühl, Über die diagnostische Wertlosigkeit der negativen Wassermannschen Reaktion. Derm. W. 1913. Nr. 6. S. 159—162.

Runge, Lupus erythematodes der Nase mit + W. R. Ärztl. Verein Hamburg. 4. April 1916. Ref. M. m. W. 1916. 17. S. 609.

Russovitch, Über die klinische Bedeutung der Wassermannschen Reaktion. Inaug.-Diss. Berlin 1908.

Rusz, Wiss. Verein d. Militärärzte d. Garnison Wien. Ref. in Der Militärarzt. 1909. Nr. 10. S. 154.

Ruta, Über die angebliche Substitution des Kalium chloricum an Stelle des hämolytischen Ambozeptors bei der Wassermannschen Reaktion. Gazz. intern. d. Med. 1910. Nr. 24. Ref. Arch. f. Derm. u. Syph. 1912. Bd. 112. Nr. 2. S. 202—203.

Saalfeld, Disk. in Berl. med. Gesellsch. 8. Juni 1910. Ref. B. kl. W. 1910. Nr. 26. S. 1246.

— Berl. med. Gesellsch. 19. Okt. 1910. Ref. B. kl. W. 1910. Nr. 45. S. 2079 bis 2080.

Saar, Ein Fall von akut verlaufener insel. Sklerose der Medulla obl. Charité-Ann. Jahrg. 33.

Saathoff, Erfahrungen mit der Wassermannschen Reaktion in der inneren Medizin. M. m. W. 1909. Nr. 39. S. 1987—1990.

— Plaut und Baisch, Über die klinische Bedeutung der Wassermannschen Reaktion in der inneren Medizin, der Psychiatrie und der Frauenheilkunde. Ärztl. Verein München. 21. Juni 1909. Ref. B. kl. W. 1909. Nr. 32. S. 1509.

Sabin, B., Psoriasis und psoriasisform. Syphilid. Diagnostischer Wert der Seroreaktion nach Wassermann. Annal. des malad. vénér. Bd. 6. H. 8. Aug. 1911. Ref. Mon. f. prakt. Derm. 1911. Bd. 53. Nr. 8. S. 446.

Sabourand et Vernes, De la réaction de Wassermann appliquée aux péladiques. Annales de Derm. et de Syph. 1911. S. 257—285.

Sabrazés und Eckenstein, Über eine einfache Methode zur Komplementfixation bei der Syphilis. Lancet. 22. Jan. 1910.

Saccone, Die Wassermannreaktion bei Hautkrankheiten. Annal. di Med. Navale. H. 1. 1910. Ref. Arch. f. Derm. u. Syph. Bd. 104. Nr. 3. S. 566.

Sachs, Des modifications du sérum sanguin par le chauffage. S. m. 1908. Nr. 26. S. 301—303.

— The Wassermann reaction in its relation to diseases of the central nervous system. Journ. of Amer. med. Assoc. 1909. Nr. 12. S. 929.

— Über den Einfluß des Cholesterins·auf die Verwendbarkeit des Organextrakts zur Wassermannschen Syphilisreaktion. B. kl. W. 1911. Nr. 46. S. 2066 bis 2067.

— Über Differenzen der Blutbeschaffenheit in verschiedenem Lebensalter. Zentralbl. f. Bakt. Bd. 34. (1903.)

— Zur Methodik der W. R. Hyg. Rundschau. 1914. 12. Ref. Med. Klinik. 1914. 28. S. 1202.

— und Altmann, Über die Wirkung des oleinsauren Natrons bei der Wassermannschen Reaktion auf Syphilis. B. kl. W. 1908. Nr. 10. S. 494—497.

— — Über den Einfluß des Cholesterins auf die Verwendbarkeit der Wassermannschen Komplementbindung bei Syphilis. B. kl. W. 1908. Nr. 14. S. 699 bis 700.

— — Komplementbindung. Handbuch von Kolle und Wassermann. 2. Ergänzungsband. S. 455.

— — und Rondoni, Beiträge zur Theorie und Praxis der Wassermannschen Syphilisreaktion. I. B. kl. W. 1908. Nr. 44. S. 1968—1971.

— — Beiträge zur Theorie und Praxis der Wassermannschen Syphilisreaktion. II. Zeitschr. f. Immunitätsf. Bd. 1. H. 1. S. 132—151.

Sadoun, Über den Einfluß des Quecksilbers und Arseniks auf die Modifikationen der Serodiagnostik bei der Syphilis. Inaug.-Diss. Paris 1911.

Sakaguchi und Nakagana, Japan. Zeitschr. f. Derm. u. Urol. Bd. 11. H. 3—5. 1911. Ref. Mon. f. prakt. Derm. 1911. Bd. 53. Nr. 8. S. 453.

Salinger, Salvarsan bei Chorea minor. M. m. W. 1912. 25 S. 1576.

Salomonsen et Madsen, Recherches sur la marche de l'immunisation active contre la diphthérie. Ann. de l'Institut. Pasteur. 1889. S. 262—272.

Samelson, Über die v. Dungernsche Syphilisreaktion bei Lues congenita. Zeitschr. f. Kinderheilk. 1913. 2.

Sampietro e Tesa, Sulla deviazione del complemento nei tumori maligni. Ann. d'Igiene. Bd. 18. S. 4. Ref. B. kl. W. 1909. Nr. 35. S. 1620.

Sänger, Wert einiger Modifikationen (Cholesterinherzextrakt und Kältemethode) der W. R. für die Neurologie. Jahresversamml. d. Ges. d. Nervenärzte. Breslau. 29. Sept. bis 1. Okt. 1913. Ref. D. m. W. 1913. 48. S. 2383 u. Neur. Zentralbl. 1913. 22.

Saratéanu, Der Wert der W. R. für die Behandlung der Prognose der Syphilis. Inaug.-Diss. Bukarest 1912. Ref. M. m. W. 1914. 24. S. 1356.

— und Velican, Die Wassermannsche Reaktion in der Schwangerschaft der Frauen und bei den Wöchnerinnen. Mon. f. Geburtsh. u. Gynäkol. (1913.) Bd. 37, 1.

v. Sarbó, Über den Wert der Seroreaktion bei Nervenkrankheiten. Deutsche Zeitschr. f. Nerv. Bd. 40. S. 347. 1910.

— und Kiß, Wert der Wassermannschen Reaktion bei Nervenerkrankungen. Orvosi Hetilap. 1910. Nr. 30—33. Ref. D. m. W. 1910. Nr. 46. S. 2163 bis 2164.

Satta und Donati, Über das Verhalten von verschiedenen Extrakten bei der Wassermannschen Reaktion mit Berücksichtigung ihrer antikomplementären und hämolytischen Wirkung. W. kl. W. 1910. Nr. 18. S. 659.

— — Einfluß des Alkohols auf syphilitische Sera bei der Komplementbindungsreaktion. W. kl. W. 1910. Nr. 29.

— — Über die Hemmung der Wassermannschen Reaktion durch Sublimat und über die Möglichkeit, dieselbe aufzuheben. M. m. W. 1910. Nr. 11. S. 567.

— — Hat das Sublimat eine Wirkung auf die Wassermannsche Reaktion? W. kl. W. 1910. Nr. 20. S. 739.

— — Untersuchungen über die Komplementbindungsreaktion. Zeitschr. f. Immuntätsf. Bd. 7. H. 5—6.

— — Untersuchungen und Bemerkungen über die Komplementbindungsreaktion. Zeitschr. f. Immunitätsf. 1912. Bd. 15. S. 584—609.

Schatiloff und Isabolinsky, Untersuchungen über die Wassermann-Neißer-Brucksche Reaktion bei Syphilis. Zeitschr. f. Immunitätsf. Bd. 1. H. 2. S. 316—340.

Scheidemandel, Über das Wesen und die Technik und die klinische Bedeutung der Serodiagnostik der Lues. Würzburger Abhandl. a. d. Ges. f. prakt. Med. 1909. Bd. 10. H. 1.

— Erfahrungen über die Spezifität der Wassermannreaktion, die Bewirkung und Entstehung inkompletter Hemmungen. Deutsch. Arch. f. klin. Med. 1911. Bd. 101. H. 5—6. S. 482—497.

Schenk, Über die Bedeutung der Lezithinausflockung bei malignen Tumoren. M. m. W. 1909. Nr. 28. S. 1415—1417.

— Lezithinausflockung bei malignen Tumoren. Wiss. Ges. deutsch. Ärzte in Böhmen. 4. Juni 1909. Ref. D. m. W. 1909. Nr. 51. S. 2302.

Schereschewsky, Serumreaktion bei Scharlach und Masern. M. m. W. 1908. Nr. 15. S. 794—795.

— Experimentelle Beiträge zum Studium der Syphilis. Zentralbl. f. Bakt. Bd. 47. 1908. H. 1. S. 41—56.

— Syphilisdiagnostik und das Syphilisdiagnostikum nach v. Dungern. D. m. W. 1911. H. 18. S. 828—829.

Schilling und v. Hoeßlin, Trypanosomeninfektion und Komplementbindung. D. m. W. 1908. Nr. 33. S. 1422—1425.

Schindler, Die paterne Übertragung der Syphilis auf die Nachkommenschaft. Arch. f. Derm. u. Syph. 1912. Bd. 115. S. 935—970.

Schkarin, Anwendung der Wassermannschen Reaktion bei Rindern. 82. Versamml. deutsch. Naturf. u. Ärzte. 21. Sept. 1910. Ref. Arch. f. Derm. u. Syph. Bd. 104. H. 2. S. 314.

Schleisner, Zur Frage der Komplementbindung bei Scharlach. W. kl. W. 1908. Nr. 40. S. 1375—1376.

Schlesinger, Osteoperiostitis luetica. Ges. f. inn. Med. u. Kinderheilk. Wien. 28. Okt. 1909. Ref. B. kl. W. 1909. Nr. 46. S. 2081.

Schlimpert, Die Serodiagnostik der Syphilis an der Leiche. Ges. f. Natur- u. Heilk. Dresden. 20. März 1909. Ref. M. m. W. 1909. Nr. 29. S. 1505 u. Verh. d. deutsch. path. Ges. Bd. 13. (1909.)

Schlimpert, Beobachtungen bei der Wassermannschen Reaktion. D. m. W.
1909. Nr. 32. S. 1386—1389.
— und Voswinkel, Modifikation der Wassermannschen Serodiagnostik der
Syphilis. Ges. f. Natur- u. Heilk. Dresden. 20. März 1909. Ref. M. m. W.
1909. Nr. 29. S. 1505.
Schmidt, H., Zur Bedeutung der Blutuntersuchung bei latenter Syphilis.
B. kl. W. 1908. Nr. 46. S. 2089.
— Die Wassermannreaktion am Leichenserum. 83. Versamml. deutsch. Natur-
forsch. u. Ärzte. Karlsruhe. 11. Sept. 1911.
— Die Wassermannreaktion am Leichenserum. D. m. W. 1912. Nr. 17. S. 802
bis 805.
Schmidt, Über die Bedeutung der W. R. im allgemeinen und im besonderen
für die Behandlung der syphilitischen Soldaten. B. kl. W. 1916. 22. S. 589.
— Erwiderung auf die vorstehenden Bemerkungen (Müller). B. kl. W. 1916. 36.
S. 1008.
Schmidt, P., Studien über das Wesen der Wassermannschen Reaktion. Zeitschr.
f. Hyg. u. Inf. 1911. Bd. 69. S. 513.
— Zur Apparatur und Technik der Wassermannschen Reaktion. M. m. W. 1911.
H. 15. S. 793—794.
Schmidt, W., Über Bantische Krankheit bei hereditärer Lues etc. M. m. W.
1910. 12. S. 625.
Schmincke und Stoeber, Zur Kritik der Schürmannschen Farbenreaktion bei
Lues. D. m. W. 1909. Nr. 21. S. 937.
Schmith, Die Laboratoriumsdiagnose der Syphilis. Journ. of Amer. Med. Assoc.
18. Nov. 1911.
Schnitter, Wassermannsche Reaktion bei Bleivergifteten. D. m. W. 1911.
Nr. 22. S. 1030.
Schoenrich, Die Wassermannsche Reaktion. Amer. Journ. of Derm. 1911.
S. 481—485.
Schölberg and Goodall, On the Wassermann-Reaction in 172 Cases of mental
disorders and 66 control cases syphilitic and other. The Journ. of mental
Science. April 1911. Ref. B. kl. W. 1911. Nr. 35. S. 1607.
Scholtz, Die Bedeutung der Wassermannschen Reaktion für Diagnose und
Therapie der Syphilis. Ver. f. wiss. Heilk. Königsberg. 21. März 1910. Ref.
B. kl. W. 1910. Nr. 15. S. 697.
— Die Bedeutung der Wassermannschen Reaktion für die Diagnose und Therapie
der Syphilis. Med. Klinik. 1910. Nr. 17. S. 688.
Schönhals, Über atypischen Ausfall der Wassermannreaktion bei einem Falle
von anatomisch-pathologisch sicherer Paralyse. Mon. f. Psych. u. Neurol.
Bd. 29. H. 2.
— Serologische Beiträge zur Lues-Paralyse-Frage. Mon. f. Psych. u. Neurol.
1913. Ref. B. kl. W. 1913. 38. S. 1768.
Schonnefeld, Die Serodiagnostik der Syphilis. Inaug.-Diss. Bonn 1909.
Schoo, Die Wassermannsche Reaktion und Malaria. Tijd. v. Geneesk. 1910.
Nr. 5.
Schottmüller, Der Liquor cerebrospinalis bei Infektionskrankheiten, insbesondere
im Zusammenhang mit der Wassermannreaktion bei Polyomyelit. acut.
epidemica. M. m. W. 1912. Nr. 37. S. 1988—1992.
— Disk. Ärztl. Verein Hamburg. 11. März 1913. Ref. M. m. W. 1913. 12. S. 671.
— Die Bedeutung der Syphilis und der Wert der W. R. für das Versicherungs-
wesen. Bl. f. Vertrauensärzte d. Lebensversich. 1913. 2. Ref. M. m. W.
1913. 48. S. 2699.
Schousboe, Wassermanns Reaktion i Otologien. Ugeskrift f. Laeger. 1911. Nr. 2.
S. 46—48.
Schroeter, Erfahrungen mit der Wassermannreaktion an der Hand von 1300 Fällen
unter besonderer Berücksichtigung der Sternschen Reaktion. Nat.-med.
Ges. zu Jena. 2. März 1911. Ref. M. m. W. 1911. Nr. 20. S. 1108—1109.
Schubert, Über die Bedingungen zur exakten Anwendung der Komplement-
ablenkungsmethode. Arch. f. wiss. u. prakt. Tierheilk. 1909. Bd. 35. S. 319.

Schubert, Med. Ges. Chemnitz. 25. Nov. 1909. Ref. M. m. W. 1909. Nr. 8.
    S. 429.
Schüffner, Über Framboesia tropica und die Wassermannreaktion. Gem. Zijd-
    schr. v. Nederl. Ind. B. 1911. Ref. Arch. f. Derm. u. Syph. 1912. Bd. 112.
    H. 1. S. 99—100.
— Die Wassermannsche Reaktion bei Ulcus tropicum und der Wert der ver-
    schiedenen Antigene in den Tropen. Zeitschr. f. Hygiene u. Inf. 1912. Bd. 72.
    H. 2. S. 362—370 u. Bd. 76. H. 3.
Schultz, Über Hemmung der Alkoholhämolyse durch Blutsera Luetischer. Fol.
    urol. Bd. 7. H. 8.
Schultze, E., Über syphilogene Erkrankungen des Zentralnervensystems. Med.
    Klinik. 1912. Nr. 48. S. 1936—1939. u. Nr. 49. S. 1978—1981.
— Über syphilidogene Erkrankungen des Zentralnervensystems. Med. Klinik.
    1912. 48 u. 49. S. 1936.
— Tabes und Trauma B. kl. W. 1912. 45. S. 2113.
Schultze, Bedeutung der W. R. im Liquor cerebrospinalis bei Tabes mit gastri-
    schen Krisen. Med. Ges. Göttingen. 2. Juli 1914. Ref. B. kl. W. 1914. 38.
    S. 1562.
Schultz-Zehden, Erfahrungen über die Dungernsche Methode der Syphilis-
    reaktion in der Sprechstunde. Med. Klinik. 1910. Nr. 27. S. 1058.
— Bemerkungen zur Arbeit von Dr. Richard Frühwald u. Dr. Felix Weiler über
    die v. Dungernsche Modifikation der Wassermannschen Reaktion. Nr. 44.
    Diese Wochenschr. Berl. kl. W. 1911. Nr. 45. S. 2087.
Schulz, Zur Statistik der somatischen, besonders serologischen Symptome der
    progressiven Paralyse. Neurol. Zentralbl. 1913. 16.
Schumacher, Die Serodiagnose der Syphilis in der Augenheilkunde nebst Be-
    merkungen über die Beziehungen der Tuberkulose zur Syphilis bei Augen-
    leiden. D. m. W. 1909. Nr. 44. S. 1914—1919.
Schürmann, Luesnachweis durch Farbenreaktion. D. m. W. 1909. Nr. 14.
    S. 616.
— Ein künstlicher Extrakt zur Anstellung der Luesreaktion. Med. Klinik. 1909.
    Nr. 17. S. 627—628.
Schütz, Disk. in Berl. med. Ges. 15. Juni 1910. Ref. B. kl. W. 1910. Nr. 26.
    S. 1251.
Schütze, Experimenteller Beitrag zur Wassermannschen Serodiagnostik bei
    Lues. B. kl. W. 1907. Nr. 5. S. 126—129.
— Erkrankungen der Aorta, Tabes dorsalis und Lues. Deutsche Zeitschr. f. Chir.
    1908. S. 13—20. Bd. 95.
— Tabes und Lues. Zeitschr. f. klin. Med. 1908. S. 397—424.
Schwartz, Über Tabes und Lues cerebri und ihre Beeinflussung durch Salvarsan.
    St. Petersb. m. W. 1911. Nr. 49. u. 50. Ref. Berl. klin. W. 1912. Nr. 4.
    S. 173.
— Eine vergleichende Studie der Wassermann- und Weil-Kobra-Giftreaktion auf
    Syphilis. New York. med. Journ. 6. Jan. 1912.
— Disk. Deutsch. Zeitschr. f. Nervenheilk. Bd. 43. H. 3—6. S. 281—313.
Schwartz und Flemming, Über das Verhalten des Ehrlich-Hataschen Präparates,
    des Arsenophenylglyzin, des Jodkali und des Sublimat zur Wassermann-
    schen Reaktion. M. m. W. 1910. Nr. 37. S. 1933—1934.
Schwarzwald, Über die Ausflockungsreaktion nach Porges. W. kl. W. 1909.
    Nr. 28. S. 993—996.
Segale, Das syphilitische, ozonisierte Serum erwirbt fixierende Eigenschaften
    für das Komplement. Pathologica. 15. März. Ref. Arch. f. Derm u. Syph.
    1912. Bd. 112. H. 4. S. 489.
Seiffert, Über Serodiagnostik der Syphilis. Korrespondenzbl. f. Schweizer Ärzte.
    1910. Nr. 12.
— und Barteczko, Betrachtungen über die Serodiagnostik der Syphilis auf
    Grund praktischer Erfahrungen und statistischer Ergebnisse. Korrespon-
    denzbl f. Schweizer Ärzte. 1910. Nr. 10—11.
Seiffert und Rasp, Reaktionsumschläge bei wiederholter W. R. Arch. f. Hyg.
    Bd. 79. (1913.)

Seige, Neuere Arbeiten zur Physiologie und Pathologie des Liquor cerebrospinalis. (Referat.) Med. Klinik. 1912. 11. S. 25.
Selenew, Die Schattenseiten der Wassermannschen Reaktion. Russ. Zeitschr. f. Haut- u. Geschlechtskrankh. Nov. 1908. Ref. M. m. W. 1909. Nr. 17. S. 876.
— Der Einfluß der Behandlung der Syphilis auf die Wassermannsche Reaktion. Russ. Zeitschr. f. Haut- u. vener. Krankh. Bd. 20. Nov. 1910. Ref. Mon. f. prakt. Derm. Bd. 52. H. 4. S. 185.
— Das Collessche Gesetz und die Wassermannsche Reaktion, wahrscheinlich Übertragung der Syphilis auf die dritte Generation. Russ. Zeitschr. f. Haut- u. vener. Krankh. Bd. 20. Nov. 1910. Ref. Mon. f. prakt. Derm. 1911. Bd. 52. Nr. 4. S. 184—185.
— Syphilisbehandlung und W. R. Ruß. Zeitschr. f. Haut- u. Geschlechtskrankh. Ref. M. m. W. 1911. Nr. 17. S. 919—920.
Seligmann, Beitrag zur Frage der sogenannten Komplementbindung. B. kl. W. 1907. Nr. 32. S. 1013.
— Zur Kenntnis der Seruminaktivierung. Biochem. Zeitschr. 1908. Bd. 10. H. 4—6.
— Zur Kenntnis der Wassermannschen Reaktion. Zeitschr. f. Immunitätsf. Bd. 1. H. 2. S. 340—351. (1909.)
— und Blume, Die Luesreaktion an der Leiche. B. kl. W. 1909. Nr. 24. S. 1116 bis 1120.
— und Klopstock, Über Serumreaktionen bei Scharlachkranken. B. kl. W. 1908. Nr. 38. S. 1719—1720.
— und Pinkus, Beiträge zur Theorie und Praxis der Wassermannschen Reaktion. Zeitschr. f. Immunitätsf. Bd. 5. H. 4. S. 377. (1910.)
Selter und Grouven, Serodiagnostik bei Lues. Niederrhein. Ges. f. Natur- u. Heilk. in Bonn. 14. Dez. 1908. Ref. D. m. W. 1909. Nr. 21. S. 954.
Semon, Eklampsie und Wassermannreaktion. Zeitschr. f. Geburtsh. u. Gynäk. 1910. Bd. 67. S. 773.
Senator, Hufeland-Gesellschaft. 10. Juni 1909. Ref. Med. Klinik. 1909. Nr. 29. S. 1102.
— Internat. Kongr. Budapest. 30. Aug. 1909. Ref. M. m. W. 1909. Nr. 37. S. 1916.
Serra, La séro-réaction de Wassermann chez les lapins inoculés de lépre à la chambre antérieure de l'oeil. Lepra XIII. 3.
— Klinischer und experimenteller Beitrag zur Wassermannschen Reaktion bei Syphilis. Gaz. int. di med. e chir. Neapel 1910. 27—31. Ref. Arch. f. Derm. u. Syph. 1911. Bd. 106. Nr. 1—2. S. 253 u. Bd. 109. Nr. 1—3.
— und Gentilli, Wassermannsche Reaktion im Blute des Nabelstranges, im Blute der Mutter und des Kindes nach der Geburt. Ihre Spezifität bei der hereditären Syphilis. Beziehung zwischen serologischer Reaktion, klinischer Erscheinung. Parasitologie und anatomische Alterationen der Eiadnexe. Pathologie III. Jahr. Nr. 63. Juni 1911. Ref. Derm. W. 1912. Bd. 54. Nr. 4. S. 130.
Sézary, Die chronischen Leukozyten der Zerebrospinalflüssigkeit der Syphilitiker. Gaz. des hôp. 1912. Nr. 121.
Shiga, Das ER-Lezithin als Antigen bei der W. R. Zentralbl. f. Bakt. Beil. zu Bd. 54.
— Die W. R. und der Verlauf derselben nach Salvarsaninjektion. B. kl. W. Nr. 41. S. 1937—1939.
Shiskina und Yavain, Die Serodiagnostik der Syphilis. Russ. Wratsch. 1908. S. 641. Ref. D. m. W. 1908. Nr. 32. S. 1406.
Siebert, Weitere Untersuchungen über die Syphilisreaktion nach Karvonen. Arch. f. Derm. u. Syph. Bd. 113. S. 1031—1038.
— und Mironescu, Über die Brauchbarkeit der Syphilisreaktion nach Karvonen. D. m. W. 1911. Nr. 45. S. 2084—2086.
Siegert, Hereditäre Lues in der dritten Generation. Verein niederrhein.-westfäl. Kinderärzte. 28. Febr. 1909. Ref. Jahrb. f. Kinderheilk. 1909. S. 599.
Signorelli, Über den Einfluß des Phenols auf die W. R. Zeitschr. f. Immunitätsf. Bd. 19. H. 2.

Silvestri, Syphilis und Scharlach. Gazz. d. Osp. et de Clin. Nr. 93. 1911. Ref. Derm. W. 1912. Nr. 35. S. 1104.

Silvestrini, Contributs al valore pratico della reazione di Wassermann. Ann. di med. nav. et colon. I. 5—6. Ref. Zentralbl. f. Chir. 1913. 24.

Simmonds, Disk. zu Lucksch's Vortrag. Verh. d. deutsch. path. Ges. Bd. 14. (1910.)

Simon, Complement fixation in malignant disease. Journ. of Amer. med. Assoc. 1909. Nr. 14. S. 1090—1092.

— and Thomas, Complement fixation in malignant disease. Journ. of exper. Med. 1908. Nr. 5. S. 673.

Simonelli, Verwendung der syphilitischen Kornea zur Wassermann-Neißer-Bruckschen Reaktion. Gaz. d'osp. Nr. 89. Ref. D. m. W. 1908. Nr. 33. S. 1447.

— Über den Wert der Reaktion von Porges und Ascoli-Izar im Vergleich mit der Wassermannschen. Giorn. ital. della malatii vener. etc. Ref. M. f. prakt. Derm. Bd. 53. Nr. 10. S. 552.

— Über den Wert der Porges- und Ascoli-Izarschen Reaktion im Vergleich zu der Wassermannschen. 12. Kongr. d. ital. Ges. f. Derm. u. Syph. Rom. 21. Dez. 1910. Ref. Mon. f. prakt. Derm. 1911. Bd. 53. Nr. 9. S. 507.

Slatinéanu et Daniélopolu, Sur la présence d'anticorps specifiques dans le sérum des malades atteints de lèpre. Compt. rend. 1908. T. II. S. 309 bis 310.

— — Sur la présence d'anticorps spécifiques dans le sérum des malades atteints de lèpre. Zentralbl. f. Bakt. 1908. Bd. 48. S. 480—483.

— — Réaction de fixation avec le sérum et le liquide céphalorachidien des malades atteints de lèpre en présence de l'antigène syphilitique. Compt. rend. 1908. T. II. S. 347—348.

— — Réaction de fixation avec le sérum et le liquide céphalorachidien des malades atteints de lèpre en présence de l'antigène syphilitique. Zentralbl. f. Bakt. 1909. Bd. 49. S. 289—291.

— — Fixation, en présence de lécithine comme antigène, de l'alexine par le sérum, mais non par le liquide céphalo-rachidien des lépreux. Soc. de Biol. 20. u. 27. Febr. 1909. Ref. S. m. 1909. Nr. 10. S. 116—117.

— — Réaction des lépreux à la tuberculine et réaction de fixation dans la lèpre en employant la tuberculine comme antigène. Compt. rend. Bd. 65. S. 530.

— — Présence de fixateur dans le liquide céphalo-rachidien des sujets atteints de lèpre. Compt. rend. Bd. 65. S. 702.

— — Sur la réaction des lépreux à la tuberculine. Compt. rend. 1909. Bd. 67. Nr. 25. S. 149.

Sleeswijk, Die Serodiagnostik der Syphilis nach Noguchi. D. m. W. 1910. Nr. 26. S. 1213.

So, Über die Verwertbarkeit der modifizierten Präzipitationsmethode nach Porges. Zentralbl. f. Bakt. Bd. 63. H. 4—6. S. 442—449.

— Über den Einfluß von Organerkrankungen auf die Extrakte bei der Wassermannreaktion. Zentralbl. f. Bakt. Bd. 63. Nr. 4—6. S. 438—442.

Sobernheim, Kurze serologische Mitteilung zur Angina-Vincenti-Frage. Arch. f. Laryng. 1909. Bd. 21. H. 3. S. 504—506. Ref. M. m. W. 1909. 19. S. 987.

— Serologische Untersuchungen bei Ozaena. Laryng. Ges. 19. März 1909. Ref. B. kl. W. 1909. Nr. 21. S. 990.

— Ozaena und Syphilis. Arch. f. Laryng. Bd. 22. H. 3. S. 430—435. Ref. M. m. W. 1909. 30. S. 1556.

— Zur Organisation der Serodiagnostik nach Wassermann. B. kl. W. 1910. Nr. 29. S. 1365.

Söderbergh, W. R. im Blute bei Alkaptonurie. Neur. Zentralbl. 1914. 1. Ref. D. m. W. 1914. 4. S. 195.

Sommerfeld, Komplementablenkung bei Scharlach. Arch. f. Kinderheilk. 1909. Bd. 50. S. 38. Ref. D. m. W. 1909. Nr. 31. S. 1362.

Sonnenberg, Weitere Erfahrungen über Serodiagnostik der Syphilis. Med. Ges. Magdeburg. 29. April 1909. Ref. M. m. W. 1909. Nr. 33. S. 1714.

Sonntag, Neuere Erfahrungen über die Serumdiagnostik der Syphilis mittelst

der Wassermannschen Reaktion. Korrespondenzbl. f. Schweizer Ärzte. 1911.
H. 11—13.
Sonntag, Neuere Erfahrungen über die Serumdiagnostik der Syphilis mittelst
der Wasermannschen Reaktion. Beih. zur Med. Klinik. Nr. 7. 1911. S. 176
bis 206.
— Über die Brauchbarkeit der v. Dungernschen vereinfachten Methode der W. R.
für die Syphilisdiagnostik. Med. Klinik. 1916.
— Zur Frage der Spezifität der W. R.: Tumor und Narkosesera. D. m. W. 1916.
Sormani, Quantitative Bestimmung der luetischen Serumveränderungen mittelst
der Reaktion von Wassermann, Neißer und Bruck. Arch. f. Derm. u. Syph.
(1909.) Bd. 48. H. 1. S. 73—90 u. Bd. 68. H. 1. (1913.)
— Quantitative Komplementbindungsreaktion (insbesondere Reaktion von Wasser-
mann) mit vorausberechneten Komplementquanta. Genaue Technik für
kleinere Quantitäten. Zeitschr. f. Immunitätsf. Bd. 11. Nr. 2. 1911. S. 243
bis 263.
— Über die von Prof. Dr. Kromayer und Dr. Trinchese vorgeschlagene „Therapia
causalis" der pseudonegativen Wassermannschen Reaktion. Med. Klinik.
1912. Nr. 34. S. 1393.
— Die Bedeutung der paradoxen Sera bei der W. R. D. m. W. 1912. Nr. 37.
S. 1740.
— Wert und Methodik der Bestimmung des luetischen Index. M. m. W. 1914. 2.
S. 69.
Sorrentino, Über die Bedeutung der Zytoskopie der Zerebrospinalflüssigkeit
bei Syphilis. Ref. Derm. W. 1912. Nr. 33. S. 1053—1054. Ref. med. 1911.
Nr. 49—50.
Souques, La réaction de Wassermann dans la maladie osseuse de Paget. Soc.
méd. des Hôp. 24. Jan. 1913. S. m. 1913. Nr. 5. S. 57.
Sourd et Pagniez, La réaction précipitante du sérum syphilitique vis-à-vis des
solutions de glycochate de soude. Soc. de Biol. 10. Juli 1909. Ref. S. m.
1909. Nr. 29. S. 348.
— Nouvelle méthode de sérodiagnostic de syphilis. Gaz. des Hôp. Nr. 128.
— La réaction de prézipitation de Porges dans le syphilis et dans le tabes. Gaz.
des Hôp. 1910. Nr. 82. Ref. Mon. f. prakt. Derm. 1911. Bd. 52. Nr. 5.
S. 253.
Sowade, Über Spirochaete pallida. Kulturimpfungen nebst Bemerkungen über
die W. R. beim Kaninchen. D. m. W. 1911. Nr. 42. S. 1934—1936.
Spät, Über den Mechanismus der Wassermannschen Reaktion. Wiss. Ges. deutsch.
Ärzte in Böhmen. 20. Mai 1910. Ref. M. m. W. 1910. Nr. 23. S. 1261.
— Über den Mechanismus der W. R. Folia urol. Bd. 5. Nr. 4. S. 387—398.
Spiegel, Was leistet die v. Dungernsche Methode der Syphilisreaktion. M. m. W.
1910. Nr. 45. S. 2334.
Spiegler, Kongr. f. inn. Med. Wien. 6.—9. April 1908. Ref. B. kl. W. 1908.
Nr. 19. S. 941.
Spieß, Positive W. R. bei malignen Geschwülsten. 20. Tagung d. Vereins d.
Laryng. Stuttgart. 7. u. 8. Mai 1913. Ref. D. m. W. 1913. 28. S. 1392.
Spiethoff, Zur Ätiologie und Pathologie des Lupus erythemat. chron. und acut.
Arch. f. Derm. u. Syph. 1912. Bd. 113. S. 1047—1060.
Spillmann et Lamy, A propos du sérodiagnostic de la syphilis. Interprétation
d'une réaction négative chez un syphilitique. Compt. rend. 1908. T. I. S. 561
bis 563.
Spindler, Bemerkung über den Komplementgehalt und die W. R. des Blutes
Lepröser. Derm. Zentralbl. Bd. 16. Nr. 3.
Spitzer, Weitere Beiträge zur ätiologischen Therapie der Syphilis. D. m. W.
1909. Nr. 1.
Springer, Sur la valeur clinique de la réaction de Wassermann dans les maladies
nerveuses et mentales. Ref. Bull. de l'Inst. Pasteur. 1910. S. 148.
— Über den klinischen Wert der W. R. Medycyna in Kronlek. 1910. Nr. 35—38.
Ref. Arch. f. Derm. u. Syph. Bd. 106. S. 457.
Stade, Theorie und Wesen der Wassermannschen Reaktion. Med. Klin. 1909.
S. 263.

Steffenhagen, Über Komplementbindungsreaktion bei Lepra. B. kl. W. 1910.
    Nr. 29. S. 1362.
Stein, Die W. R. Med. Record. 18. Nov. 1911.
— Die W. R. Ihre praktische Bedeutung für die menschliche Gesellschaft. Med.
    Record. 1911. S. 1023.
Steinhaus, Über den praktischen Wert der W. R. La policlin. 1911. Nr. 5.
    Ref. Mon. f. prakt. Derm. 1911. Bd. 53. Nr. 3. S. 160.
— Die Noguchi-v. Dungernsche Modifikation der Wassermannschen Methode der
    Serodiagnose der Syphilis. La policlinique. Bruxelles 1911. Nr. 12. Ref.
    Derm. W. 1912. Bd. 54. Nr. 5. S. 155.
— Bemerkungen zu den neuen Arbeiten über die Anwendung der v. Dungern-
    schen Methode der Serodiagnostik der Syphilis. Policlinique 1912. Nr. 2.
Steinitz, Über die vereinfachte W. R. nach v. Dungern-Hirschfeld. M. m. W.
    1910. Nr. 47. S. 2476—2478.
— Zur Verwendung der W. R. in der inneren Medizin. Med. Klinik. 1912. Nr. 45.
    S. 1834—1837.
Stephens, Ein einfacher Ersatz der W. R. The Arch. of diagnosis. 1915. Bd. 8.
    H. 2. Ref. B. kl. W. 1915. 31. S. 819.
Stern, C., Über einige Bedenken gegen die Bauersche Modifikation der Wasser-
    mannschen Reaktion. B. kl. W. 1909. Nr. 11. S. 497—500.
— Über die Bewertung einer „Serum-Farbenreaktion" zum Luesnachweis. B. kl. W.
    1909. Nr. 23. S. 1068—1069.
— Über die sogenannten „Verfeinerungen" der Wassermannschen Reaktion.
    D. m. W. 1910. Nr. 24. S. 1118.
— Über „eigenlösende" Eigenschaften des Meerschweinchenserums und dadurch
    bedingte Fehlerquellen der W. R. D. m. W. 1913. Nr. 9. S. 405—407.
Stern, Henny, Über die praktische Verwertbarkeit der von Wassermann kon-
    trollierten Luesextrakte. D. m. W. 1911. Nr. 27. S. 1264.
Stern, Karl, Über den Einfluß der Zittmannschen Kur auf den Ausfall der
    Wassermannschen Reaktion. Med. Klin. 1910. Nr. 23. S. 898.
Stern, M., Zur Technik der Serodiagnostik der Syphilis. B. kl. W. 1908. Nr. 32.
    S. 1489—1490.
— Eine Vereinfachung und Verfeinerung der serodiagnostischen Syphilisreaktion.
    Zeitschr. f. Immunitätsf. Bd. 1. H. 3. S. 422—438.
— Über die Bewertung der unsicheren und „paradoxen" Reaktion bei der sero-
    diagnostischen Untersuchung der Syphilis. Zeitschr. f. Immunitätsf. 1910.
    Bd. 5. H. 2—3. S. 201.
— Über die Brauchbarkeit der Bariumsulfatbehandlung von Leichenserum
    zwecks serodiagnostischer Untersuchung. Zeitschr. f. G. 1912. Bd. 13. S. 688.
— Theorie und Praxis der W. R. Zeitschr. f. Immunitätsf. (1914.) 22. H. 2.
Sternberg, Ärztl. Verein Brünn. W. kl. W. 1908. Nr. 20. S. 741.
— Ges. f. inn. Med. u. Kinderheilk. Wien. 9. Dez. 1909. Ref. W. kl. W. 1909.
    Nr. 1. S. 33.
— W. R. W. kl. W. 1914. 18 u. Deutsch. path. Ges. 17. Tagung 23.—25. März
    1914. München. Ref. M. m. W. 1914. 13. S. 741.
Stertz, Die Serodiagnostik der Paralyse und der postsyphilitischen Erkran-
    kungen des Nervensystems. Med. Sekt. d. schles. Ges. f. vaterl. Kultur
    Breslau. Ref. B. kl. W. 1908. Nr. 26. S. 1253.
— Die Serodiagnostik in der Psychiatrie und Neurologie. Allg. Zeitschr. f. Psych.
    u. psych.-gerichtl. Med. 1908. Bd. 65. 1908. S. 565—575.
— Die Bedeutung der Lumbalpunktion für die Diagnose von Gehirn- und Rücken-
    markskrankheiten. Med. Klinik. 1912. 4. S. 133—137.
Sterzing, Luetische Aortenerkrankungen, insbesondere das Aortenaneurysma.
    Ärztl. Verein Krefeld. 25. Jan. 1913. Ref. M. K. 1913. Nr. 11. S. 433.
Steyerthal, Die W. R. in der Sprechstunde. Forts. d. Med. 1911. Nr. 6. Ref.
    Mon. f. prakt. Derm. 1911. Bd. 53. Nr. 9. S. 521.
Stiner, Untersuchungen über die Brauchbarkeit der v. Dungernschen Reaktion
    für die Serumdiagnostik der Syphilis. Korrespondenzbl. f. Schweizer Ärzte.
    1911. Nr. 33.

Stiner, Ergebnisse der Serumdiagnose bei kongenitaler Lues. Schweiz. Korrespondenzbl. 1912. Nr. 16.
— Weitere Erfahrungen über Verwendung von Azetonextrakt bei der Serumdiagnostik der Syphilis. D. m. W. 1912. Nr. 49. S. 2300—2302.
Stopezanski, Beobachtungen über die Diagnose der Syphilis vermittelst der Wassermannschen Reaktion. W. kl W. 1909. Nr. 47. S. 1631—1637.
Strandberg, Ove, Über die Bedeutung der W. R. in der Rhinologie. B. kl. W. 1911. 34. Nr. 1549—1550.
Stroscher, Die Therapie der kongenitalen Syphilis mit Einschluß serologischer Untersuchungsergebnisse. Derm. Zeitschr. 1910. S. 485.
Strouse, The diagnostic value of the butyric acid test (Noguchi) in the cerebrospinal fluid. The Amer. med. Assoc. 1911: S. 1171—1174.
v. Strümpell, Lehrb. d. spez. Path. u. Therapie d. inn. Krankh.
— Über die Vereinigung der Tabes dors. mit Erkrankungen des Herzens und der Gefäße. D. m. W. 1907. 47.
Stuelp, Über Wesen und Technik der Wassermann-Neißer-Bruckschen Luesreaktion nebst Bemerkungen über ihre praktische Bedeutung. Arch. f. Augenheilk. LXVII. Bd. 1. Nr. 1.
Stühmer, Luesnachweis durch Farbenreaktion. Fortschr. d. Med. 1909. Nr. 19. Ref. D. m. W. 1909. Nr. 30. S. 1327.
— Über zwei neuere Syphilisreaktionen. Med. Ges. Magdeburg. 29. April 1909. Ref. M. m. W. 1909. Nr. 33. S. 1714.
— Über die von Tschernogubow angegebene Modifikation der Wassermannschen Reaktion. D. m. W. 1909. Nr. 35. S. 1517—1518.
— Über die ätiologische Bedeutung der Syphilis bei chronischen Gelenkerkrankungen. M. m. W. 1910. Nr. 7. S. 385.
— Über die Verwendung autolysierter Lebern zu Organextrakten für die Wassermannsche Reaktion. Zentralbl. f. inn. Med. 1910. Nr. 14.
— Zur Technik der Untersuchung der Lumbalflüssigkeit auf W. R. Zentralbl. f. Bakt. Bd. 61. H. 1—2. S. 171—175.
— Zur Technik der Untersuchung der Lumbalflüssigkeit auf W. R. Zeitschr. f. Bakt. 1911. H. 1—2.
Stumme, W. kl. W. 1908. S. Ber. c. Coenen.
Stumke, Vorübergehende + W. R. bei Leistendrüsenentzündungen und nicht syphilitischen Ulzerationen. Med. Klinik. 1916. 6. S. 147.
Stümpke, Welche Beziehungen bestehen zwischen Jod (Jodkali) und dem Ausfall der Seroreaktion? M. m. W. 1910. Nr. 29. S. 1532.
Stutzer, Über die Serodiagnose der Syphilis nach Porges. Wratsch. Gaseta. 1911. Nr. 10. S. 343. Ref. Mon. f. prakt. Derm. 1911. Bd. 53. Nr. 3. S. 157.
Sugai, Zur klinisch-diagnostischen Verwertung der Komplementbindungsmethode bei Lepra. Arch. f. Derm. u. Syph. 1909. Bd. 95. S. 313—319.
Swift, A comparative study of serum diagnosis in syphilis. Arch. int. Med. Vol. IV. Okt. 1909. S. 376.
— Der Gebrauch aktiven und inaktiven Serums in der Komplementablenkungsprobe der Syphilis. Arch. f. Int. Med. Nov. 1909.
— Die Serumdiagnose der Syphilis. New York. med. Journ. 26. März 1910. Ref. Mon. f. prakt. Derm. 1910. Bd. 51. Nr. 8. S. 383.
— Prinzipien und klinische Anwendung der W. R. Journ. cut. dis. XXVII. Ref. Arch. f. Derm. u. Syph. Bd. 101. S. 449.
— und Ellis, Behandlung der Tabes mit direkten Injektionen von Salvarsanhalt.-Serum von derselben Patientin. New York. Med. Journ. 13. Juli 1912.
Szecsi, Beitrag zur Differentialdiagnose der Dementia paralytica, Sclerosis multiplex und Lues cerebrospinalis auf Grund der zytologischen und klinischen Untersuchungen der Lumbalflüssigkeit. Mon. f. Psych. u. Neurol. Bd. 26. 1909. S. 352.
Symanski, Hirschbruck und Gardiewski, Luesnachweis durch Farbenreaktion. B. kl. W. 1909. Nr. 19. S. 874—875.
Taege, Die Technik der Wassermann-Neißer-Bruckschen Serodiagnostik der Syphilis. M. m. W. 1908. Nr. 33. S. 1730—1733.

Tallquist, Hvilka kliniska erfarenheter har Wassermanns reaktionen lämnat os?
   Finska läkarasälskapets handlingar. 1913. März. S. 344—348.
Tanton et Combes, Le séro-diagnostic de la syphilis par la méthode de Porges.
   Soc. de Biol. 12. März 1910.
Taußig, Über die v. Dungernsche Modifikation der W. R. Casopis Lékareo
   leskych. 1911. 44.
Teißier et Lautenbacher, Sérum rougeoleux et anticorps syphilitique. Soc.
   de Biol. 27. Mai. 3. Juni 1911. Ref. S. m. 1911. Nr. 24. S. 286.
Teruuchi und Toyoda, Die Cuorinseroreaktion zur Diagnose der Syphilis.
   W. kl. W. 1910. Nr. 25. S. 919.
Theilhaber, Die Beziehungen von chronischen Entzündungen etc. zu der Ent-
   wicklung von Tumoren. D. m. W. 1912. 6.
Thibierge et Weißenbach, La réaction de Wassermann en Médicine legale.
   Annal. d'Hygiène publique et Médicine légale. T. XVII. 1912. S. 81—117.
Thiele und Embleton, Some observations on the Wasserman-Reaction. Zeitschr.
   f. Immunitätsf. 1913. Bd. 17. H. 4. S. 430—465.
— — Einige Beobachtungen bei der W. R. Zeitsch. f. Immunitätsf. Bd. 16.
   H. 4. 1913.
— — Methoden zur Erhöhung der Genauigkeit und Empfindlichkeit der W. R.
   Lancet. 21. Febr. 1914 u. 11. April 1914. Nr. 4721 u. 4728. Ref. B. kl. W.
   1914. 13. S. 609 u. 20. S. 941.
Thilenius, Beiträge zur serologischen Syphilisreaktion bei chirurgischen Er-
   krankungen. Diss. Breslau 1910.
Thomas und Joy, Journ. of the Amer. med. Assoc. 1914. Bd. 62. 19. Ref.
   Med. Klinik. 1914. 9. S. 389.
Thompson, Cholesterinisierte Antigene. Journ. of the Amer. med. Assoc. 1914.
   Bd. 62. 19. Ref. Med. Klinik. 1914. 23. S. 994.
Thomsen, Oluf, Pathologisk-anatomiske Forandringer i Efterbyrden ved Syfilis.
   Kopenhagen 1905.
— Den moderne Syfilisforskning. II. Den diagnostiske Serumundersogelse.
   Hospitalst. 1907. Nr. 30. S. 770—782.
— Den diagnostiske Serumreaktion ved Syfilis, Dementia paralytica og Tabes.
   Hospitalst. 1908. Nr. 20. S. 558—567.
— Wassermann-Reaktion med Maelk. Hospitalst. 1909. Nr. 41. S. 1289—1300.
— Die Wassermannsche Reaktion mit Milch. B. kl. W. 1909. Nr. 46. S. 2052
   bis 2055.
— Nogle Bemaerkninger i Anledning af Dr. Ellermanns Artikel: Den Bordet-
   Gengouske Reaktion ved Syfilis (Wassermanns Reaktion). Ukeskr. f. Laeger.
   1909. Nr. 51. S. 417—418.
— og Bjarnhedinsson, Undersögelser over Komplementbindung med Serum
   af Spedalske. Hosp. Tid. 1910. Nr. 33. S. 954.
— — Untersuchungen über Komplementbindung mit dem Serum Aussätziger.
   Zeitschr. f. Immunitätsf. Bd. 7. H. 4. S. 414.
— og Boas, Wassermann-Reaktion ved medfödt Syfilis. Hospitalst. 1909. Nr. 3.
   S. 57—71.
— — Svar til Dr. Ellermann. Hospitalst. 1909. Nr. 5. S. 144—147.
— — Gensvar til. Dr. Ellermann. Hospitalst. 1909. Nr. 6. S. 172—173.
— — Die Wassermannsche Reaktion bei kongenitaler Syphilis. B. kl. W. Nr. 12.
   S. 539—542.
— — Die Wassermannsche Reaktion bei angeborener Syphilis. Arch. f. Derm.
   u. Syph. 1912. Bd. 111. S. 91—116.
— — Über die Thermoresistenz der in der Wassermannschen Reaktion wirk-
   samen Antikörper in den verschiedenen Stadien der Syphilis und bei anderen
   Krankheiten. Zeitschr. f. Immunitätsf. Bd. 10. H. 3.
— und Boas, Einfluß der Temperatur auf die Komplementbindung bei W. R.
   Hospitalstitende. 1913. 36.
Thomsen-Boas-Hjorth und Leschly, Eine Untersuchung der Schwachsinnigen,
   Epileptiker, Blinden und Taubstummen Dänemarks mit Wassermanns Reak-
   tion. B. kl. W. 1911. Nr. 20. S. 891.

Thomsen, R., Über die Bedeutung der progressiven Paralyse für die allgemeine Praxis. Beiheft 4 zur Med. Klinik. 1909. S. 81—102.
Tommasi, Sul valore diagnostico della reazione di Porges vol glicocholato sodico sul siero dei malati di paralisi progressiva. Riv. di Patol. nerv. e ment. 1909. Nr. 2. Ref. Zeitschr. f. Immunitätsf. Ref.-Teil. Bd. 1. H. 6. S. 428.
Torday, Wassermannsche Reaktion. Bud. Orv. Usag. 1909. Ref. Mon. f. Derm. 1909. Nr. 7. S. 355.
Török und Vas, Die Anwendung der Wassermannschen Reaktion zur Diagnose der Syphilis. Derm. Beil. zu Nr. 19 d. Bud. Orv. Usag. 1909. Ref. Zeitschr. f. Immunitätsf. 1910. Bd. 2. H. 3.
Touraine, La réaction de Wassermann chez les syphilitiques traités par le dioxydiamidoarsenobenzol. Soc. méd. des Hôp. 4. Nov. 1910. Ref. S. m. 1910. Nr. 45. S. 539.
Towle, The serodiagnosis of syphilis. Boston med. and surg. Journ. 1908. Nr. 15.
Toyosumi, Über den Mechanismus der Lezithinausflockung durch Rinderserum. W. kl. W. 1908. Nr. 17. S. 611—612.
— Über die komplementbindenden Stoffe luetischer Sera. Zentralbl. f. Bakt. 1909. Bd. 51. H. 5. S. 601.
— Komplementabsorption durch Bakterienextrakte. Zentralbl. f. Bakt. 1909. S. 325.
— Welche Antikörper spielen bei der Komplementbindung eine Rolle? Arch. f. Hyg. 1909. Bd. 69. H. 1.
— Über die Natur der komplementbindenden Stoffe bei Lues. W. kl. W. 1909. Nr. 21. S. 747—748.
Traube, Zur Diagnose der Syphilis. D. m. W. 1911. Nr. 5. S. 203.
Trembur, Lymphosarkomatose und positive W. R. Deutsch. Arch. f. klin. Med. Bd. 101. H. 1—2. S. 20—30.
— Schroeder und Busse, Erfahrungen mit der W. R. an der Hand von 1300 Fällen, auch unter Berücksichtigung der Sternschen Modifikation. Klin. Jahrb. Bd. 26. H. 1.
Tribondeau, Emploi d'extraits végétaux dans la réaction de Wassermann. Acad. de sciences. 27. Jan. 1913. Ref. S. m. 1913. H. 6. S. 68.
Trinchese, Die Beeinflussung der W. R. durch Schwankungen des Komplements. B. kl. W. 1912. Nr. 41. S. 1935—1937.
— Die Eigenhemmung der Sera, ein Symptom der Lues. D. m. W. 1913. 34.
Troller, Die Komplementablenkung und die W. R. Ihr Wert in der ärztlichen Praxis. Journ. de méd. de Paris. 1911. Nr. 14.
Tschernogubow, Eine einfache Methode der Sérumdiagnose bei Syphilis. B. kl. W. 1908. Nr. 47. S. 2107—2108.
— Zur Frage der Herstellung von syphilitischen Antigenen. W. kl. W. 1909. Nr. 10. S. 336—338.
— Ein vereinfachtes Verfahren der Serumdiagnose bei Syphilis. D. m. W. 1909. Nr. 15. S. 668—669.
— Zur Technik der Serodiagnostik nach Wassermann, Neißer und Bruck. Russk. Wratsch. 1909. Nr. 26. Ref. D. m. W. 1909. Nr. 31. S. 1367.
— Zur Frage von der Anwendung aktiver Sera für die Serumdiagnose der Syphilis. B. kl. W. 1909. Nr. 40. S. 1808—1812.
Tschiknawerow, Die Wassermannsche Probe bei Syphilis, Scharlach und Malaria. Russk. Wratsch. 1909. Nr. 26. Ref. D. m. W. 1909. Nr. 31. S. 1367.
Tuccio, Die W. R. Pathologica. 1911. Nr. 52.
Turchi, Über die Serodiagnose der Syphilis mit Hilfe einer Farbenreaktion. Riv. di Patol. nerv. e ment. 1909. H. 7.
— Behufs der Serodiagnose der Syphilis vermittelst einer Farbenreaktion. Il. Morgagni. 6. April 1910. Ref. Mon. f. prakt. Derm. 1910. Bd. 51. Nr. 8. S. 378.
Tuschinski und Iwaschenzow, Die W. R. bei der Krankenhauspraxis. Russk. Wratsch. 1912. Nr. 13—15. Ref. Derm W. 1912. Nr. 48. S. 1484. u. M. m. W. 1913. 12. S. 662.
Ucke, Über die W. R. St. Petersb. med. Zeitschr. 1913. 5. Ref. B. kl. W. 1913. 22. S. 1027.

Uffenheimer, Über Komplementbindung bei Scharlach. M. m. W. 1909. Nr. 48.
    S. 2471—2474.
Uhde und Macknuici, Vergleichende Resultate bei W. R. The Journ. of. Am.
    Med. Assoc. 1915. 10. Ref. Med. Klinik. 1915. 46. S. 1274.
Ullom, Noguchis Modifikation der W. R. Technische Resultate. Amer. Journ.
    of Derm. Juni 1911. S. 281—287.
— Die Reaktion nach Wassermann-Noguchi. Amer. Journ. of Derm. and genito-
    urin. diss. 1911. Bd. 15. Ref. Mon. f. prakt. Derm. 1911. Bd. 53. Nr. 6.
    S. 335.
Umber, Zur viszeralen Syphilis. M. m. W. 1911. 47. S. 2499.
Unger, Ein operierter Fall von Arachnitis circumscripta der hinteren Schädel-
    grube. B. kl. W. 1909. 5. S. 208.
Usuelli, Über die mit der Meiostagminreaktion bei der Syphilisdiagnose erhaltenen
    Resultate. 12. Kongr. d. ital. Ges. f. Derm u. Syph. Rom. 21. Dez. 1910.
    Mon. f. prakt. Derm. 1911. Bd. 53. Nr. 9. S. 507.
Valerio, Die Komplementablenkungsreaktion bei der Malaria. La rif. med.
    30. Jan. 1911. Ref. B. kl. W. 1911. Nr. 13. S. 466.
— und Bornaud, Untersuchungen über die Komplementbindung nach der
    Methode von Sabrazès-Eckenstein. Zeitschr. f. Immunitätsf. 1911. Bd. 10.
    Nr. 1. S. 440—452.
Vallardi, Die Methode der Komplementdeviation bei Pellagra. Ref. med. 1911.
    Nr. 36.
Vandegrift, Der praktische Wert der positiven Komplementbindungsreaktion
    bei Syphilis Med. Record. 26. Nov. 1910. Ref. Mon. f. pr. D. Bd. 52.
    H. 5. S. 247.
Vattuone, Neues Antigen für die W. R. Gazz. d. ospedali. 1914. 29. Ref. D. m. W.
    1914. 14. S. 715.
Vercesi, Beobachtungen über den Wert der W. R. in der inneren Medizin.
    Gaz. med. ital. Nr. 40. 1912.
Veress u. Szabó, Diagnostischer Wert der Reaktion nach Karvonen. Orvosi
    Hetilap 1912. Nr. 45—47.
Verrotti, Die W. R. bei Syphilis während eines Trienniums in der Klinik für
    Hautkrankheiten und Syphilis zu Neapel. Gazz. int. d. Science med. H. 17.
    1911.
Vorbrodt, Zur Kenntnis der familiären Paralysen. D. m. W. 1912. Nr. 15. S. 695
    bis 696.
Waldvogel und Süßenguth, Die Folgen der Lues. B. kl. W. 1908. Nr. 26.
    S. 1213.
Walker und Holler, Regelmäßige Wassermannuntersuchungen an 4000 Kranken-
    hauspatienten. The Journ. of the Amer. Med. Assoc. Bd. 66. 7. 1916. Ref.
    Med. Klinik. 1916. 17. S. 457.
Wansey-Bayly, The Serum diagnosis of syphilis. Lancet. 1909. Nr. 4474. S. 1523
    bis 1525.
— Die Laboratoriumsdiagnose der Syphilis. West London med. Journ. Jan. 1910.
— Der praktische Wert der W. R. Brit. med. Assoc. 1910. London. Sekt. of
    Path. a. Bact. Brit. med. Journ. 1910. 5. Nov. S. 1430. Ref. Arch. f. Derm.
    u. Syph. Bd. 108. H. 1—2. S. 338.
— The comparative value of the various methods of antisyphilitic treatment
    as estimated by the W. R. Lancet. 11. Nov. 1911. S. 1332—1333.
Wassermann, A., Zur diagnostischen Bedeutung der spezifischen Komplement-
    fixation. B. kl. W. 1907. Nr. 1. S. 12—14.
— Die Immunitätswissenschaft und ihre Bedeutung für die Praxis. D. m. W. 1907.
    Nr. 16. S. 617—620.
— Über neuere Immunisierungsverfahren. D. m. W. 1907. Nr. 47. S. 1936—1938 u.
    Nr. 48. S. 1981—1983.
— Über die Entwicklung und den gegenwärtigen Stand der Serodiagnostik gegen-
    über der Syphilis. B. kl. W. 1907. Nr. 50. S. 1599—1602 u. Nr. 51. S. 1634
    bis 1636.
— Über die Serodiagnostik bei Syphilis. W. kl. W. 1908. Nr. 12. S. 388—389.

Wassermann, Über die Serodiagnostik der Syphilis und ihre praktische Be-
deutung für die Medizin. W. kl. W. 1908. Nr. 21. S. 745—748.
— Disk. in Berl. med. Gesellsch. 15. Juni 1910. Ref. B. kl. W. 1910. Nr. 26. S. 1252.
— Die Komplementablenkung als Diagnostikum. Abt. f. Bakt. Brit. med. Assoc.
London 1910. Ref. M. m. W. 1910. Nr. 39. S. 2065.
— Der diagnostische Wert der Komplementfixationsmethode. Brit. med. Assoc.
1910. Lect. of Path. a. Bact. Brit. Med. Journ. 1910. Nr. 5. S. 1427. Ref.
Arch. f. Derm. u. Syph. 1911. Bd. 108. H. 1—2. S. 339—340.
— Die Konglutination an Stelle der Hämolyse. Hufelandische Gesellsch. 15. Febr.
1912. Ref. B. kl. W. 1912. Nr. 14. S. 666 u. Med. Klinik. 1912. Nr. 16. S. 1072.
— und Bruck, Ist die Komplementbindung beim Entstehen spezifischer Nieder-
schläge eine mit der Präzipitierung zusammenhängende Erscheinung oder
Ambozeptorenwirkung? Med. Klinik. 1905. Nr. 55. S. 1409—1411.
— und Meier, Die Serodiagnostik der Syphilis. M. m. W. 1910. Nr. 24.
— Neiser und Bruck, Eine serodiagnostische Reaktion bei Syphilis. D. m. W.
1906. Nr. 19. S. 745—746.
— Neisser und Bruck, Eine serodiagnostische Reaktion bei Syphilis. Nachweis
spezifisch-luetischer Substanzen durch Komplementveränderung. Zeitschr.
f. Hyg. u. Infektionskrankh. 1906. Bd. 55. S. 451—477.
— und Plaut, Über das Vorhandensein syphilitischer Antistoffe in der Zerebrospinalflüssigkeit von Paralytikern. D. m. W. 1906. Nr. 44. S. 1769—1772.
Wassermann, M. und Meier, Zur klinischen Verwertung der Serumdiagnostik
bei Lues. D. m. W. 1907. Nr. 32. S. 1287—1289.
Wassermeyer und Bering, Die W. R. in der Psychiatrie und Neurologie mit
besonderer Berücksichtigung der Paralyse, Tabes und Lues cerebri bzw.
cerebrospinalis. Arch. f. Psychiatrie. 1910. Bd. 47. H. 2. S. 822—842.
Watson und Reasoner, Der Einfluß der Therapie auf die W. R. bei Syphilis.
Journ. of Amer. Med. Assoc. 1911. S. 1670.
Waugh, Untersuchungen mit Noguchis Modifikation der Wassermannschen
Serumdiagnostik bei Syphilis. Journ. of the Amer. Med. Assoc. 1910. 3. Sept.
S. 844.
— Die Resultate der Noguchischen Modifikation der Wassermannschen Serum-
diagnose bei Syphilis. Journ. Amer. med. Assoc. Bd. 55. Nr. 10. Ref. Mon.
f. prakt. Derm. 1911. Bd. 54. Nr. 5. S. 254.
Weber, Die Syphilis im Lichte der modernen Forschung mit besonderer Berück-
sichtigung der Einflüsse auf Geburtshilfe und Gynäkologie. Berlin, Verlag
von S. Karger.
Wechselmann, Postkonzeptionelle Syphilis und Wassermannsche Reaktion.
D. m. W. 1909. Nr. 15. S. 665—668.
— Über Verschleierung der Wassermannschen Reaktion durch Komplementoidverstopfung. Zeitschr. f. Immunitätsf. 1909. Bd. 3. H. 5. S. 525—530.
— Die Behandlung der Syphilis mit Dioxydiamidoarsenobenzol. Bd. I—II. Oscar
Coblentz. Berlin. 1911—1912.
— und Meier, Wassermannsche Reaktion in einem Falle von Lepra. D. m. W.
1908. Nr. 31. S. 1340—1342.
Wehrli, v. Dungernsche Modifikation der Wassermannreaktion. Schweiz. Rund-
schau f. Med. 1911. Bd. 7. S. 375. Ref. Med. Klinik. 1911. Nr. 34. S. 1324.
Weichert, Die Sternsche Modifikation an 600 Seren im Vergleich zur Wasser-
mannschen Syphilisreaktion. B. kl. W. 1911. Nr. 16. S. 702—703.
Weidanz, Demonstration der Technik der Wassermannschen Reaktion auf Syphilis
bei Anwendung kleinster Blutmengen. Bericht über die 2. Tagung d. Freien
Verein. f. Mikrobiologie. 11.—13. Juni 1908. Ref. B. kl. W. 1908. Nr. 44.
S. 1996.
— Die Wassermannsche Reaktion bei Anwendung kleinster Blutmengen. B. kl. W.
1908. Nr. 50. S. 2240.
Weil, Über den Luesantikörpernachweis im Blute von Luetischen. W. kl. W.
1907. Nr. 18. S. 527—530.
— Bemerkungen zu der Publikation J. Citrons in Nr. 29 dieser Wochenschrift.
D. m. W. 1907. Nr. 43. S. 1790.
— Über das Wesen des luetischen Krankheitsprozesses auf Grund der neueren

Forschung. Verein deutsch. Ärzte, Prag. 24. Febr. 1909. Ref. B. kl. W. 1909. Nr. 12. S. 573.

Weil und Braun, Über Antikörperbefunde bei Lues, Tabes und Paralyse. B. kl. W. 1907. Nr. 49. S. 1570—1574.

— — Über die Entwicklung und gegenwärtigen Stand der Serodiagnostik gegenüber Syphilis. B. kl. W. 1907. Nr. 52. S. 1682.

— — Über die Beeinflussung von Antistoffen durch alkoholische Organextrakte. W. kl. W. 1908. Nr. 2. S. 52—53.

— — Über die Rolle der Lipoide bei der Reaktion auf Lues. W. kl. W. 1908. Nr. 5. S. 151.

— — Über die Entwicklung der Serodiagnostik bei Lues. W. kl. W. 1908. Nr. 17. S. 624—625.

— — Über Antikörper bei Tumoren. W. kl. W. 1908. Nr. 18. S. 650—652.

— — Über positive Wassermann-A. Neisser-Brucksche Reaktion bei nichtluetischen Erkrankungen. W. kl. W. 1908. Nr. 26. S. 938—940.

— — Über das Wesen der luetischen Erkrankung auf Grund der neueren Forschungen. W. kl. W. 1909. Nr. 11. S. 372—374.

Weil und Giraux, Häufigkeit der Reaktionen nach Wassermann und Noguchi. Soc. méd. des hôp. 10. Okt. 1913. Ref. B. kl. W. 1913. 49. S. 2309.

Weill, O., Über die W. R. in einer Spitalabteilung für innere Krankheiten. Ann. et Bull. de la Soc. des Sciences medical et naturelles de Bruxelles. 1911. Nr. 9. Ref. M. m. W. 1912. Nr. 7. S. 383—384.

Weinberg, Technique rationelle de la réaction de fixation. Ann. de l'Inst. Pasteur. 1912. Nr. 6. S. 424—440.

Weinstein, Über die Bedeutung der Wassermannschen Syphilisreaktion für die Rhinolaryngologie. D. m. W. 1909. Nr. 39. S. 1696—1698.

— W. R. in der Laryngologie. Amer. Journ. of Derm. 1911. S. 542—545.

— Die W. R. bei Krankheiten an Nase und Rachen. Amer. Journ. of Derm. Bd. 15. Nr. 10. Ref. Derm. Wochenschr. 1912. Nr. 2. S. 70.

Weiß, Ein neues Besteck zur Ausführung der W. R. im Sprechzimmer des Arztes. M. m. W. 1915. 40. S. 1355.

Welander, Zur Frage der Behandlung der syphilitischen Krankheit. Beiheft 6 zur Med. Klinik. 1909. S. 125—156.

Werdt, Über die W. R. an der Leiche. Korrespondenzbl. f. Schweiz. Ärzte. 1911. Nr. 28—29.

Wermel, Zur Technik der Serodiagnostik der Syphilis nach Wassermann. Med. Obosrinje. 1909. S. 955. Ref. Mon. f. prakt. Derm. 1910. Bd. 51. Nr. 8. S. 380 bis 381.

Wernicke, Die Serumreaktion mit besonderer Berücksichtigung der Wassermannschen Reaktion auf Syphilis. D. m. W. 1908. Nr. 31. S. 1373.

Werther, Über das Wesen und den Wert der Wassermannschen Reaktion. Mon. f. Derm. 1910. Bd. 50. Nr. 4. S. 147.

— und König, Über die Hechtsche Modifikation der Wassermannschen Reaktion, über die Erfahrungen bei 500 Untersuchungen und über den Wert der Reaktion für die Praxis. Gesellsch. f. Natur- und Heilk. zu Dresden. 6. Nov. 1909. Ref. M. m. W. 1910. Nr. 2. S. 161—162.

Wesener, Über die Bedeutung der W. R. bei der Verwendung von Ammen. Mon. f. Kinderheilk. Bd. 12. 6. u. 7. 1913.

— Zweijährige Erfahrungen mit der W. R. M. m. W. 1913. 33. S. 1816.

Wetterer, Ein schonendes Verfahren der Entblutung von Tieren für die Zwecke der Wassermannschen Reaktion. M. m. W. 1910. S. 796.

Weygandt, Über die Frage syphilitischer Antistoffe in der Zerebrospinalflüssigkeit bei Tabes dorsalis. Physik.-med. Gesellsch. Würzburg. 31. Jan. 1907. Ref. M. m. W. 1907. Nr. 31. S. 1557—1558.

White und Ludlum, Studium über die Wassermannsche Reaktion. Med. Record. 25. Dez. 1909. Ref. Mon. f. prakt. Derm. 1910. Bd. 51. Nr. 8. S. 384.

Whitehouse, Einige Beobachtungen über Wassermannreaktionen bei Skleroderma. Journ. cut. dis. XXVII. Nr. 12. Ref. Arch. f. Derm. u. Syph. Bd. 104. H. 2. S. 367.

Wideröe, Om den Wassermannscke reaktions klinske betydning. Norsk. Magaz.
f. Laegevidensk. Dez. 1910. S. 1354—1359.
Wieder and L'Engle, Some studies of the precipitin tests for syphilis. Journ.
of Amer. med. Assoc. 1909. S. 1535.
Wile, Vergleichende Untersuchungen über die Gegenwart komplementbindender
Stoffe im Serum von Syphilitikern. Journ. of Amer. Med. Assoc. Bd. 51.
Nr. 14. S. 1142. Ref. Mon. f. Derm. 1909. S. 183.
Williamson, The cerebro-spinal fluid in general paralysis and the nervous lues.
Lancet. 1900. Nr. 4467. S. 1047—1048.
— The cerebro-spinal fluid in general paralysis and the nervous lues. Journ. of
ment. Science. Okt. 1909. S. 655—668.
Winternitz, Chemische Untersuchungen des Blutes rezent luetischer Menschen.
Arch. f. Derm. u. Syph. 1908. Bd. 93. H. 1—2. S. 65.
— Zweiter Beitrag zur chemischen Untersuchung des Blutes rezent luetischer
Menschen. Arch. f. Derm. u. Syph. Bd. 101. S. 227.
Wischer, Die praktische Verwertbarkeit der Wassermannschen Reaktion bei
Lues, Tabes dorsalis und progressiver Paralyse. Inaug.-Diss. 1911.
Wohlwill, Über neue diagnostische Methoden. Monatsschr. f. Psych. u. Neurol.
Bd. 31. 1.
Woiciechowsky, Über den praktischen Wert der Wassermannschen Reaktion
und die von Bauer vorgeschlagene Modifikation derselben. Zeitschr. f. Derm.
1909.
— Die Bewertung der nach Bauer und Hecht modifizierten Wassermannschen
Methode. Poln. Zeit. 1912. S. 206. Ref. Derm. Zeit. 1913. Nr. 1. S. 34.
Wolbarst, Contradict. findings in the Wassermann test. New York. med. Journ.
1913. 22. Febr. S. 378—381.
Wolff, Die Serumdiagnostik der Syphilis. Tijdschr. v. Geneesk. 1908. Nr. 21.
— Vergleichende Unt rsuchungen über Wassermannsche Reaktion, Lymphozytose
und Globulinreaktion bei Erkrankungen des Nervensystems. D. m. W. 1910.
Nr. 22. S. 748. u. Neur. Zentralbl. 1910. S. 1298.
— Wassermannsche Reaktion. Tijdschr. v. Geneesk. 1911. Nr. 9. Ref. D. m. W.
1911. Nr. 38. S. 17—62.
— Die Wassermannsche Reaktion in der pathologischen Anatomie. Zeitschr. f.
Immunitätsf. 1911. Bd. 11. H. 2. S. 154—166.
— Über Untersuchung mittelst der Wassermannschen Reaktion an der Leiche.
M. m. W. 1912. Nr. 29. S. 1614.
— Die praktische Bedeutung der Wassermannschen Reaktion. B. kl. W. 1912.
Nr. 24. S. 1155.
Wolff-Eisner, Die vitale Antikörperreaktion im Vergleich zur Komplement-
bindungsmethode bei Tuberkulose und Syphilis. Med. Klinik. 1908. Nr. 11.
S. 370—371.
— und Ascher, Über Ergebnisse der Komplementablenkung mit Tuberkelbazillen-
derivaten als Antigen bei Tuberkulose und Infektionskrankheiten. W. kl.
W. 1908. Nr. 37. S. 1296—1300.
Wolfsohn, Die Verwendung der Serodiagnostik in der praktischen Chirurgie mit
Berücksichtigung eigener Untersuchungen. B. kl. W. 1909. Nr. 10. S. 444
bis 447.
— Über die Wassermannsche Reaktion und Narkose. D. m. W. 1910. Nr. 11.
S. 505.
Wollstein and Lamar, The presence of antag. substances in the bloodserum in
early and late syphilis, paralyse and tabes. Arch. of int. med. 1908. S. 341.
Ref. Fol. Serol. 1908. S. 382.
Wossidlo, Disk. Berl. med. Gesellsch. 15. Juni 1910. Ref. B. kl. W. 1910. 26.
S. 1231.
Wulff, Über Spontangangrän jugendlicher Personen. Deutsche Zeitschr. f. Chir.
Bd. 58. 1901.
Wwedenski, W. R. in der Chirurgie. Russki Wratsch. 1913. 42. Ref. Zentralbl.
f. Chir. 1914. 2. S. 63.
Xylander, Die Komplementbindungsreaktion bei Syphilis, Impfpocken und
anderen Infektionskrankheiten. Zentralbl. f. Bakt. Bd. 51. H. 3. S. 290—304.

Zalla, La precipitazione della lecitina nella sierodiagnosi della sifilide e della affezioni metasifilitiche. Riv. d. Patol. ment. e nerv. 1908. Nr. 8. Ref. Zeitschr. f. Immunitätsf. Ref.-Teil. Bd. 1. H. 6. S. 429—430.

Zaloziecki, Zur klinischen Bewertung der serodiagnostischen Luesreaktion nach Wassermann in der Psychiatrie nebst Bemerkungen zu den Untersuchungsmethoden des Liquor cerebrospinalis. Mon. f. Psych. u. Neurol. 1909. Bd. 26. (Erg.-Heft.) S. 196.

— Liquor cerebrospinal. und Salvarsan. B. kl. W. 1912. Nr. 36. S. 1717—1720.

— Bemerkung zu S. Portmanns Notiz: Eine neue Modifikation der Wassermannschen Reaktion. B. kl. W. 1913. Nr. 5. S. 239.

— Über eigenlösende Eigenschaften des Meerschweinchenserums und dadurch bedingte Fehlerquellen der W. R. D. m. W. 1913. 17. S. 797.

— und Frühwald, Zur Kenntnis der Hirnnervenstörungen im Frühstadium der Syphilis speziell nach Salvarsan. W. kl. W. 1912. Nr. 29. S. 1115—1121. Nr. 30. S. 1162—1167.

Zange, Über die Diagnose der syphilitischen Erkankungen der oberen Luftwege. Med. Klinik. 1910. Nr. 29. S. 1127.

— Chronische progressive Schwerhörigkeit und Wassermannsche Seroreaktion. Zeitschr. f. Ohrheilk. Bd. 62. Nr. 1. 1910. Ref. M. m. W. 1911. 12. S. 645.

— Antwort auf die Erwiderung Buschs, Zeitschr. f. Ohrheilk. Bd. 62. Nr. 4. S. 373—374.

Zangger, Die Immunitätsreaktion als physikalische, speziell als Kolloidphänomen. Zeitschr. f. Immunitätsf. 1909. Bd. 1. H. 2. S. 193.

Zaubitscher, Über Wassermannsche Reaktion in der Praxis. Ärztl. Verein Essen-Ruhr, 5. Okt. 1909. Ref. B. kl. W. 1909. Nr. 46. S. 2079—2080.

Zelander, Beiträge zur Serodiagnose der Syphilis. Dissert. Zürich 1910. Ref. Mon. pr. Derm. Bd. 52. Nr. 5. S. 267.

Zeißl, Die Syphilisbehandlung zur Kriegszeit und was soll nach Friedensschluß geschehen, die Zivilbevölkerung vor der Infektion durch venerisch krank Heimkehrende zu schützen. B. kl. W. 1916. 2. S. 36.

Zeißler, Die Wassermannsche Reaktion bei Scharlach. B. kl. W. 1908. Nr. 42. S. 1887—1889.

— Quantitative Hemmungskörperbestimmung bei der Wassermannschen Reaktion. B. kl. W. 1909. Nr. 44. S. 1968—1972.

— Komplementschädigung durch Schütteln. B. kl. W. 1909. Nr. 52. S. 2340.

— Quantitative Hemmungskörperbestimmung bei der Wassermannschen Reaktion. II. Mitt. B. kl. W. 1910. Nr. 21. S. 968.

— Über die quantitative Bestimmung der bei der Wassermannschen Reaktion nachweisbaren Hemmungskörper. Biol. Abt. d. ärztl. Vereins in Hamburg. 18. Okt. 1910. Ref. M. m. W. 1910. Nr. 47. S. 2498.

Ziegel, A case of graves disease with scleroderma and a positive W. R., treated with salvarsan. Med. record. 83, 25. S. 1124, 1913. Ref. Zentralbl. f. d. ges. Chir. u. i. Grenzgeb. III. 37. 1913.

Zieler, Ein Fall von Syphilis in dritter Generation. Würzb. Ärzteabend. 9. Nov. 1909. Ref. M. m. W. 1909. Nr. 47. S. 2451.

— Wesen und Bedeutung der Wassermannschen Reaktion für die Diagnose und Therapie der Syphilis. Würzb. Ärzteabend. 9. Nov. 1909. M. m. W. 1909. Nr. 47. S. 2451.

Zilz, Prof. v. Dungerns Syphilisdiagnostikum. Ashs Wien. Viertelj.-Fachbl. 1911. 2.

Zinn, Disk. Ges. d. Charitéärzte 1908. Ref. B. kl. W. 1908.

Zinsser, Über Zahnveränderungen bei kongenitaler Syphilis. Arch. f. Derm u. Syph. 1912. Bd. 113. S. 1232—1255.

Zschucke, Über den Ausfall der Müller-Brendelschen Modifikation der W. R. bei Malaria. B. kl. W. 1913. 37. S. 1716.

Zuarelli, Die Wirkung der Lezithineinspritzungen bei der Wassermannschen Reaktion. Gaz. Osp. e Clin. Bd. 30. S. 103. Ref. Fol. Serol. 1909. S. 344.

Zubrzychi, Wassermannsche Reaktion mit dem Blutserum von an Eclampsia parturientium leidenden Frauen. Lwowski Tyg. Lek. 1912. Nr. 1—2. S. 291.

Zuccola, Über die Schürmannsche und Porgessche Reaktion bei der Syphilis-
diagnostik. Il. Pentiero. 1911. Nr. 41. Ref. Derm. Wochenschr. 1912. Nr. 34.
S. 1077.
Zuelchaur, Die Serodiagnostik der Dementia paralytica. Diss. Leipzig. 1910.
v. Zumbusch, Ein Fall von Lupus erythematodes disseminatus mit positiver
Wassermannscher Reaktion. W. kl. W. 1910. S. 550.
Zwerg, Die diagnostischen und prognostischen Fortschritte in der Psychiatrie.
B. kl. W. 1912. Nr. 20. 1909. Nr. 21. S. 990—995.
Zwicke, Bofingers Erfahrungen mit der W. R. Deutsche militärärztl. Zeitschr.
1914. 3. Ref. D. m. W. 1914. 8. S. 402.